10 MINUTOS PARA A FAMÍLIA

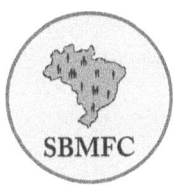
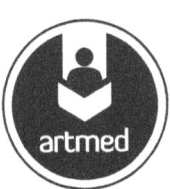

A Artmed é a editora oficial da Sociedade Brasileira de Medicina de Família e Comunidade

DIRETORIA DA SBMFC (2010 – 2012)	
Gustavo Diniz Ferreira Gusso	Presidente
Luiz Felipe Cunha Mattos	Vice-Presidente
Zeliete Zambon	Secretária Geral
Aline de Avila Ramos	Diretora Financeira
Ruth Borges Dias	Diretora Científica
Daniel Knupp	Diretor de Pesquisa e Pós-Graduação Lato Sensu
Thiago Gomes da Trindade	Diretor de Graduação e Pós-Graduação *Strictu Sensu*
Oscarino Barreto dos Santos Júnior	Diretor de Comunicação
Emílio Rossetti Pacheco	Diretor de Titulação
Cleo Borges	Diretor de Exercício Profissional
Nilson Massakazu Ando	Diretor de Medicina Rural
Nicole Geovana Dias Carneiro	Diretora Residente

CONSELHO DIRETOR DA SBMFC	
Alagoas	Ana Cláudia Soares da Silva
Amazonas	Ricardo César Garcia Amaral Filho
Bahia	Caroline Lopez Fidalgo
Ceará	Marco Tulio Aguiar Mourão Ribeiro
Distrito Federal	Sergio Leuzzi
Espírito Santo	Marcello Dala Bernardina Dalla
Goiás	Sandro Rogério Rodrigues Batista
Mato Grosso	Fernando Antonio Santos e Silva
Mato Grosso do Sul	Ivo Alves de Freitas
Minas Gerais	Fabiano Gonçalves Guimarães
Pará	Yuji Magalhães Ikuta
Paraná	Marcelo Garcia Kolling
Pernambuco	Verônica Galvão Freires Cisneiros
Rio de Janeiro	Cristiane Coelho Cabral
Rio Grande do Norte	Thiago Gomes da Trindade
Rio Grande do Sul	José Mauro Ceratti Lopes
Rondônia	Robinson Cardoso Machado
Santa Catarina	Marcela Dohms
São Paulo	Fernanda Plessmann de Carvalho
Sergipe	Rubens Carvalho
Tocantins	Raimundo Célio Pedreira

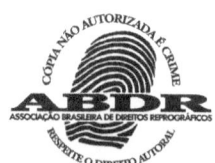

D532   Dez minutos para a família : intervenções sistêmicas em Atenção Primária à Saúde / Eia Asen ... [et al.] ; tradução: Sabrina Mello Souza ; revisão técnica: José Mauro Ceratti Lopes. – Porto Alegre : Artmed, 2012.
263 p. ; 25 cm.   .

ISBN 978-85-363-2773-0

1. Medicina de família e comunidade. 2. Atenção Primária à Saúde. I. Asen, Eia.

CDU 614

Catalogação na publicação: Ana Paula M. Magnus – CRB 10/2052

10 MINUTOS PARA A FAMÍLIA

Intervenções sistêmicas em Atenção Primária à Saúde

Eia Asen | Dave Tomson | Venetia Young | Peter Tomson

Tradução:
Sabrina Mello Souza

Consultoria, supervisão e revisão técnica desta edição:
José Mauro Ceratti Lopes
Médico do Serviço de Saúde Comunitária do Grupo Hospitalar Conceição (SSC-GHC).
Professor de Saúde Coletiva da Universidade Federal de Ciências da Saúde de
Porto Alegre (UFCSPA). Preceptor da Residência em Medicina de Família e Comunidade
do SSC-GHC. Presidente da Associação Gaúcha de Medicina de Família e Comunidade (AGMFC).
Especialista em Medicina de Família e Comunidade pela Sociedade Brasileira de Medicina
de Família e Comunidade (SBMFC). Especialista em Medicina do Trabalho pela
Universidade Federal do Rio Grande do Sul (UFRGS). Mestre Educação pela UFRGS.

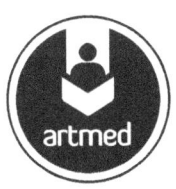

2012

Obra originalmente publicada sob o título Ten Minutes for the Family
(Systemic Interventions in Primary Care)
ISBN 9780415301893

First published © 2004 by Routledge, London.
Simultaneously published in the USA and Canada by Routledge, New York.
Routledge is an imprint of the Taylor & Francis Group.
All Rights Reserved.
Authorised translation from the English language edition published
by Routledge, a member of the Taylor & Francis Group.

Capa
Maurício Pamplona

Preparação do original
Ana Raquel Salgado

Leitura final
Heloísa Stefan

Editora responsável por esta obra
Daniela de Freitas Louzada

Coordenadora editorial – Biociências
Cláudia Bittencourt

Gerente editorial
Letícia Bispo de Lima

Projeto e editoração
Armazém Digital® Editoração Eletrônica – Roberto Carlos Moreira Vieira

Reservados todos os direitos de publicação, em língua portuguesa, à
ARTMED EDITORA LTDA., uma empresa do GRUPO A EDUCAÇÃO S.A.
Av. Jerônimo de Ornelas, 670 – Santana
90040-340 – Porto Alegre, RS
Fone: (51) 3027-7000 Fax: (51) 3027-7070

É proibida a duplicação ou reprodução deste volume, no todo ou em parte,
sob quaisquer formas ou por quaisquer meios (eletrônico, mecânico, gravação,
fotocópia, distribuição na Web e outros), sem permissão expressa da Editora.

SÃO PAULO
Av. Embaixador Macedo Soares, 10.735 – Pavilhão 5
Cond. Espace Center – Vila Anastácio
05095-035 São Paulo SP
Fone: (11) 3665-1100 Fax: (11) 3667-1333

SAC 0800 703-3444 – www.grupoa.com.br
IMPRESSO NO BRASIL
PRINTED IN BRAZIL

Os autores

Eia Asen é diretor clínico e psiquiatra de crianças e adolescentes no Marlborough Family Service. É também terapeuta familiar reconhecido internacionalmente.

Dave Tomson é médico de família em Tyneside, com experiência em trabalho com família, educação, aprendizagem e desenvolvimento de serviços. Já foi professor em universidades britânicas e atualmente é consultor *free-lancer* sobre o desenvolvimento de Atenção Primária à Saúde (APS) centrada na pessoa.

Venetia Young é médica de família em Penrith, Cumbria, e terapeuta familiar no departamento de psicoterapia em Carlisle. Como médica líder em saúde mental para o Eden Valley PCT (Primary Care Trust), ela está envolvida na reformulação do serviço e em treinamento em saúde mental para funcionários comunitários e de APS.

Peter Tomson é médico de família aposentado, anteriormente professor honorário do Hospital St. Bartholomew, integrante de um dos grupos originais de Michael Balint e pioneiro na introdução de práticas sistêmicas aplicadas à APS.

Apresentação à edição brasileira

O cuidado às famílias em suas necessidades, sofrimentos, crises estruturais e afetivas, muito embora seja um dos atributos derivados da Atenção Primária à Saúde (APS), apresentava-se como um mito, como algo complicado e distante da prática diária, devido às dificuldades de incorporação pelos profissionais dos conhecimentos e técnicas de intervenção apropriadas.

De agradável leitura, esta obra descomplicada e de fácil compreensão conquista o leitor rapidamente, sendo útil a todos os integrantes da equipe de saúde, cada um utilizando as informações de acordo com sua formação profissional e grau de envolvimento com intervenções familiares.

Além de trazer os temas usuais da abordagem familiar, como a agenda, o genograma, o ciclo de vida, a organização da entrevista individual e familiar e o atendimento a casais, apresenta outras estratégias relevantes – por exemplo, como "pensar família", o uso de diferentes "lentes" para ver a família, a prática de trocar a "moldura" da família e a promoção de mudança de ritmo da "dança familiar". Além disso, a metodologia de utilizar *raízes*, *folhas*, *frutos* e *sementes* para hierarquizar o conhecimento possibilita ao leitor fazer opções de acordo com seu interesse e necessidades.

Dez minutos para a família propõe formas de resolver essas dificuldades e afastar os receios dos profissionais da APS de trabalhar com famílias. É denso nos conteúdos essenciais à abordagem familiar na APS, apresentando-os de modo prático e acessível, vinculando sempre a exemplos práticos e agregando suporte teórico. Por isso, é fonte indispensável para ajudar a resolver um dos principais dilemas da APS no Brasil: a implementação da abordagem familiar pelos profissionais que atuam neste cenário do sistema de saúde.

A parceria do Grupo A com a Sociedade Brasileira de Medicina de Família e Comunidade tem ajudado na produção de um arcabouço conceitual, e este livro preenche mais uma lacuna. A disponibilização desta obra colaborará para a melhor integração da abordagem familiar à prática diária dos profissionais. É mais um passo para o definitivo fortalecimento da APS no Brasil.

José Mauro Ceratti Lopes
Presidente da Sociedade Gaúcha de Medicina de Família e Comunidade (SGMFC).

Gustavo Gusso
Presidente da Sociedade Brasileira de Medicina de Família e Comunidade (SBMFC).

Prefácio

Prover cuidados holísticos e em saúde mental é um desafio fundamental enfrentado por médicos de família e suas equipes. A provisão de Atenção Primária à Saúde (APS) mudou, passando da consulta controlada pelo médico à consulta centrada na pessoa, com ênfase maior na colaboração. As pessoas devem também ser consideradas dentro dos contextos das suas famílias estendidas, dos seus relacionamentos e das suas crenças sobre saúde. Existe atualmente uma forte base de evidência para sustentar o uso de abordagens sistêmicas na administração de problemas de saúde mental e de relacionamentos.

Dez minutos para a família é um guia prático, escrito por médicos que trabalham em turno integral e em linha de frente, para profissionais de saúde que trabalham com APS e querem aprimorar as suas habilidades e sua eficiência no atendimento a pessoas com problemas[*] e suas famílias. Passo a passo, o livro introduz a teoria e a prática de abordagens sistêmicas — a partir de entrevistas com pessoas em consultas de rotina, até a condução de entrevistas com famílias em crise. A obra oferece sugestões concretas para o uso de técnicas simples de abordagem familiar e encoraja o pensamento sistemático e construtivo sobre casos individuais. Histórias de casos e passagens são amplamente utilizadas para ilustrar as técnicas, e os pontos-chave são destacados.

Os autores

---

[*] N. de R.T.: A pessoa que procura ajuda ou é identificada pela família como "o problema" ou como quem necessita cuidados pode ser designada como "pessoa-problema", "pessoa-alvo", "pessoa-foco" ou "pessoa identificada".

Sumário

Apresentação à edição brasileira vii
José Mauro Ceratti Lopes, Gustavo Gusso

Introdução 13

1 Prática sistêmica em um mundo em mudança 25
2 Ingredientes da abordagem sistêmica 36
3 A evolução do trabalho sistêmico..60
4 Questionando e refletindo sobre a agenda...75
5 A família dentro de nós – genogramas..97
6 Para não andar em círculos...114
7 Transições familiares...130
8 Avaliando, refletindo e conectando..144
9 Trabalhando com casais..168
10 Dançando com a família..191
11 A família em crise..211
12 Raízes, tronco, folhas, frutos e sementes: colocando tudo junto 235

Referências..249
Índice 255

Introdução

> **Esta introdução abrange:**
> - Cenários típicos de atenção primária à saúde
> - Ideias sobre prática sistêmica
> - Quando usar a abordagem
> - Como usar e navegar por este livro

Cena: Em uma unidade de saúde. Segunda-feira de manhã.

O próximo, por favor...

A Sra. W, 36 anos, marcou mais uma consulta – a sexta nas últimas três semanas. "Ah, ela de novo, não", pensa a recepcionista, "o que pode ser hoje? Já tivemos tonturas, dor de cabeça, palpitações, falta de ar e dor nas costas." O Dr. J revisa brevemente as anotações do caso da Sra. W. Várias investigações de rotina não encontraram nenhuma causa orgânica, ela nega que haja quaisquer preocupações sobre casamento, dinheiro e filhos. "Doutor, tenho dores no tórax, especialmente quando respiro fundo." Dr. J suspeita que ela esteja hiperventilando; apesar disso, concorda em ouvir o seu tórax. "É sério, doutor?" "Não, acho que não." Dr. J sente-se um pouco perdido e tenta entender o que está acontecendo. Ele pede ao seu colega, Dr. C, para ajudá-lo e ver a Sra. W.

Sra. W: "Não me sinto nada bem, doutor."
Dr. C: "Não me parece que eu a conheça muito bem... Antes de continuar, poderia me falar um pouco mais sobre você e sua família?"
Sra. W: "Meu marido..."
Dr. C: "Então, o que o seu marido pensa sobre tudo isso?"
Sra. W: "O meu marido? Bem, ele diria que eu me preocupo demais com a minha mãe."
Dr. C: "Se ele estivesse aqui, o que ele diria? O que ele pensa sobre o problema?"
Sra. W: "Ele sabe que a minha mãe não está bem; mas, de qualquer forma, ele acha que eu passo muito tempo com ela."
Dr. C: "Ele estaria certo em pensar isso?"
Sra. W: "Sim e não... isso sempre foi um pouco problemático... ele disse algumas vezes que eu sou casada com a minha mãe e não com ele. E está pior agora... Eu me sinto presa... sinto tontura só de pensar nisso." [respira profundamente]
Dr. C: (pensa: acho que cheguei a um ponto aqui, talvez uma abordagem familiar funcionasse nesse caso. Gostaria de saber como trabalhar com

casais e famílias!) "Você gostaria que o seu marido viesse aqui com você?"

Sra. W: "Eu não acho que ele iria querer."

O Dr. C não precisa entrar em pânico por ter de administrar uma dupla ou mesmo um trio no consultório. Em geral, não é necessário trazer os personagens-chave pessoalmente. A Sra. W pode ser auxiliada sozinha, utilizando a família como um contexto dentro do qual se deve pensar sobre os sintomas dela. Mas o que está acontecendo nesta consulta? Ao fazer perguntas simples, o cenário foi ampliado. Em vez de duas pessoas na sala de consultas, agora temos quatro (Sra. W, médico, mãe e marido), os últimos dois invisíveis, entretanto muito presentes. Quando nos sentimos "empacados" em nosso trabalho com as pessoas, desejamos ter outra visão. É possível gerar outras visões simplesmente perguntando-lhes como elas acham que estão sendo vistas pelos outros. Solicitou-se à Sra. W que ela se visse pelos olhos de outros. Isso oferece a ela — e ao médico de família — novas perspectivas. Os sintomas físicos ganham vida enquanto ela fala sobre a dinâmica da família. Isso vai fazê-la pensar — e talvez agir de forma diferente. Esse é o início do trabalho sistêmico.

TRABALHO SISTÊMICO EM ATENÇÃO PRIMÁRIA À SAÚDE

Dez minutos para a família parece muita ambição. Como é possível ver uma família inteira em um espaço tão curto de tempo e fazer justiça às suas complexidades? Em alguns aspectos, nunca se poderá fazer justiça completa, mas o que se pode é, de maneira consistente e criativa, levar em conta o contexto e a família. Isso pode ser feito de muitas formas diferentes:

- Simplesmente ao pensar de maneira diferente
- Olhando as anotações de casos por uma nova perspectiva
- Olhando para a pessoa e sua doença a partir de um ângulo diferente em uma consulta de rotina
- Observando os múltiplos contextos de vida ao longo de consultas subsequentes
- Vendo mais de um membro da família
- Tendo conversas com colegas para ampliar as lentes de abordagem

Trabalhar sistemicamente é como ter uma série de lentes que você pode colocar na sua câmera e alterar a perspectiva do problema visto. Quando as pessoas chegam ao consultório, é quase como se elas fossem peixes arrancados para fora da água para sentarem na frigideira do consultório. Às vezes, tanto a pessoa como o médico lutam tentando não serem cozidos. Este livro trata de ver o peixe nadar de volta para a água e descobrir como isso pode ser feito em dez minutos ou na ocasional consulta dupla — uma abordagem que respeita a estrutura de tempo e os limites da Atenção Primária à Saúde (APS).

Este livro trata de compreender e esclarecer os sistemas dentro dos quais trabalhamos e vivemos. É sobre as relações que as pessoas possuem dentro desses contextos — relações entre si, com os sintomas e doenças e experiências com a doença, com o ambiente, com crenças e histórias. É sobre uma estrutura para compreender a prática, oferecendo um caminho para colocar esses contextos em uso, para a pessoa e para o médico de família. É uma abordagem de interação e interpessoal, em vez de intrapessoal. É dirigido a relações concretas, em vez de objetos internos. A APS é cheia de histórias de pessoas e de suas famílias.

O próximo, por favor...

Será que você, enfermeira, já notou com que frequência casais de idosos parecem se revezar em suas doenças? Você já se perguntou por que ou como isso parece acontecer com frequência, enquanto você, mais uma vez, pede que o médico de família encontre uma cama de hospital? Você se pergunta se eles são felizes no casamento ou se estão administrando um enorme fardo de doenças que têm de dividir?

O próximo, por favor...

Duas pessoas se apresentam para você, médico de família, consecutivamente, pela manhã, com dores na coluna. A primeira, Sr. S, 78 anos, teve uma crise de coluna ao mover um saco de areia para o neto. Ele já tem artrite e parece simplesmente querer confirmar que sua espondilite se exacerbou. Ele não gosta de remédios para a dor, e logo está indo embora com um sorriso e um "eu espero que isso melhore em alguns dias" ao sair. A próxima pessoa, Sr. P, tem 36 anos e teve uma crise de coluna ao juntar um tubo de creme dental do chão do banheiro. Ele veio acompanhado da esposa e está hiperventilando ao desabar na cadeira. A esposa fica à sua volta com um olhar muito preocupado no rosto. Você dá uma olhada e nota que o Sr. P consultou com a enfermeira há apenas duas semanas com dor no ombro. Há um estranho sentimento em você. Se tivesse tempo para refletir, talvez você identificasse esse sentimento como irritação, ou mesmo indiferença. Simplesmente, não há tempo para refletir sobre de onde vem tal sentimento. Mas talvez você se pergunte por que problemas aparentemente semelhantes se apresentam de formas tão diferentes quando inseridos em vidas de pessoas diferentes.

O próximo, por favor...

Você, enfermeira, senta para tomar um café no final do dia. A maior parte da equipe já foi embora e você só tem ao médico de família para se queixar. Toda a sua prática clínica parece se resumir a medir pressão arterial, coletar amostras e atender pessoas que parecem inventar motivos para vê-la toda a semana. O médico de família brinca dizendo que "talvez todas as pessoas a amem muito". Você tem calafrios só de pensar que o Sr. G possa estar apaixonado por você. Enquanto sai da sala dos funcionários e volta para a sala de consultas para enfrentar a próxima etapa dos ossos do ofício, você fica pensando sobre os prazeres e perigos de ter pacientes apaixonados por você e se pergunta vagamente sobre dependência. E então, quando volta ao trabalho, por um instante você se pergunta quem é dependente de quem.

O próximo, por favor...

Você, enfermeira da unidade de saúde, foi designada a fazer mais uma visita ao Sr. R, que sofreu um ataque cardíaco. Ele continua deprimido e sem nenhuma motivação, embora pelo que você e o médico de família saibam, ele está em forma o suficiente para retornar ao trabalho. Somente quando você começa a questionar a esposa dele sobre os medos e as crenças dela com relação à causa do ataque cardíaco é que as coisas começam a fazer sentido.

O próximo, por favor...

A Sra. B traz seu filho Charles, de 3 anos, com uma gripe e dores de cabeça. "Ele estava ardendo em febre ontem à noite e chorando, e você sabe como eu me preocupo." Você sabe, e ela também sabe. O filho mais velho, Peter, quase morreu quatro anos atrás, depois de um diagnóstico tardio de meningite — menos mal que foi em outra unidade de saúde. Você, médico de família, conduz minuciosa anamnese e exame físico, e diz à Sra. B que é apenas uma gripe, relembrando que cuidados ela deve tomar. Você a vê ir embora, mais agradecida do que nunca pela segurança transmitida. É bom poder fazer isso, mas no fundo você se pergunta quando ela vai deixar de ser tão ansiosa e que efeitos isso pode ter no menino. Você se pergunta se teria como se comportar de forma diferente para gerar algum efeito na situação – como ela poderia se sentir segura?

O próximo, por favor...

Uma pessoa que você atendia quase semanalmente antes de sair de licença parece ter desaparecido quando você retorna. Você descobre que ele ainda está no cadastro mas consultou somente duas vezes no último ano e está bem. Você comunica que estará tirando licença todo o ano agora e se pergunta como poderia tirar uma licença metafórica de várias outras pessoas de sua lista.

O próximo, por favor...

Hoje você está tendo um desempenho fraco no consultório. Está irritada e só quer que todas as pessoas saiam. De repente, você se vê pensando por que o seu marido nunca, absolutamente nunca, organiza as férias da família, e se vai conseguir encaixar uma visita à sua mãe doente antes de buscar as crianças da atividade extraescolar. Você joga esses pensamentos para um canto da memória enquanto se dirige para chamar a próxima pessoa.

O próximo, por favor...

Durante as últimas quatro semanas você, médico de família, está tentando colocar em prática um programa de sono com a Sra. W e o filho Jack, de um ano e meio. Desta vez, ao chegar a casa, você é apresentado à mãe da Sra. W, que estava de saída. Você a convence a ficar e descobre que mãe e filha têm visões contrárias sobre como os filhos devem ser criados. A Sra. W já havia mencionado isso, mas é apenas no momento em que você está com as duas juntas na mesma sala que fica claro como os planos para um programa de sono não estão sendo seguidos.

O próximo, por favor...

Por que razão a Sra. A, que parece ficar muito entristecida sempre que você a encontra, parece se dar bem com o novo residente?

O próximo, por favor...

O Sr. L sofre de dores recorrentes em múltiplos locais. Sua esposa inicialmente estava bem preocupada, mas, ao longo do tempo, fica cada vez mais cansada de ouvir as constantes reclamações. Ela fica "surda" e menos tolerante, o que, para o Sr. L, prova que ela simplesmente não se importa. Quando ele diz isso, sua mulher se sente acusada e fica mais irritada. Os filhos tomam o lado do pai, e, como resultado, a mãe se sente mal compreendida. Ela entra em depressão. Isso, por sua vez, faz os três filhos pré-adolescentes sentirem pena da mãe. Logo eles se sentem divididos quanto a quem devem ajudar mais. O desempenho escolar dos filhos é prejudicado. A situação é ainda composta por intervenções de "boas intenções" de uma das avós. Enquanto ela se envolve cada vez mais, agora é a vez do vovô se sentir deixado de lado. Ele consulta com seu médico sobre alguns problemas estomacais.

Se alguma dessas pequenas passagens fez você se retrair, ou rir, ou sorrir com remorso, se você reconheceu algo da sua própria experiência nessas situações e tem algum interesse em pensar um pouco mais sobre tudo isso, então este livro é para você! Este livro é dirigido a pessoas que estão interessadas em pessoas e em trabalhar com elas para navegar por suas vidas com mais êxito. A obra também tem algo a dizer sobre como ser um profissional de atenção primária mais feliz, mais interessado e curioso. Não apenas em relação às pessoas que atende, mas também em relação aos seus outros mundos – a equipe da unidade, a equipe de atenção primária, a equipe de avaliação, o subgrupo de saúde mental e até mesmo a família de onde você vem! Em poucas palavras, este é um livro sobre a consulta de atenção primária – a pedra angular entre quem busca ajuda (cliente, usuário, pessoa, pais) e quem a atende (enfermeiro, médico, assistente social, profissional de saúde mental).

Por sorte, talvez, a consulta entre a pessoa e quem a atende ainda é a base para a prática e para os cuidados em saúde. A atenção primária moderna está cada vez mais complexa, com níveis de contextos compondo essa complexidade. Existem crescentes pressões externas quanto ao que deve ser alcançado em uma consulta. Além disso, há a crescente complexidade das equipes de atenção primária existentes. Há novos contextos gerenciais, marcados por conceitos supostamente novos, como desenvolvimento profissional continuado, gestão da clínica, indicadores de desempenho, consultas centradas na pessoa e assim por diante. Tudo isso reflete em mudanças no contexto social e político no qual os cuidados em saúde são fornecidos. Este livro também terá coisas úteis a dizer sobre esses vários níveis de contextos, oferecendo – assim desejamos – formas de viajar por esse território com mais controle e mais prazer do que talvez você tenha em sua experiência atual.

QUAL É A IDEIA CENTRAL?

Cada pessoa está inserida em múltiplos contextos – físico, histórico, familiar, financeiro, espiritual, cultural e outros contextos de relacionamentos. A questão da compreensão das pessoas e seus problemas (doenças, patologias e dificuldades) é compreendê-las dentro de seus contextos. O objetivo deste livro é possibilitar que profissionais de atenção primária trabalhem com situações-problema, pessoas-problema e famílias-problema tanto individualmente como em conjunto. "Trabalhar com a família" significa engajar-se em uma relação de colaboração com a família ao longo do tempo, com enfoque tanto no tratamento e na administração da doença como na promoção da saúde. A mudança pode ocorrer com a introdução de intervenções aparentemente simples para o que muitas vezes parecem problemas impossíveis. A abordagem tem aspectos preventivos, é uma maneira de compreender olhando para um cenário maior – a família e o contexto mais amplo. É uma abordagem que prioriza a pessoa e envolve toda a família e/ou outras relações significativas, se não presencialmente, pelo menos em espírito. Isto *não* é um convite para a imersão no estado psicológico das pessoas e para ficar deprimido ou confuso dentro do processo.

O próximo, por favor...

Um médico de família preceptor está conversando com seu médico-residente sobre uma mulher que este acabou de atender. A Sra. J é uma mulher de terceira idade que apresenta dores no peito. O residente havia feito as perguntas de rotina, mas reconhecia que alguma coisa estava faltando. De alguma forma, a consulta tinha andado em círculos duas vezes. Ele disse à Sra. J que não se preocupasse, mas queria conversar sobre o caso com seu supervisor logo depois da consulta. Ele ainda não tinha certeza se estava acontecendo alguma coisa "real" ou não. Seria somente ansiedade ou dor no peito de verdade? O supervisor levantou uma sobrancelha ao ouvir a hipótese de que possa haver coisas "irreais" acontecendo, mas deixou passar por enquanto. Ele disse que havia várias possibilidades, mas poderia ter a ver com o câncer de próstata diagnosticado no marido da Sra. J, que havia consultado com o supervisor dois dias antes. O rosto do residente brilha – o momento do "ah rá": "agora as coisas começam a fazer sentido". O residente relaxa. "Mas eu também sei que a mãe e o pai dela morreram cedo de ataque cardíaco." O residente fica ansioso de novo. "Mas eu também tenho certeza que é aquela família que tem um vizinho horrível e cuja filha acabou de voltar para casa depois de um casamento que não deu certo." O residente fica aliviado de novo. "Mas, por outro lado,..."

A maioria de nós estará familiarizada com o relato anterior, em que o preceptor do residente, de forma alternada, impressiona e irrita o seu pupilo com os níveis de contextos que ele conseguiu resgatar, cada um dos quais altera o possível significado do sintoma apresentado. Mas a ideia de pensar apenas nos indivíduos em vez de no sistema a que pertencem está profundamente inserida na cultura médica e de enfermagem ocidental. Volte e olhe para as passagens de casos apresentadas anteriormente neste capítulo. Todas elas são sobre o quanto sintomas, doenças e histórias são influenciados por relações passadas e presentes e contextos – o que podemos chamar de "sistema" dentro do qual a pessoa se desenvolveu e vive. O idoso durão que não reclama de sua coluna foi criado por um mineiro que trabalhou por 25 anos dentro da mina e uma mãe que faleceu quando ele tinha 20 anos, de uma doença crônica e debilitante da qual ela nunca reclamou. O homem mais jovem traz um conjunto bem diferente de relações e influências à sua história.

Enfermeiros, médicos de família – todos carregamos algum conhecimento desse tipo. Por que não fazemos melhor uso desse conhecimento, em vez de deixar que ele se torne parte da razão pela qual as situações ficam sem solução: "Ah, você nunca vai resolver o problema daquela mulher. Está tudo relacionado à morte do filho dela. Ele se afogou alguns anos atrás. Acho que ela nunca vai ser feliz de novo."

QUEM, EM ESPECIAL, PODE SE BENEFICIAR COM ESSA ABORDAGEM?

A abordagem de família é aplicável em qualquer consulta. É especialmente útil para os seguintes grupos:

Pessoas fixadas em somatização

A somatização apresenta desafios para as pessoas e para os médicos. A pessoa fixada em somatização está preocupada com o corpo, consultando o médico infinitamente por reclamações físicas que parecem enormes para ela e mínimas para ele (cansaço, dores nas juntas, tontura, leve dor abdominal), nada que pareça reagir a qualquer tratamento oferecido. Múltiplos frequentadores da unidade de saúde se apresentam sem sintomas específicos – a "síndrome do prontuário gordo". Eles são um grupo entristecido de pessoas que consomem muito tempo (O'Dowd, 1988). Muitas podem ser ajudadas se trouxerem a família, e o coração entristecido do médico de família também pode ser auxiliado com essa abordagem! Além disso, se forem atendidas cedo nas suas "carreiras", é possível tomar ação preventiva para evitar o desenvolvimento de comportamentos crônicos de busca de ajuda.

Múltiplos frequentadores

A superutilização dos serviços de atenção primária pode ser um grande problema para a unidade de saúde (Westhead, 1985; Katon et al., 1990). Algumas vezes, dois ou mais membros de uma família apresentam-se, simultânea ou sucessivamente, com tipos de problemas semelhantes. Os médicos de família/enfermeiros pensam nesse tipo de efeito cascata quando uma série de doenças ocorre em curto espaço de tempo dentro da mesma família. Huygen (1978), um dos pioneiros da abordagem de família em atenção primária, fez um ótimo trabalho mapeando, ao longo do tempo, comportamentos de membros de famílias em consultas, e Dowrick (1992) produziu um dos melhores estudos de caso.

Pessoas com problemas emocionais

Quando consultam os médicos devido a sintomas psicológicos, muitas vezes as próprias pessoas apontam as dimensões interpessoais de seus problemas. "Pensar em famílias" dá às pessoas uma nova perspectiva: ajuda-as a ver seus problemas contextualizados. Dessa forma, elas conseguem compreender suas dificuldades e buscar orientação sobre como atacar os problemas com a ajuda do cônjuge, dos pais ou de amigos.

Crianças que consultam por ter problemas

Algumas crianças são repetidamente levadas para consultas com a equipe de APS com doenças mínimas ou problemas de comportamento. A abordagem de família tem especial relevância no trabalho com crianças e seus cuidadores. Uma criança que é repetidamente apresentada como "o problema" na unidade de saúde pode, muitas vezes, ser um indicador de discórdia na família. Incontinência urinária ou fecal, dificuldades comportamentais e transtornos da alimentação são alguns exemplos que se apresentam. Também há as famílias cujas crianças frequentemente consultam com infecção urinária ou diarreia e vômito e que parecem nunca aprender a administrar a situação com base na experiência própria.

A família em crise

É provável que a equipe de APS seja consultada em momentos específicos de crise: no nascimento de um bebê, quando uma pessoa está morrendo, quando alguém tentou suicídio ou no meio de uma dramática separação familiar. Membros da equipe de APS podem ser solicitados a fazer uma visita domiciliar e, de repente, deparar-se com a família inteira. Estar confortável para falar com a família inteira é pré-requisito para auxiliar as famílias a suportar essas crises. Esse também é o momento no qual alguns dos trabalhos de maior sucesso com famílias podem ser realizados. Uma crise é – como diriam os chineses – uma oportunidade perigosa!

Problemas relacionados à adicção

O consumo excessivo de álcool e a dependência de drogas prescritas ou ilícitas são problemas cujas origens ou manutenção são muitas vezes encontradas no lar da pessoa ou em circunstâncias de família. Pedidos repetidos de atestado médico ou antiácidos na segunda-feira são sinais de alarme familiares. A abordagem familiar reconhece isso e mostra que, nesses casos, frequentemente há participação da família: mudar o hábito de beber é mais eficaz quando cônjuge e pais estão envolvidos.

Problemas de concordância

Chegar a planos de tratamentos de sucesso que são aceitáveis e atingíveis pelas pessoas é uma das principais tarefas do médico de família/enfermeiro. O fato de que 50% dos antibióticos no Reino Unido nunca são retirados e inúmeros outros exemplos de discrepâncias entre provedores e pessoas sobre o que acontece após uma consulta são evidências das dificuldades em se chegar à concordância. Abordagens de família que dão atenção a crenças, narrativas e barreiras à mudança podem ser muito úteis para melhorar as chances de sucesso, tanto para pessoas como para seus médicos de família/enfermeiros.

Trabalho de promoção de saúde

Uma quantidade considerável de tempo no cenário de APS é despendida em conversas com pessoas sobre redução de peso, redução do fator de risco para hipertensão e abandono do cigarro. Há algumas evidências de que aplicar a abordagem de família a essas questões comportamentais pode ser mais útil do que tentar trabalhar constantemente com a pessoa (Doherty e Campbell, 1988).

Clínicos que estão trancados, exaustos ou entediados

Em qualquer levantamento de opinião das pessoas sobre o que elas esperam dos profissionais de saúde, escutá-las e engajar-se com elas está normalmente no topo da lista. Ainda assim, dia após dia, isso pode ser um desafio para qualquer profissional. A abordagem sistêmica, no mínimo, oferece uma nova maneira de manter-se interessado. Mas a abordagem também fornece algumas pistas sobre por que algumas pessoas despertam sentimentos de irritação, tristeza, ou, talvez mais importante, de impotência em nós. A prática sistêmica oferece uma maneira de conectar as coisas a partir de uma nova luz, oferece novas perspectivas e vai ocasionalmente ajudar você a sentir que "hoje eu realmente cliniquei como um campeão!", e isso não pode ser ruim para ninguém!

Equipes de APS que têm muito conflito ou muito pouco conflito ou estão tristes, cansadas, irritadas, ou...

Há muito pouco nessas ideias que não possa ser aplicado ao sistema da própria equipe de APS. Com que frequência você já se perguntou por que você sempre se comporta de certo modo quando se confronta com o médico mais experiente ou mais antigo? Por que a recepcionista se sente marginalizada? Como é que os médicos não estão partilhando informações cruciais com os enfermeiros? Às vezes, estamos conscientes sobre os passos da dança nas nossas relações pessoais – e quanto às "danças" com os membros da nossa equipe de saúde?

COMO USAR ESTE LIVRO

Acima de tudo, fomos motivados a escrever este livro pelo desejo de oferecer algo prático e acessível a profissionais dedicados e de trabalho de linha de frente em APS. O fio condutor ao longo do livro foi oferecer exemplos de coisas que você pode fazer dentro da sua estrutura de tempo e do contexto atual. Existem inúmeros exemplos de casos. Tentamos oferecer formas precisas de palavras que você pode tentar usar, e cobrimos um grande território com um toque leve e da nossa própria maneira idiossincrática. Não nos desculpamos por isso. Este livro só será útil para você se o seu entusiasmo por essa maneira de trabalhar e de pensar surgir ao longo dessas páginas – e se isso contagiá-lo! Acreditamos que, além do conhecimento biomédico, existem alguns simples ingredientes-chave para ser um bom profissional de atenção primária:

- Curiosidade e interesse pelos outros
- Contínuo interesse e entusiasmo pelo seu trabalho
- Hábito de refletir sobre seu trabalho e sobre as preocupações mais amplas
- E, talvez, a aceitação de que mudança em serviço de saúde é tão inevitável quanto mudança na cultura que o cerca, ou, de fato, na sua própria geração!

Com isso em mente, tentamos oferecer não apenas um "tronco principal" de ideias, mas também outros componentes que constituem a árvore de conhecimento completa:

- As "Raízes" dessa forma de trabalho – as fontes, os textos-chave e algumas das ideias fundadoras – indicadas por este logotipo

- As "Folhas", ou laterais ao tronco principal, que se conectam com o texto mas que podem levá-lo a outras reflexões sobre a prática profissional, ou a outras avenidas a serem exploradas, indicado por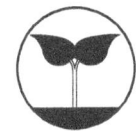

- Os "Frutos" que esta abordagem produz: as habilidades que se leva para casa, os registros de memória, as formas de palavras, indicados por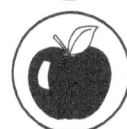

- As "Sementes" para mudança na sua atuação: sugestões para exercícios e tarefas que o ajudam a melhorar suas habilidades e confiança, indicadas por

O texto é livremente disperso com histórias de pessoas e relatos de casos que são identificáveis pelo título "O próximo, por favor…".

O texto principal é independente e pode ser lido sem referência a nenhum dos vários quadros de árvore do conhecimento. Da mesma forma, cada quadro de árvore do conhecimento pode ser lido como um item separado. Para o leitor impaciente, se você apenas ler os quadros, irá surgir uma história diferente, mas que esperamos que seja útil. Porém, esteja avisado, talvez você fique tão curioso que queira ler o resto do livro! Sempre que possível, interligamos e cruzamos referências para facilitar a sua navegação pelo território deste livro. Entretanto, com certeza não fizemos referência a todos os autores, pensadores, profissionais e, mais importante de tudo, as pessoas que nos influenciaram e nos inspiraram. São muitos, e somos gratos a todos eles. As identidades das pessoas foram rigorosamente omitidas.

Este livro tem um antecessor: *Family Solutions in Family Practice* (Asen e Tomson, 1992), publicado há mais de uma década. Os dois autores originais do livro uniram-se a uma geração mais jovem de profissionais que trabalham em APS a fim de trazer atualizações para o novo milênio.

A primeira parte deste livro – a Introdução e os dois capítulos seguintes – estabelecem a base teórica. Introduz as ideias principais, analisa contextos específicos nos quais trabalhamos, e argumenta que existe um papel específico para esta forma de trabalho. O Capítulo 3 aborda algumas das principais raízes das ideias, e pode ser utilizado para pesquisa eventual ou como referência em qualquer momento – ou completamente ignorado se você não gosta do conteúdo intelectual. Os Capítulos 4 a 9 oferecem as principais técnicas e áreas de prática que a maioria dos clínicos irá procurar e achar fácil de usar. Esses capítulos são sobre o trabalho com uma ou com duas pessoas. Os Capítulos 10 e 11 propõem estender o pensamento para trabalhar com a família inteira. O Capítulo 12 trata da questão delicada de como fazer mudanças duradouras na forma como você clinica. É muito bom ficar entusiasmado com a ideia de um livro – mas usar essa ideia para mudar o seu comportamento com a última pessoa atendida numa sexta-feira à tarde é bem diferente!

Por fim, este é um livro que quer estar em diálogo. A prática sistêmica é um campo em desenvolvimento, e vocês, leitores, estarão, assim esperamos, experimentando com ideias férteis, adaptando-as aos seus próprios contextos e estilos pessoais. As futuras edições deste livro serão enriquecidas pelo diálogo com vocês.

1
Prática sistêmica em um mundo em mudança

Este capítulo abrange:
- Organização de contextos para a equipe e para as pessoas
- Corpos e mentes separados
- Diferenças entre causalidade linear e circular
- A natureza das mudanças da atenção primária

Já explicamos que cada pessoa é parte integrante e é influenciada por uma variedade de *contextos organizacionais* – físico, histórico, financeiro, espiritual, cultural, familiar e de relações. Isso se aplica não somente às pessoas, mas também aos médicos de família/enfermeiros trabalhando nos cenários de atenção primária. Há o contexto da equipe, que é influenciado pelas prioridades políticas e econômicas em constantes mudanças. Novas – ou antigas – ideologias moldam essas prioridades. Depois, existem as crenças profissionais e pessoais que todos trazemos para o ambiente de trabalho. A abordagem sistêmica se presta para auxiliar médicos de família e equipes de atenção primária a verem as suas crenças e ações em contexto. Na realidade, muitas equipes de Atenção Primária à Saúde (APS) não sentem que trabalham bem juntas. Assim como nas famílias, as equipes talvez trabalhem melhor em alguns momentos do que em outros. Elas possuem integrantes com ideias bem diferentes sobre como proceder. Elas cresceram em tamanho com o passar dos anos, mas podem ainda estar usando regras que funcionavam melhor para as famílias nos anos 50!

Adoraríamos explorar a riqueza de cada um desses contextos – mas vocês são pessoas ocupadas e práticas, que querem "fazer coisas"! Então, escolhemos alguns contextos culturais e ideológicos que nos parecem mais importantes. Ao oferecer perspectivas sistêmicas a esses "contextos organizacionais", esperamos oferecer uma libertação de formas obsoletas de trabalho. Mas, primeiro, uma explicação sobre uma palavra – contexto. Este termo é muito utilizado e significa tantas coisas diferentes, dependendo dos contextos dentro dos quais é usado! O médico de família talvez veja a pessoa dentro do consultório. A consulta de 10 minutos é um contexto de tempo comum usado em clínica geral. Existe também o contexto da pessoa: a pessoa, o casal, a família. As famílias – e as pessoas – existem em "contextos vivos", seja em vizinhanças, países, ou mesmo culturas. A palavra contexto é derivada de um verbo em latim que significa "tecer junto", implicando, portanto, um fenômeno dinâmico em vez da noção estática que o substantivo sugere. No campo sistêmico, observamos as ações ou interações, uma palavra ou frase em contextos específicos, cada um dos quais pode dar novos significados a essas ações ou palavras. Esses diferentes contextos são como molduras temporárias dentro das quais vemos o que as pessoas fazem ou dizem. Gerar novas molduras é uma atividade que muitos médicos de família/enfermeiros veem como a parte substancial do trabalho. Essa atividade também é conhecida como *reemoldurar*, colocar os "fatos" das "mesmas" interações em outra moldura que também os serve e, com isso, mudar completamente o significado conceitual e emocional dessas interações (Watzlawick et al., 1974).

Contextos se sobrepõem e se misturam. Como fios de seda furta-cor, cada um é diferente e, em momentos diferentes e a partir de ângulos diferentes, tornam-se mais ou menos visíveis. Eles se entrelaçam juntos para criar o pano de fundo para a nossa prática diária.

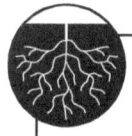

Gerenciamento Coordenado do Significado (GCS)
(CMM, Coordinated management of meaning)

O GCS (Pearce e Cronen, 1980) vê a comunicação e a interação dentro de uma hierarquia de contextos. Sugere que a comunicação é um processo social de coordenação de ação e gerenciamento de estrutura. Significados sociais são organizados hierarquicamente, de forma que um nível é o contexto para a interpretação dos outros. Ao observar famílias, é possível distinguir cinco níveis de troca de informações. No nível mais "baixo" temos (1) atos do discurso, mensagens verbais e não verbais como "destruindo a minha autoestima", "elogio" ou "promessa". Esses transformam-se em (2) episódios quando são recíprocos: "nossa briga de sempre sobre quem toma banho primeiro". Um (3) relacionamento surge quando duas ou mais pessoas referem-se aos termos sobre como elas se engajam: "ela é a líder, eu sou o seguidor". Em um nível mais alto, existem os (4) roteiros da vida, o conceito que a pessoa tem de si: "sou um pessimista, mas também um realista". Em um nível ainda mais alto, temos (5) mitos de família ou padrões culturais que colocam a experiência humana em uma moldura mais ampla, legitimando formas de agir e de conhecer. Estes referem-se a conceitos gerais sobre como a sociedade, as relações familiares e os papéis individuais funcionam.

Este modelo teórico é útil ao tentar compreender ou criar significados a partir de comunicações e contextos aparentemente inexplicáveis ou contraditórios. Significados sociais são organizados hierarquicamente de forma que um nível é o contexto para a interpretação dos outros. Diferentes níveis de contextos podem ser organizados de tal maneira que cada um é igualmente o contexto para outro e parte integrante de outro contexto, sendo que as mudanças em cada nível irão interferir no significado do outro nível. Se um contexto é considerado "mais alto", então o significado atribuído a um ato de discurso ou episódio será "emoldurado" de acordo com isso. Por exemplo, se o contexto mais alto de um indivíduo é o seu roteiro de vida (p. ex., pessimista e realista), então todos os atos de discurso, episódios e relacionamentos poderão ser guiados por esta visão. Ou, se o contexto mais alto é de padrões culturais (p. ex., "Alá cuida da minha vida"), então os mesmos atos de discurso ou episódios assumem significados muito diferentes. Para os médicos de família/enfermeiros, é, portanto, importante ter curiosidade sobre o contexto mais alto em qualquer comunicação que ocorra.

A CULTURA DO INDIVÍDUO

Na cultura ocidental, a supremacia do indivíduo sobre o grupo, a família ou o coletivo passou a ser um fato da vida intelectual, organizacional e cultural tempos antes do famoso comentário de um recente Primeiro-Ministro britânico de que não existe a tal "sociedade" mas somente "indivíduos". Isso nunca ficou mais evidente do que no desenvolvimento da medicina "ocidental", cuja abordagem está baseada no exame do indivíduo como objeto de escrutínio científico positivista. Quando o olhar dessa ciência e dessa prática foi além do intracelular, ele raramente foi além do individual. O adoecer, e por consequência a doença, são vistos como uma questão individual, localizada nos indivíduos ou em órgãos de seus corpos. Os comportamentos em consultas na maior parte dos cenários de cuidados em saúde demonstram que, apesar da atual retórica dizendo o contrário, a maioria das pessoas ainda é vista individualmente, mesmo quando outros integrantes da família também estão presentes. E se as doenças são vistas como algo que reside nos indivíduos, estes também precisam ser "consertados" por um indivíduo e individualmente. Vê-se os indivíduos como detentores de uma personalidade específica, independente das suas relações com os outros.

A prática sistêmica reconhece os fatores individuais *e* os contextuais. Essa prática se interessa especialmente pelo modo como as pessoas comportam-se em relação às outras e presume que as ações e os sentimentos de uma pessoa estão conectados com os de outras pessoas. As doenças residem não apenas em pessoas e órgãos. Elas também são relacionais e contextuais. Quando a Sra. S leva o marido deprimido para consultar com o médico de família dela, e ele com um sorriso no rosto nega estar se sentindo para baixo, ela é uma pensadora contextual quando diz: "isso é tão típico, ele estava absolutamente triste até chegarmos aqui – agora vai me fazer passar por mentirosa."

Um médico de família/enfermeiro sistêmico vai querer fazer conexões, e não simplesmente validar a visão de uma pessoa à custa de outra. Isso pode ser feito, por exemplo, ao buscar as reflexões ou comentários do marido: "Sr. S, o que é que a sua mulher viu ou vivenciou em casa que fez com que ela o trouxesse aqui dizendo que o senhor está 'absolutamente triste'?"

Aqui o médico de família/enfermeiro está interessado em como cada pessoa veio a formar as suas visões específicas. Convidar o marido a olhar para ele mesmo através dos olhos da mulher é um passo para explorar em conjunto aquilo que parece uma questão problemática. Isso pode ser seguido por: "Há momentos em que o senhor talvez esteja mais ou menos 'triste', como diz a sua esposa? Qual é a sua explicação para isso?"

E, um pouco depois, o médico de família/enfermeiro sistêmico vai querer elucidar a visão da Sra. S sobre a visão do marido. Dessa forma, visões diferentes e distintas entre si são interligadas. Muito daquilo que os clínicos encontram está ligado a múltiplos contextos – quando se quer encontrar as ligações. "Pauline [agente de saúde], meu bebê não para de chorar." Qual o médico de família/enfermeiro que nunca examinou um bebê e depois o pegou no colo chorando em uma visita noturna, para vê-lo se acalmar ao descansar da ansiedade dos pais? A criança está com febre e está chorando com dor, cansaço, ou está infeliz. Os pais tentam de tudo e por várias razões deixam de acreditar que bebês que choram não são todos tão anormais. Eles recorrem à ajuda, às vezes conflitante, dos outros. Tentam coisas novas ou não familiares para o bebê, que vai ficando mais estressado. Isso só leva a "provar" a seriedade do problema. Finalmente, a enfermeira é consultada. Ela já viu muitos bebês doentes e tristes antes. Os pais confiam que ela vai saber o que está acontecendo e – surpresa, surpresa – muitas vezes a "temperatura do quarto" e a "temperatura do cuidador" e, por último, a temperatura do bebê cai. Geralmente parece mais fácil ter certeza sobre onde a doença (gripe) está localizada. É muito mais difícil determinar o "local" da doença ou do problema – ele tende a ser entre as pessoas! Ataques de pânico podem estar localizados no indivíduo, mas sua emergência e manifestação são muitas vezes contextuais: a presença de observadores preocupados quase sempre dificulta ainda mais a tarefa de controlar um ataque de pânico.

Pode ser difícil ver a doença dentro de um contexto; porém, frequentemente é fácil ver que o problema vai além do indivíduo. Por exemplo, há evidências de que muitos de nós carregamos a bactéria *Streptococcus* na cavidade oral, mas não temos amigdalite o tempo todo. Estressores de vários tipos muitas vezes fazem precipitar a amigdalite na pessoa. Mas onde está o problema – nas tonsilas, na pessoa, no contexto que gera o estresse, nas respostas daquela pessoa específica ao estresse ou na família na qual tais respostas foram observadas? Médicos de família/enfermeiros sistêmicos tendem a ampliar o contexto e, em algum ponto, perguntar à pessoa: "Sobre o que seria mais útil falar hoje – que a sua garganta está tensa ou que a sua vida está tensa?" Claramente, este desafio requer um pouco de preparação, mas pode ser muito eficaz para mudar o foco e pode significar um alívio para o paciente.

CORPOS E MENTES SEPARADOS

Uma característica central no pensamento ocidental é separar a Mente do Corpo. Esta separação está tão inserida culturalmente que organiza a maior parte das nossas percepções e muitas das nossas práticas. A separação é manifestada em disciplinas: existe o campo da psiquiatria *versus* uma especialidade da medicina "interna".

> **Sistema**
>
> Um sistema é qualquer unidade estruturada por e em torno de retroalimentação (Bateson, 1972) e formada por partes em interação, que se influenciam mutuamente, formando padrões de comportamento e comunicação. Quando duas ou mais pessoas interagem, elas estão envolvidas em uma construção conjunta de ações e significados. Este é um relacionamento em desenvolvimento, com cada pessoa influenciando a outra e sendo, por sua vez, influenciada pelas respostas e ações do outro. Qualquer ação é vista como uma resposta e qualquer resposta pode ser conceituada como uma ação.

Tal separação também se reflete nas estruturas do serviço: temos padrões nacionais de desempenho de serviço mental que são bem separados dos padrões de diabetes ou de doenças do coração, apesar do fato de que a sensação de tristeza é um melhor indicador de morte após infarto agudo do miocárdio do que a ingestão de aspirina (Mumford et al., 1982)! Será que a dor de cabeça está na sua mente, ou na sua cabeça, ou no seu crânio? Onde termina a cabeça e começa o crânio? Só pensar nos nós que essa separação intelectual causou pode partir o coração! Não surpreende por que às vezes temos dor de cabeça. Nossa linguagem, nosso treinamento profissional e os serviços nos quais trabalhamos, todos nos forçam a separar as pessoas e seus sintomas em categorias: "você para um especialista em coração; você para um psiquiatra". Mas qual é o melhor especialista para cuidar de um coração partido? Boa parte da medicina moderna parece estimular as pessoas a se "des-integrarem" e apresentarem partes diferentes do corpo e da mente para especialistas diferentes para que possamos aplicar nossos remédios em partes.

A prática sistêmica vai no sentido da aspiração da *prática integrada*. A prática integrada toma como seu principal valor a ligação inextricável e indivisível da mente e do corpo, a relação intrínseca do físico e do psicológico. O resultado desse valor central ocorre no nível do pensamento, da linguagem, da comunicação, da estrutura e da organização. Receptores e fornecedores de cuidados em saúde, pessoas e médicos de família/enfermeiros são parceiros na construção da prática integrada. Para colocar em palavras mais simples, o médico de família/enfermeiro sistêmico vai convidar a pessoa que se apresenta com "dor no coração" a olhar para o sintoma a partir de vários ângulos (coração partido, coração pesado, coração dividido, alvo de cupido). Não se espera apenas dos especialistas (com formação) que resolvam os corações partidos, mas é a pessoa – o "especialista por experiência" – e outros atores relevantes que devem unir forças com os médicos de família/enfermeiros. Este processo de questionar os sintomas em conjunto é central à prática sistêmica. É claro que muitas pessoas (e profissionais) são muito adeptos à ideia de que somente por meio de uma análise rigorosa das causas pode-se encontrar uma solução. Muitas vezes, o que se revela com esta escavação arqueológica por causas é a causa da causa... e assim por diante. A pergunta: "o que a sua esposa faz quando você tem dor no estômago?" pode parecer inicialmente menos importante do que saber o resultado de mais uma endoscopia. Ainda assim, é surpreendente como, com frequência, a pessoa – e o médico de família/enfermeiro – fica mais interessado na nova pergunta e nas possíveis respostas:

> Ela fica muito preocupada com as minhas dores de estômago. Ela tem todos os tipos de remédios que experimenta em mim... aprendeu com a mãe... Veja bem, isso não ajudou a mãe dela – ela morreu de um câncer no pâncreas que os médicos ignoraram por muito tempo.

POSITIVISMO E CAUSALIDADE LINEAR

A ciência positivista apresentou muitas conquistas de destaque e continua sendo uma ferramenta poderosa na compreensão do nosso mundo. Ela é essencialmente baseada na noção de causalidade linear, com eventos ou resultados sendo compreendidos nos seguintes termos: A causa B, B causa C, e assim por diante. Se alguma coisa não está funcionando bem como deveria, é nossa tendência natural descobrir a(s) causa(s) e, se necessário, retornar à causa original. Esta abordagem tem uma forte influência nas práticas de cuidados em saúde atuais, tanto no campo de saúde física como psicológica. De fato, isto está agora bem inserido no pensamento popular: "se apenas você tivesse o tempo para eu lhe contar mais sobre a minha infância, acho que talvez você entendesse por que estou assim", ou, "tudo isso é por causa de um acidente que aconteceu 10 anos atrás".

Este modelo tem o seu valor, mas também tem sérias limitações, especialmente nos mundos cada vez mais multidimensionais e multicontextuais em que vivemos. Pensar que um evento leva a outro em uma linha reta muitas vezes parece ir contra a nossa própria experiência quando achamos impossível separar os vários diferentes fatores e suas sequências como causas de efeitos específicos.

Alguns filósofos ainda estão discutindo sobre o que veio primeiro, a galinha ou o ovo. Pense na última discussão que você teve com seu marido ou esposa, filho, pai ou mãe. Quem começou e sobre o que foi? Foi sobre o que eles disseram, ou foi sobre algo que você havia dito anteriormente ou foi mesmo sobre alguma coisa que alguém havia dito para você pouco antes da discussão? E como você aprendeu a de repente se enfurecer? Não é isso o que o seu pai fazia nessas situações? Como você pode ver, ao começar a analisar, pode ser difícil ver onde a dança começou e, muitas vezes, "colocar" a culpa na porta de alguém não ajuda. São os passos mútuos que frequentemente contam mais. É claro que isso não deixa ninguém livre para violência ou abuso, mas sugere que precisamos ser mais cautelosos com afirmações como A causou B.

Profissionais sistêmicos não acreditam que é sempre útil ou de fato possível estabelecer a "verdade" sobre quem e o que causou um efeito em particular, seja um sintoma físico ou uma questão de relacionamento. Quando mãe e pai estão envolvidos em uma grande discussão e perguntam ao filho de três anos que observa de fora quem começou a briga (o ovo ou a galinha), esse árbitro vai achar difícil assoprar o apito na direção de um dos pais. Isso em parte tem a ver com questões de lealdade no que tende a ser uma clássica situação "sem ganhos". Também tem a ver

Perspectivas sobre a dor

As três próximas pessoas a serem atendidas apresentam alguma forma de dor física. Antes de ficar tentado a examiná-los fisicamente, considere fazer o seguinte:

- Pergunte quem mais, próximo ou das relações da pessoa, sabe sobre a dor, ou talvez seja ainda mais interessante perguntar quem *não* sabe sobre a dor.
- Pergunte o que o seu paciente acredita que aquela pessoa pense ser a "causa" da dor, ou por que o paciente acha que a pessoa não sabe sobre a dor.
- Pergunte ao paciente por que aquela pessoa acredita nisso.

Depois faça o que você normalmente faz durante uma consulta.

com a impossibilidade prática de estabelecer "cientificamente" o que veio primeiro. Os médicos de família/enfermeiros não têm mais privilégios de saber "a verdade" do que o pequeno Azeem, de 3 anos. E, quando se trata de desenvolver um trabalho terapêutico com os pais, eles com frequência se encontram precisamente na mesma posição desconfortável de árbitro. Em vez de ficarem fascinados com teorias de causalidade, os praticantes sistêmicos são curiosos sobre os resultados:

> Eu noto que vocês têm discussões suficientes e todas terminam em lágrimas. O que vocês teriam que fazer de diferente agora para não haver mais lágrimas no fim? O que você poderia dizer ou fazer agora? O que ela poderia fazer ou dizer?

Os limites do pensamento linear

Muito já foi escrito sobre este assunto. Um dos relatos mais claros é de um dos generalistas mais inteligentes que escrevem atualmente (McWhinney, 1995). Ele oferece uma revisão muito útil sobre o desenvolvimento do atual contexto científico e cultural. E é particularmente bom em apontar as arbitrariedades de muitas das categorias que nós criamos, citando Wordsworth em seu poema "The Tables Turned" ("As Mesas Viraram"):

Nosso intelecto intrometido
Deforma a bela forma das coisas:
Nós assassinamos para dissecar.

Parece que nós, humanos, adoramos tentar dividir o mundo e categorizá-lo. Neste processo, perdemos parte da beleza do todo e a forma mais complexa na qual as partes conectam-se e influenciam umas às outras.

SISTEMAS DE CUIDADOS EM SAÚDE E MECANISMOS DE MUDANÇA

A saúde – e portanto sistemas de cuidados em saúde – é uma questão política crítica para a maioria dos governos. O ritmo de mudança e a pressão política sobre os sistemas de cuidados em saúde no mundo ocidental cresceram consideravelmente na última década. Tensões entre controle central e autonomia local, entre livres mercados e intervenção estatal, entre as vozes das populações locais, dos trabalhadores de linha de frente, especialistas e políticos parecem todas cada vez mais fortes. Toda uma linguagem nova sobre "controle de qualidade total", "recursos humanos", "partes interessadas", "parcerias", "gerenciamento de desempenho", "resultados" e "gestão da clínica" se espalhou. Muitas dessas palavras falam aos antigos contextos de causalidade linear e individualismo. O modelo de trabalho é muito mecânico: se nós atendermos aos estímulos (materiais, finanças, tecnologias) e melhorarmos os processos (gerenciamento de desempenho, programas de qualificação, padrões de qualidade e metas), então teremos melhores resultados (listas de espera, tabela de classificação dos hospitais, menos reclamações).

Entretanto, quase em resposta a esta noção do sistema como máquina, nasceu um outro conjunto de palavras e frases: "sistemas inteiros funcionando", "atenção primária colaborativa", "organizações de aprendizagem", "gerenciamento de complexidade". Existe um interesse verdadeiro e renovado em pessoas como "parceiros na elaboração do serviço" ou "especialistas por experiência", todos neologismos igualmente preocupantes, mas a expectativa é de que as práticas sejam novas!

A teoria dos sistemas tem muito a dizer sobre a relação de uma parte de um sistema com a outra parte, e isso faz bastante sentido intuitivo. Em cuidado à saúde mental, por exemplo, parecemos ser excepcionalmente bons em elaborar pedaços separados do sistema. Inventamos as "equipes assertivas de trabalho externo", as "equipes de intervenção em início de crises", outras equipes de avaliação e tratamento, e as equipes de atenção primária à saúde mental. Parecemos muito menos competentes na elaboração de sistemas que fazem sentido aos usuários ou que se conectam de formas significativas.

Os profissionais sistêmicos não estão interessados em coagir as pessoas a alcançarem padrões recomendados, ou a atingirem metas baseadas em evidência. Eles não gastam tempo destacando a resposta de desempenho gerencial se a pes-

---

Teoria da complexidade

Há um novo movimento a caminho! A ciência e a teoria da complexidade removeram-se da física e da matemática e começam a encontrar um novo lar em atenção à saúde, entre outros lugares (Plsek e Greenhalgh, 2001; Plsek e Wilson, 2001; Zimmerman et al., 2001). Deixando de lado a discussão sobre se a ciência da complexidade é uma ciência no sentido positivista da palavra, não há dúvida de que a teoria da complexidade oferece algumas ótimas metáforas para pensar sobre mudanças nos sistemas de cuidados à saúde. Para simplificar, os pensadores da teoria da complexidade argumentam que a maioria das interações e dos sistemas em atenção à saúde são complexos. Eles não seguem as antigas regras lineares. Muito poucas interações em atenção à saúde estão na zona simples onde há um alto nível de certeza sobre uma intervenção e um alto nível de concordância sobre que intervenção usar. A maioria das interações tem poucas certezas e existe em zona complexa. Por exemplo, a mudança em sistemas de saúde está mais próxima de jogar pássaros do que de jogar pedras. Você pode criar algumas regras organizacionais sobre como os pássaros devem voar, mas aonde o pássaro vai pousar, em parte, depende dele. Essa é uma das razões pelas quais as orientações gerais são raramente muito úteis: elas definem e depois abstraem circunstâncias específicas. Além disso, as pessoas trazem toda a sua maravilhosa "bagunça" caótica: crenças, famílias, incertezas e confusões. Orientações gerais são ferramentas elaboradas para o alto terreno da racionalidade técnica, não para o pântano onde a maior parte da atenção primária ocorre (Schon, 1983)! Temos que abandonar a máquina da metáfora que sugere que, se controlamos os estímulos e os processos com rigor suficiente, então podemos garantir a qualidade dos resultados (comportamento do clínico, controle do diabético). Os defensores da teoria da complexidade apontam que isso parece não estar funcionando na atenção à saúde, e sugeriram uma nova forma de pensar e de se comportar com mais eficiência em sistemas complexos (veja também um *website* interessante: www.complexityprimarycare.org).

soa não atinge o padrão esperado. Uma resposta sistêmica seria tentar descobrir quais são as crenças e ideias organizacionais das pessoas; investigar o contexto que as faz resistir à mudança; convidá-las a observar as oportunidades a partir de outras perspectivas e refletir junto com as pessoas sobre as vantagens e desvantagens do movimento. Um profissional sistêmico deve estar interessado na relação da pessoa com outros indivíduos em seus contextos de vida, procurando e encontrando meios de trazê-los para a conversa.

A prática sistêmica enfatiza a natureza colaborativa da consulta entre pessoa, família e profissional. O foco não é somente na patologia e nos problemas, mas também nos recursos e na força da pessoa. Tratamento e planos de gerenciamento são planejados em parceria – "co-construídos", como diz a terminologia. O profissional não dá soluções rápidas, mas extrai as ideias da pessoa, planejando soluções conjuntas.

> Antes de lhe dar uma prescrição para seu antidepressivo mais recente, eu gostaria de saber um pouco mais sobre as suas forças no combate à depressão. Se você olhar para trás, nas últimas duas semanas, houve momentos em que você esteve menos deprimido? Quando foi isso, e qual é a sua explicação? O que você fez para que ficasse mais tolerável? Você poderia, no futuro, fazer mais daquilo que sentiu que foi útil? Quais são as forças dentro da sua família que já viram você e a família enfrentar períodos difíceis? Como é que outras pessoas perto de você conseguem não ficar deprimidas?

Traduzido para o nível de mudança em sistemas de saúde, poderia ler-se mais ou menos assim:

> Antes de oferecer uma intervenção que eu havia pensado antes, talvez você possa falar um pouco mais sobre algumas das coisas que já está fazendo que apontam na direção em que nós estamos trabalhando? Por que você acha que conseguiu fazer estas coisas e não outras? O que será que deve acontecer para que as coisas possam se mover naquela direção?

A NATUREZA DAS MUDANÇAS DA ATENÇÃO PRIMÁRIA À SAÚDE

Ao longo das últimas décadas, a APS passou por mudanças significativas. Alguns temas de razoável confiança intercultural emergiram. A APS passou a ser central em muitos sistemas de atenção à saúde. As unidades de saúde estão ficando maiores e mais complexas. Estas também estão passando por mudanças gerenciais. A tecnologia da informação é uma característica-chave da prática moderna e o computador é o terceiro participante na maioria dos consultórios. Em unidades totalmente informatizadas, estão surgindo questões sobre proteção de dados e confidencialidade.

A população da APS está mudando também. A administração de doenças crônicas e os desafios – e prazeres – da terceira idade são um aspecto crescente na APS e, como consequência, assim também são as especializações e o trabalho em

> **Investigação apreciativa**
>
> Uma abordagem tradicional para mudar o gerenciamento segue o modelo médico: examinar o problema, fazer um diagnóstico e prescrever um tratamento. Embora isso pareça sensível, também é verdade que, ao prestar atenção nos problemas, corremos o risco de ampliá-los. A investigação apreciativa (Cooperrider, 1990) propõe olhar para aquilo que funciona, para o sucesso em vez do fracasso. Esta abordagem foi desenvolvida para administrar a mudança organizacional. Seus princípios são simples:
>
> - Fazer mais daquilo que funciona (em vez de fazer menos algo que você não faz bem)
> - Apreciar, ampliar e valorizar o melhor
> - Obter uma visão sobre "o que poderá ser"
> - Participar de conversas sobre "o que deveria ser"
>
> Em atividade prática, pede-se que cada membro da equipe descreva um momento em que sentiu que a grupo realmente teve um bom desempenho e quais eram as circunstâncias daquele momento. Os membros da equipe devem descrever quando e por que ficaram orgulhosos em fazer parte do grupo. Depois, eles são estimulados a dizer o que (e por que) eles mais valorizaram por serem membros da equipe (Hammond, 1996).

equipe multidisciplinar e colaborativo. Também há uma mudança no sentido de um enfoque baseado na população e na organização pró-ativa dos cuidados em saúde. Esta é apenas uma pequena amostra das mudanças em saúde primária que estão ocorrendo em todo o mundo. Não é necessário dizer que, nesse clima de aparente mudança contínua, muitas vezes é difícil para o clínico focar-se na sua tarefa primária: atender as necessidades bio-psico-sociais das pessoas (Bloch, 1987).

A prática sistêmica é muito útil ao navegar pelo território de mudanças da APS como um sistema, seja ao olhar para fora – a partir da prática da unidade de saúde, em direção a novas responsabilidades para trabalho em rede – ou ao olhar para a equipe em termos de colaboração com um profissional de saúde mental. Parece que as pessoas estão, até certo ponto, com mais controle sobre as suas pró-

> **O computador como um membro da consulta**
>
> As novas telas planas de plasma transformaram-se em membros muito mais úteis à equipe do que a velha tela maciça e imóvel. Um leve empurrão e a tela é virada na direção da pessoa. Médico de família/enfermeiro e a pessoa podem, juntos, olhar para o que aparece no monitor, sejam anotações de consultas anteriores, cartas ou uma árvore genealógica. Dessa forma, alguns aspectos da história da pessoa são externados, "postos para fora", prontos para investigação conjunta, em vez de permanecerem simplesmente na cabeça do médico de família/enfermeiro.

prias doenças. As pessoas são especialistas. Especialistas por experiência, e podem apoiar e ensinar outras pessoas. Isto está acontecendo nas áreas de artrite e doenças mentais. O DAPHNE é um programa para transformar diabéticos nos próprios diabetólogos – de forma que as pessoas tomam as decisões, com o profissional servindo como fonte de apoio e aconselhamento, em vez de continuar como o único especialista ou líder.

> **O próximo, por favor...**
>
> A Sra. A tem uma doença depressiva recidiva e moderadamente severa. Ela também tem osteoartrite e é doente do coração. Ocorre que ela também sabe fazer tricô, com especialidade em blusões, e tem conhecimento sobre flores. As respostas às dificuldades dela incluíram tricotar blusões para um membro da unidade de saúde e colocá-la em contato com um coordenador de aprendizagem que a ajudou a conseguir colocação em uma faculdade local, onde ela participou de aulas de horticultura. A unidade de saúde possui uma extensa rede de contatos com outras instituições. A academia local e o ateliê de artes são especialmente úteis. A unidade de saúde está confiante com esta abordagem matricial que gera soluções de variadas formas.

> **O próximo, por favor...**
>
> Nancy era a conselheira para o programa de aconselhamento da equipe de APS. Tanto a unidade de saúde como Nancy queriam evitar a replicação de um modelo de prática de "ambulatório modificado" e passaram bastante tempo, nos primeiros cinco meses, planejando uma relação colaborativa que seria de benefício mútuo. Isso envolveu uns sentando nos postos dos outros, extrair informações sobre diferentes paradigmas dos profissionais, trabalhar com sistemas de informação, debater questões de confidencialidade, praticar várias formas de trabalho – desde encaminhamentos formais a especialistas até consultas de rotina e conversas de corredor.

O pensamento sistêmico é encorajador e cria possibilidades em tempos de mudanças. O profissional sistêmico tem a liberdade de pisar em qualquer lugar no mapa das mudanças e então ver, ouvir e sentir as diferenças, facilitando novas perspectivas e novas molduras, bem como gerando otimismo. Algumas vezes nada muda, mas o problema é visto por um novo ângulo.

2
Ingredientes da abordagem sistêmica

> **Este capítulo abrange:**
> - Dores de cabeça sistêmicas
> - Abordagens biopsicossociais
> - A lente *zoom* sistêmica
> - Termos e definições-chave da abordagem sistêmica
> - Considerações culturais
> - Ideias de narrativas

DORES DE CABEÇA: PARA PESSOAS E PROFISSIONAIS

Ao considerar as mudanças em contextos políticos de saúde destacadas no capítulo anterior, é um tanto tranquilizador o fato de que as pessoas que usam os serviços de saúde mudaram relativamente pouco. As manifestações permaneceram as mesmas: elas aparecem com dores de cabeça pequenas ou enormes; às vezes, temos a sensação de que consultam muito tardiamente ou com muita frequência; chegam cheias de dor e, às vezes, se formos sinceros conosco mesmos e observarmos os nossos sentimentos, elas podem se tornar "uma dor de cabeça" para nós. Algumas vezes, ainda, classificamos a pessoa como "complacente" ou "difícil", como "merecedora" ou "exigente", ou simplesmente "impossível". Algumas nos entristecem, outras nos fazem sentir pena. Elas aparecem, sozinhas ou com as famílias, com indisposições pequenas e enormes. Se sabem que achamos a elas ou a suas indisposições cansativas, as pessoas aprendem a linguagem para nos engajar novamente – e nós as temos, uns aos outros, para toda a vida.

A prática na Atenção Primária à Saúde (APS) pode parecer como um "contrato terapêutico do inferno", o lugar perfeito para "terapia ultrarrápida e ultralonga" (Launer, 1996). As pessoas podem chegar a qualquer hora, quantas vezes quiserem, mas nunca há tempo suficiente para atendê-las adequadamente. Pessoas que se apresentam inicialmente com problemas emocionais podem ser uma luta. Podemos ficar tentados a rotulá-las como tendo "problemas de saúde mental". Talvez até vocês se vejam usando palavras como "funcional" ou mesmo o curioso termo "supratentorial", sugerindo que esses sintomas são imaginados ou, de alguma forma, menos reais porque você não consegue identificar a patologia, o tecido danificado. Essas pessoas com frequência parecem especialmente exigentes, e talvez nosso desejo seja de encaminhá-las adiante, primeiro ao matriciador da unidade ou, melhor ainda, a um psicólogo ou psiquiatra especialista, em algum outro lugar. Alguns de nós talvez até digamos a nós mesmos "eu não trabalho com problemas de saúde mental". No entanto, entre 30 e 60% de todas as consultas de APS são diretamente sobre sofrimento mental ou contêm importantes questões psicológicas. E já foi repetidamente demonstrado (Balint, 1957; Elder e Holmes, 2002) que usar perspectivas psicológicas ao trabalhar com APS gera resultados positivos. Oferece percepções novas e úteis, mas também pode consumir muito tempo, e existe a tentação de deixar este trabalho aos "especialistas". Nada poderia parecer mais desgastante a um médico de família/enfermeiro de linha de frente já sob pressão do que ouvir interminavelmente uma pessoa que despeja todos os seus problemas arraigados – e isto dentro da margem de tempo de "10 minutos". Não é de surpreender que os profissionais de APS geralmente evitem estas atividades. Mas não é uma tarefa impossível conectar-se de forma útil com o sofrimento pessoal ou de relacionamentos das pessoas que atendemos. Tudo o que é necessário é uma estrutura e técnicas apropriadas que podem ser adaptadas a cenários de APS.

ONDE ESTÁ A DOR? E DE QUEM É A DOR, AFINAL?

> **O próximo, por favor...**
>
> O Sr. A consultou com seu médico de família pela primeira vez por causa de dores nas costas. Após investigação, "nada de mais" foi descoberto. O médico e o Sr. A concluíram que os sintomas estavam relacionados ao estresse no trabalho. O Sr. A parecia complacente e aceitou tomar medicação e seguir o conselho do seu médico de "ir com calma". Parecia haver algumas melhoras iniciais, mas cinco semanas depois os problemas voltaram – na coluna. O Dr. B tentou uma nova série de comprimidos, mas não houve mudança. O Sr. A disse que a dor agora estava realmente "me deixando para baixo". O Dr. B achou que um tratamento com antidepressivos poderia ser a resposta, mas quando o Sr. A voltou uma semana depois, ele disse que os comprimidos estavam fazendo ele se sentir "muito dopado" e um pouco enjoado. O Dr. B tranquilizou o Sr. A, mas o Sr. A retornou duas semanas depois com as mesmas queixas. Um novo antidepressivo foi prontamente prescrito, mas sem resultados melhores. O Dr. B, então, marcou uma consulta para o Sr. A ver o terapeuta da unidade. O Sr. A foi uma vez e depois disse ao Dr. B que não queria ter mais "sessões" porque ele não achava que tinha depressão ou problemas mentais – ele só tinha uma terrível dor nas costas.

Qualquer pessoa que trabalhe com APS já teve a sua parcela de pessoas como o Sr. A – existem muitos Srs. e Sras. A, assim como existem muitos Drs. B. Estas pessoas fazem seus médicos de família/enfermeiros sentirem-se mal e eles fazem com que as pessoas não se sintam melhor. Vamos imaginar que o Sr. A tivesse consultado com Dr. C, um médico de família com lentes sistêmicas e visão contextual.

> **Complacência, adesão e concordância**
>
> Os leitores não ficarão surpresos ao saberem que, diferentemente do Dr. B, em geral preferimos o termo concordância aos termos adesão ou complacência. Talvez você sinta que mudar a linguagem de complacência para concordância é pura questão de agir de forma politicamente correta, mas há um ponto nisso: complacência é uma palavra inserida na ideia de que médicos poderosos dizem às pessoas obedientes o que fazer. "Nosso trabalho é fazer o plano, o delas é segui-lo." Sabemos, porém, que as pessoas têm suas próprias mentes. Quantas prescrições médicas nem sequer chegam às farmácias? Concordância tem em si a ideia de que é apenas ao descobrir "de onde vem" a pessoa, suas crenças e comportamentos com relação a qualquer plano que esteja sendo elaborado, é que se tem a chance de conduzir o plano com sucesso. Com que frequência você decidiu não ser complacente com uma ordem do governo? Por outro lado, você não gostaria de um governo que adotasse uma abordagem centrada no usuário final para fazer mudanças?

Novas lentes, por favor...

O Sr. A consultou sua médica da família, a Dra. C, devido à dor na coluna. Na primeira consulta, a Dra. C fez um minucioso exame físico no Sr. A. Ela disse ter percebido que alguns músculos da coluna estavam tensos e doloridos e que iria prescrever comprimidos para minimizar a dor. Ela previu que isso só iria fazer uma pequena diferença e que também era preciso pensar sobre como reduzir "algumas das pressões" que estavam convergindo na coluna. A Dra. C perguntou sobre pressões físicas primeiro e, em seguida, perguntou ao Sr. A sobre "outras pressões". O Sr. A falou sobre o trabalho, e ambos concordaram que era difícil reduzir essa pressão, já que o Sr. A havia recém começado no emprego após um longo período de desemprego. A Dra. C não aconselhou o Sr. A a "ir com calma" no trabalho, pois esta não parecia ser uma opção naquele momento. Em vez disso, ela perguntou: "existe alguma pessoa que possa tirar um pouco da pressão das suas costas?" O Sr. A parecia perplexo e a Dra. C explicou: "Bem, quero dizer alguém como família ou amigos?" O Sr. A falou, então, sobre a esposa e como ela se sentia muito sobrecarregada por ter de cuidar da mãe com demência. Disse que a esposa era, portanto, "muito ocupada", e que isso significava que ele tinha de estar muito mais envolvido com os filhos adolescentes: "É bem estressante". Ao perguntá-lo com quem ele podia conversar sobre como as coisas estavam estressantes para ele, o Sr. A respondeu: "Na verdade, com ninguém". Os 10 minutos terminaram e a Dra. C pediu que o Sr. A retornasse na semana seguinte.

Não é muito surpreendente entender que os sintomas e problemas de uma pessoa podem atingir outros membros da família – e que as reações daqueles que são próximos e queridos à pessoa impactam significativamente no bem-estar físico e psicológico dela. Usar uma lente de relacionamento abre novas perspectivas que podem ser úteis.

Lentes de relacionamento, por favor...

Uma semana depois da primeira vez em que a Dra. C questionou a dor na coluna do Sr. A, houve uma pequena melhora. A Dra. C disse que continuar tomando os comprimidos faria um pouco de diferença, mas que era necessário olhar para todas as pressões para ver se era possível obter mais alívio. Ela pegou um pedaço de papel e desenhou um grande círculo: "Sr. A, vamos imaginar que este é o senhor... e agora vamos desenhar todas as pressões que estão operando no senhor". O Sr. A mencionou o trabalho, o pai doente, a saúde física, a coluna, os problemas financeiros. "E quando o senhor se sente muito estressado, onde o senhor sente isso?" O Sr. A apontou para a coluna. "Então o que poderia aliviar essa dor? Se o senhor pudesse tirar uma dessas pressões, qual seria? Ou se o senhor pudesse dividir uma dessas pressões com alguém, como o senhor faria isso? Mostre-me nesse pedaço de papel..." Ambos, médico e pessoa, analisaram o pedaço de papel como se fosse real. "Talvez a minha esposa pudesse me ajudar com o meu pai?" Dra. C: "Então como você poderia conversar sobre isso com ela?"

A PESSOA, A FAMÍLIA E OS OUTROS

Existem muitos estresses sobre o Sr. A, e todos devem ser importantes. Mas, de alguma maneira, a relevância da família é única. É a principal fonte de apoio social e de estresse pessoal. A família afeta a saúde da pessoa, que, por sua vez, afeta a saúde da família. A família também é a fonte do material genético e cultural que faz a pessoa. E também é um importante aliado do profissional de saúde. A saúde da família, por sua vez, é influenciada pela comunidade maior, da qual ela faz parte. E as famílias, por sua vez, afetam a saúde da comunidade. Famílias infelizes são, com frequência, famílias predispostas a doenças. As deficiências do modelo biomédico tradicional ficam especialmente evidentes ao administrar integrantes de famílias em desvantagem social ou de diferentes origens étnicas, que adotam conceitos de doença muito diferentes.

O próximo, por favor...

A Sra. Y é uma iraquiana com dor crônica no ombro. No exame físico, fica evidente que seus músculos do ombro direito sofreram superdesenvolvimento, provavelmente devido à tensão crônica. Ela quer fazer fisioterapia e massagem para livrar-se da tensão. Uma investigação mais detalhada revela uma história de tortura pessoal no Iraque. Ela testemunhou o assassinato de sua melhor amiga e da filha pequena e tem pesadelos e *flashbacks* diários. Ela também fala da violência doméstica do marido, que, por sua vez, foi vítima de tortura. Será que fisioterapia para o ombro direito fará com que as coisas "melhorem"?

O próximo, por favor...

A Sra. P tem 33 anos e cinco filhos de três parceiros diferentes. Ela tem um filho com asma severa, que ela controla muito bem. O segundo filho tem dificuldades de aprendizagem moderadas e é encoprésico. Ela já teve problemas com álcool no passado, e como resultado, os filhos foram encaminhados aos cuidados do serviço social do Estado. Quando não ingere álcool, ela é uma ótima mãe. De fato, ela enfrenta muito mais do que se poderia imaginar. Ela voltou a beber.

ABORDAGENS BIOPSICOSSOCIAIS

Pessoas como a Sra. Y e a Sra. P fazem com que o médico de família/enfermeiro sinta-se muito ineficiente e desejando encontrar novos caminhos ou *insights* mágicos para proceder de forma a poder ajudar mais a pessoa na consulta. O modelo de abordagem tradicional falha singularmente em auxiliar neste território mais complexo. Uma das ideias de maior sucesso foi a abordagem biopsicossocial, que começa a fazer conexões entre doença, ambiente social e estilo de vida (Engel, 1977, 1980; Bloch e Doherty, 1998). Essa abordagem olha além da pessoa que veio consultar: os problemas não são vistos simplesmente como algo que reside dentro de uma pessoa, mas sim em conexão com o que e com quem está ao redor desta pessoa. Os sintomas ou problemas podem ser desencadeados ou mantidos por uma esposa ou outro membro da família e, assim, serem parte de uma "doença"* familiar. Obviamente, esses sintomas ou problemas podem, com frequência, ser desencadeados por situações de estresse fora da família.

ALGUNS PENSAMENTOS SOBRE A PALAVRA "FAMÍLIA"

Nos dias de hoje, o termo família está aberto a muitas interpretações. Passou o tempo em que esse termo implicava um casal heterossexual, preferencialmente com dois filhos e dois animais de estimação, com a mulher sendo a dona de casa e o homem o provedor da família, utilizando o apoio ocasional dos avós que moram a uma distância que se pode ir a pé. Esta imagem marginaliza e exclui formas de famílias encontradas atualmente com mais frequência, como casais sem filhos, pais solteiros, famílias reconstituídas, casais *gays* e pessoas sem vínculo matrimonial. "Família", neste livro, refere-se a muitas formas diferentes de relacionamentos e amizades de compromisso. Descreve qualquer grupo de pessoas que nutrem uns aos outros emocional ou fisicamente. Independentemente do que constitua a família atual, seja ela definida por vínculos genéticos ou outros laços emocionais, pais sozinhos, casais homo ou heterossexuais, famílias misturadas ou reconstituídas, grandes redes de parentescos ou o que quer que seja, quase todas as pessoas relacionam-se a algum tipo de "família". Além disso, todos têm uma família de

---

* N. de T.: No original em inglês, o autor faz um trocadilho com a palavra doença: "dis-ease". Ao separar a palavra, o sentido pode também ser de dificuldade ou desconforto.

origem, seja biológica ou não. Esta família inicial contribui para a saúde da pessoa social e emocionalmente e, com frequência, geneticamente. Se é assim, então por que não utilizar a "família" e o contexto de relacionamentos como um recurso para ajudar a pessoa que se apresenta individualmente ao serviço de APS com um pedido de ajuda?

Biopsicossocial (BPS)

Biopsicossocial é um termo importante que deve ser usado com cuidado, pois é fácil aplicá-lo em demasia. Significa a integração de ideias biológicas com o pensamento sobre o indivíduo dentro do contexto da família e da comunidade. Um profissional BPS irá lidar com todas as ideias interligadas em uma consulta. Uma mulher com colite ulcerativa aprenderá sobre o controle médico dos seus sintomas em relação à condução do seu trabalho e aprenderá a prestar atenção sobre como administra a irritação e o estresse com a família e como isso se relaciona com a sua diarreia. É como se cada uma das dimensões fosse um círculo que se sobrepõe ao outro de maneira crescente. Trata-se de um conceito especialmente importante para pensar sobre condições recidivantes, como asma e síndrome do colo irritável. Assim como todas as ideias, esta revela também suas limitações. Dá pouca atenção às questões políticas ou a questões ligadas a poder, raça, classe ou gênero. Mas é um bom ponto de partida. Um dos autores teve a sorte de ter sido aluno de Engels quase no último ano da sua carreira de professor. Os mantras dele sempre ecoaram: "Nunca faça todas as suas perguntas corriqueiras e depois vire o holofote para relacionamentos ou sentimentos. Sempre integre perguntas dos três domínios." Tão óbvio – e tão facilmente esquecido!

Questões de gênero

No campo sistêmico, muitas das descrições iniciais da vida e dos problemas da família não levaram em conta o fato de que a experiência de vida dos homens e das mulheres é radicalmente diferente. Era como se as famílias fossem criações de sexo único. Escritores feministas (Goldner, 1988; Wakters et al., 1988; Perelberg e Miller, 1990; Hare-Mustin, 1991; Burck e Daniel, 1995) enfatizam que os clínicos precisam levar em conta os diferentes processos de socialização de homens e mulheres, e como a vida em família é moldada por discursos de gênero que são culturalmente compartilhados. Estes autores também chamam atenção para como os padrões de linguagem e de discurso são baseados em gênero.

As diferenças de gênero também variam de acordo com as culturas e estão sujeitas a expectativas culturais. Em muitas sociedades, o patriarcado é dominante, e quando isso vai de encontro ao crescente desejo de igualdade das mulheres, pode criar dinâmicas específicas em casamento e casamento consanguíneo. Talvez seja apenas um mito que homens de culturas dominantes são atraídos por mulheres supostamente "submissas" do Leste Asiático em busca de uma sensação de poder masculino que está desaparecendo na era do feminismo. A fase da lua de mel, porém, com frequência não dura muito.

USANDO UMA LENTE *ZOOM* SISTÊMICA

"Pensar em famílias" significa estudar e tratar os problemas dentro do(s) contexto(s) em que eles ocorrem. É possível fazer isso com apenas uma pessoa de fato presente no consultório (Jenkins e Asen, 1992; Boscolo e Bertrando, 1996). Usar a lente da família é uma forma de fazer a pessoa olhar para o sintoma e para si próprio em um contexto mais amplo: o dos seus relacionamentos imediatos, sejam eles envolvendo um parceiro, família ou outros. Em vez de focar-se estritamente na cabeça da pessoa, por exemplo, e nas dores "dentro" dela (intrapsíquica), médico de família/enfermeiro e a pessoa dão um passo para trás e analisam as coisas "fora" da cabeça. É um pouco como reduzir o *zoom* para obter um ângulo mais amplo de uma câmera que estava com o foco bem próximo de um objeto. Dessa forma, o campo de observação fica gradualmente mais largo e mais amplo. Isso não quer dizer que sempre se deve colocar os sintomas imediatamente no contexto mais amplo e, assim, ignorar os detalhes individuais, que com frequência são cruciais. Obviamente, é muito importante observar bem de perto o problema apresentado; caso contrário, pode-se deixar escapar informações essenciais. Mas existem perigos óbvios com a visão de túnel: não se consegue ver o que está acontecendo fora do túnel. A "abordagem da lente *zoom*" é muito diferente – é "ambiental", dinâmica, e não espera passivamente a luz no fim do "túnel" emergir.

Esta abordagem não apenas possibilita analisar o sintoma de perto, mas o conecta com os contextos dentro dos quais o sintoma ocorre. Sejam eles contextos de família, outros relacionamentos importantes, uma vizinhança específica ou mesmo uma subcultura. É uma abordagem que permite flexibilidade ao criar a possibilidade de novas perspectivas ou "molduras" dentro das quais se observa a pessoa e os sintomas dela, ajudando o médico de família/enfermeiro a manter-se flexível, curioso e interessado nas dificuldades apresentadas. As pessoas gostam de aprender sobre as lentes.

Os leitores devem estar mais do que habituados a sentirem-se presos nos primeiros minutos de uma consulta, questionando por que as coisas não parecem fazer sentido. A expressão da pessoa não parece "combinar" com os sintomas. Em um momento inspirado, pode-se perguntar: "Como você chegou à decisão de marcar uma consulta hoje?" E a resposta talvez seja: "Não fui eu. Minha mãe marcou para mim. Ela está sempre se preocupando com essas coisas." Esta resposta talvez leve o médico de família/enfermeiro a sentir que está surgindo uma luz, com um leve alívio por ter agora alguma direção. "Com o que a sua mãe está mais ansiosa? E você, partilha da mesma preocupação? Como podemos ajudar a sua mãe a parar de se preocupar com isso?"

> **O próximo, por favor...**
>
> O Sr. N compareceu com a esposa para procurar aconselhamento sobre o seu pensamento catastrófico. Desde que teve esclerose múltipla, alguns anos atrás, ele desenvolveu uma tendência a ficar "deprimido" se a mínima coisa dá errada e muito rapidamente (dentro de minutos) sente-se suicida. A esposa dele estava assustada. "É como se ele não conseguisse ver o cenário maior." A visão de

túnel dele foi redefinida como pensamento de túnel. Ele recriou uma visão de grande ângulo carregando um cartão amarelo laminado que dizia "WHOA"*. Isso, segundo ele, ajudava a colocar a lente grande-angular e o deixava seguro.

É surpreendente – mas não deveria de fato ser – como o interesse de um médico de família/enfermeiro normalmente tem um efeito positivo na pessoa que consulta. Ao buscar as conexões entre sintomas e situações de vida, ela está envolvida em um processo de questionamento: questiona os sintomas, a si próprio, e questiona à sua volta. Esta é uma mudança útil porque todas as doenças e problemas tendem a ter algum efeito sobre toda a família. Aquilo que à primeira vista parece ser o problema de uma pessoa é, com frequência, uma questão familiar.

HISTÓRIAS DE PACIENTES

Uma forma de analisar as consultas de atenção primária é pensar nas pessoas contando as suas histórias de problemas.

> **O próximo, por favor...**
>
> A Sra. T consulta com seu médico de família devido a dores de cabeça recorrentes. Ela tem apresentado esse sintoma nos últimos seis meses. Recentemente, ela trocou de médico porque achou que ele não conseguia ajudá-la. Ela afirma que seu médico anterior "fez o que podia", mas que "ele não sabia qual era o problema". Por fim, o médico havia a encaminhado para vários especialistas, incluindo neurologistas, com segunda e terceira opções confirmando que não havia "nada fisicamente errado" com ela. A Sra. T disse que nenhuma dessas investigações havia explicado ou curado suas dores de cabeça. Quando o médico de família sugeriu que ela consultasse um psiquiatra, ela decidiu se cadastrar em outra unidade de saúde. A Sra. T acha que não foi escutada ou compreendida.

A Sra. T conta a história de como suas dores de cabeça foram administradas. Não é uma história de sucesso. A narrativa dela é altamente subjetiva, e o médico conta uma história bem diferente quando discute o "caso" com um colega:

> A Sra. T é uma mulher que somatiza as suas próprias infelicidades. Não existem causas orgânicas para as dores de cabeça recorrentes que ela sente. Investiguei seus sintomas extensivamente, ela consultou vários especialistas e não há nada fisicamente errado com ela. Apesar de eu estar continuamente transmitindo confiança, ela insiste que as dores de cabeça continuam. Acredito que as dores sejam um sintoma dos problemas emocionais subliminares e, por isso, eu a encaminhei para um psiquiatra.

Você, leitor, poderia provavelmente contar uma história diferente sobre essas duas histórias. A razão pela qual você pode fazer isso é que você está na cha-

---

* N. de T.: Interjeição em inglês, utilizada como comando para que o cavalo pare.

> **Lente *zoom* ou grande-angular?**
>
> Aqui estão duas possíveis sementes que você pode desejar plantar:
>
> 1. Escolha dois pacientes que você conhece bem e que apresentam sintomas não muito específicos. Na próxima vez que eles consultarem com você:
>   - Use a abordagem da lente *zoom*: mantenha o foco no problema apresentado, depois afaste o *zoom* (mentalmente) e veja o sintoma em contexto, a pessoa em contexto, a família em contexto. Afaste o *zoom* a uma distância suficiente para que você possa ver a si mesmo na figura. Depois, aproxime com o *zoom* novamente.
>   - Descubra, em detalhes, quando o sintoma ocorre e que interações acontecem nesse momento (veja, no Capítulo 4, algumas frases úteis para serem utilizadas quando questionando o sintoma).
>   - Especule sobre como os sintomas do seu paciente afetam os membros da família ou outras pessoas relevantes – e como cada um deles talvez afete os sintomas.
> 2. Na próxima consulta, tente perguntar, pelo menos à metade dos pacientes que você atender, como eles tomaram a decisão de consultar hoje.
>   - "Eu estava pensando, como você tomou a decisão de vir hoje em vez de alguns dias atrás ou daqui a alguns dias?"
>   - "Como você chegou à decisão de consultar comigo hoje?"
>   - "Alguém mais estava envolvido na decisão de consultar hoje?"
>   - "Quem tomou a decisão de consultar hoje?" (quando duas pessoas estão consultando)

mada "posição-meta" em relação à história contada: você está fora das interações entre médico e a Sra. T. Talvez você quisesse recontar a história com um herói, o médico, e uma vilã, a Sra. T. Ou talvez o contrário. Ou talvez você simplesmente os veja como alimentando um ao outro desesperadamente. Contar histórias é tão antigo como a humanidade. É o modo pelo qual sempre compreendemos nossas experiências e criamos nossos mundos. É como nos comunicamos e como influenciamos uns aos outros.

Atualmente, o termo mais moderno para histórias é "narrativas", e existe todo um novo campo de práticas baseadas em narrativas surgindo em diferentes cenários médicos e terapêuticos, inclusive em atenção primária (Greenhalgh e Hurwitz, 1998; Launer, 2002). As pessoas contam suas próprias experiências em narrativas, ou as experiências delas são contadas por outros, como histórias. Estas "narrativas dominantes" (White e Epston, 1990) podem não "combinar" com o que as próprias pessoas de fato vivenciaram. Na verdade, elas podem até contradizer as experiências das pessoas. A abordagem da narrativa sistêmica tenta possibilitar que pessoas e famílias gerem e desenvolvam novas histórias e formas de interpretar eventos para compreender as suas experiências. Pessoa e profissional "co-evolvem" ou "co-constroem" uma nova história, de tal forma que um novo foco emerge.

Próxima lente, por favor...

O novo médico de família da Sra. T pergunta a ela sobre padrões de saúde e de respostas a doenças na família. Para isso, ele desenha em uma folha de papel, junto com a Sra. T, uma árvore genealógica. A Sra. T recorda que a mãe dela desenvolveu o que ela chamou de "dores de cabeça de tensão" logo após o nascimento da Sra. T, há 21 anos. O médico de família pergunta se ela achava que havia alguma conexão entre as dores de cabeça dela e as da mãe. A Sra. T, de repente, lembra que as dores de cabeça dela haviam começado um mês depois que ela teve um aborto. Nesse momento, o médico se abstém de interpretar a possível ligação entre este evento e o início da dor de cabeça e marca outra consulta para a Sra. T: "Talvez a senhora queira voltar aqui em algum momento na próxima semana – talvez até você possa trazer a sua mãe, mas eu vou deixar isso com você. Você decide se isso pode ser útil. A Sra. T aceita a consulta. A dor de cabeça não está mais apenas na cabeça, foi conectada com eventos e pessoas ao redor dela. Surge uma nova história. Na próxima vez, ela traz a mãe e eles começam a conversar sobre quem e o que gera dor de cabeça em cada uma delas. A dor de cabeça da Sra. T tornou-se a dor de cabeça da família.

A dor de cabeça de uma pessoa não raramente se torna uma "dor de cabeça" para médicos de família e outros profissionais de saúde, especialmente quando não se pode encontrar causas físicas imediatas ou causas psicológicas óbvias. O que os médicos de família fazem para investigar dores de cabeça varia muito. Se um médico de família chega da medicina hospitalar, influenciado pela recente experiência clínica de casos severos, talvez dê importância indevida à possibilidade de se tratar de uma lesão cerebral. Outro médico de família com, digamos, um interesse acentuado em medicina psicológica, estaria mais propenso a atribuir causas emocionais à dor de cabeça. Um enfermeiro, por sua vez, com experiência direta em dinâmicas familiares, talvez sugira um diagnóstico de "estresse familiar". Obter uma boa história dos sintomas ou do problema apresentado é importante, independente de qual a sua convicção ou inclinação. O nível de detalhamento desse exame na primeira consulta dependerá de uma variedade de fatores, mas, acima de tudo, irá depender das impressões do clínico. Experiência, conhecimento daquela pessoa em específico e de algumas circunstâncias de vida, intuição, toda uma gama de dados "subjetivos" e de suposições baseadas em informações compõem as impressões. Agir com suas impressões é boa prática quando você procura confirmação ou refutação das suas ideias e hipóteses, em vez de simplesmente cometer o erro de tomar as impressões como verdades.

UM CAMINHO PARA TUDO POR MEIO DOS SINTOMAS

A maioria das pessoas apresenta o que consideram sintomas físicos, e o médico de família/enfermeiro terá que pesar até que ponto esses sintomas devem ser investigados. Poucas pessoas se opõem a medir a pressão arterial, ter seus órgãos examinados ou, talvez, fazer um teste de visão. Para muitas pessoas, passar por um exa-

> **Contadores de histórias**
>
> Somos todos contadores de histórias. E, com frequência, usamos histórias para contar aos outros sobre nós mesmos e nossas famílias, e para dar aos outros ideias sobre quem somos. Se você voltar a mente para o seu interior, talvez identifique várias histórias de família que se tornaram "básicas" no seu repertório. Algumas podem ser da sua família de origem; outras, de uma família que você está ocupado construindo agora. Essas histórias nos ajudam a definir e, às vezes, a delimitar a nós mesmos. A terapia é parcialmente para identificar essas histórias e verificar se novas histórias são possíveis.
>
> Elizabeth Stone, historiadora por formação, escreveu uma clássica descrição do modo como usamos e abusamos dessas histórias nas intermináveis construções e reconstruções do nosso eu. Vale a pena obter acesso ao relato se você puder.

me físico é sinal de que elas estão sendo levadas a sério, mas também é um bom momento para sondar mais detalhadamente se o clínico segue suas impressões de que talvez haja uma "dimensão de família" ao problema. Estas sondagens, na maioria das vezes, tomam a forma de perguntas, algumas da quais podem ser incompreensíveis para o leitor neste ponto – elas serão explicadas no Capítulo 4. Considere outra pessoa que apresenta dor de cabeça:

- "Quem na sua família sabe sobre as suas dores de cabeça?"
- "Como as suas dores de cabeça estão afetando outros membros da sua família?"
- "Que tipo de reações você recebe? Quem é mais solidário? E quem é menos?"
- "Quem ou o que tende a fazer as dores de cabeça melhorarem?"
- "Há alguma coisa que você possa fazer para que as dores melhorem?"

E para uma criança:

- "Eu queria que sua dor de barriga pudesse falar comigo. O que será que ela diria?"

Estas e outras perguntas têm como objetivo introduzir o contexto no qual as dores de cabeça ocorrem por meio da porta dos fundos, como se existisse uma. O

> **Aprender a descobrir múltiplas perspectivas**
>
> Escolha uma pessoa e sua "história" de doença ou problema. Invente algumas histórias alternativas, talvez aquela que o parceiro, filho ou avô contasse. Na próxima vez que você atender a pessoa, pergunte o que o pai/filho/avô pode ter a dizer sobre a doença. Escute a narrativa da pessoa e compare – apenas mentalmente – com as suas próprias histórias.

médico de família/enfermeiro não está sugerindo que as dores de cabeça da pessoa não são reais ou querendo dizer que elas são psicológicas, mas ele está pedindo à pessoa que as observe em contexto, como elas afetam aos outros e como os outros as afetam. O médico de família/enfermeiro também estimula a pessoa a analisar suas estratégias para enfrentar a dor, às vezes perguntando: "Você tem alguma teoria sobre por que tem essas dores de cabeça?" Com frequência, esta pergunta faz a pessoa pensar em voz alta, o que pode levar à troca de informações úteis. Outras vezes, a resposta pronta da pessoa: "Não, eu não tenho, você é o médico! Se eu soubesse, para começar eu não teria vindo aqui. Você é o especialista, ou não é?"

Esta resposta ao longo do tempo silenciou muitos médicos. Porém, existe uma réplica.

"Sim, claro que sou, mas muitas vezes as pessoas têm suas próprias ideias e estas são muito importantes..."

ABORDAGENS INTERVENTIVAS E SEM CULPADOS

Adotar uma abordagem de família não significa que você deveria culpar a família por ser a causa da doença. Essa abordagem enfatiza que a família é, com frequência, o "local" onde o sofrimento ocorre. A abordagem de sistemas de família não está interessada em encontrar um vilão ou uma causa aparente para a disfunção de um indivíduo. Em vez disso, o objetivo de tal abordagem é promover mudança. Ela aceita que, em muitos casos, há causalidade múltipla e que, quando se trata de interações humanas, é útil invocar o conceito de "causalidade circular". Nessas situações, é impossível determinar se a Sra. X está tão deprimida porque o Sr. X está constantemente a incomodando. Ou se ele sempre a incomoda porque ela o deprime tanto.

O modelo biomédico tradicionalmente localiza a patologia *dentro* de uma pessoa. O modelo de sistemas de família é interacional e vê os problemas manifestando-se *entre* as pessoas. Essas abordagens não são mutuamente exclusivas. Ao contrário, elas se complementam. Todos nós somos produto de fatores genéticos e constitucionais, de experiências passadas, de fatores físicos e sociais, e assim por diante. Além disso, há poucas dúvidas de que nossos comportamentos e problemas atuais também estão relacionados com forças operando no presente. Os profissionais de atenção primária precisam direcionar todos os aspectos – passado, presente e futuro. Isso significa estar interessado em fazer três perguntas simultaneamente: O que aconteceu *antes*? O que está acontecendo *agora*? O que é possível no *futuro imediato*?

Muitos profissionais de atenção primária tendem a usar a lente médica primeiro. Afinal, é para fazer isso que médicos e enfermeiros foram treinados. Mas se uma entrevista mantém sempre um estreito foco médico, a pessoa pode se sentir como um objeto de investigação. É possível que esse tipo de interação seja o que as pessoas esperam, e em algum nível talvez ela pareça ser menos ameaçadora – para todos os envolvidos! Elas geralmente não querem ser objetos passivos, e os profissionais sistêmicos tendem a crer que a investigação por meio de questionamento leva a um processo de reflexão, tanto para a pessoa como para o médico de família/enfermeiro. O processo de descobrir é, com frequência, mais importante do que ouvir algumas "verdades de casa", se de fato isso chegar a acontecer. A jornada de chegar a um destino é, com muita frequência, mais empolgante do que estar estacionado em um ambiente seguro. As perguntas têm o propósito de ampliar o campo de observação e explicar a função contextual dos sintomas: "Por que agora?" "Quem sofre mais ou menos por consequência da doença?" "O que aconteceria se a pessoa melhorasse de repente?" "Quais são os efeitos positivos do(s) sintoma(s) em todos?"

Quando se trata de relações interpessoais, uma abordagem de questionamento é com frequência muito útil, auxiliando pessoas a chegarem às suas próprias explicações, mesmo se isso levar um pouco de tempo. Dessa forma, o médico de família/enfermeiro torna-se um catalisador, possibilitando que as visões e posições das pessoas mudem dentro do ritmo e do momento de cada um.

A FUNÇÃO DOS SINTOMAS

Sintomas não possuem apenas causas; também pode-se dizer que eles têm "funções". Isso significa que eles podem ser úteis e não somente inoportunos. Se há conflito conjugal, uma dor de cabeça pode ser um visitante bem-vindo, dando algum tipo de permissão para não se envolver em discussões: "Desculpa, não posso falar sobre isso agora, estou com dor de cabeça". No princípio, o cônjuge talvez responda e se adapte, já que o parceiro está tão "indisposto". Pode-se dizer que a dor de cabeça tem a função de criar uma distância em tempos difíceis – ela pode até estabilizar um casamento turbulento. Entretanto, depois de um certo tempo, o parceiro fica cada vez mais irritado devido às frequentes dores de cabeça, e um novo conjunto de problemas pode surgir – que poderiam ser interpretados como um jogo pelo parceiro. Mas as dores de cabeça são reais para quem sente, e não são parte de uma estratégia consciente de colocar alguma distância entre eles. Com frequência, é assim que as verdadeiras discussões começam – e os integrantes da equipe de atenção primária podem ser envolvidos nesta batalha.

As dores de cabeça de uma pessoa também podem ter uma função no contexto do consultório: elas são o ingresso sintomático para ganhar um ouvido solidário, mais solidário do que o ouvido do cônjuge. Isso produz um dilema: se você cura as dores de cabeça muito rapidamente, terminará a razão pela qual a pessoa consulta com você. Quem consulta talvez precise encontrar novas formas para mantê-lo engajado como um ajudante solidário, por exemplo, ao sentir novos sintomas ou uma repentina recaída inexplicável. Enquanto os ouvidos solidários podem ser aparentemente boas "soluções" para possibilitar que a pessoa exponha o sofrimento, também podem tornar-se problemas no seu próprio direito quando as pessoas ficam dependentes dos ouvidos do médico de família/enfermeiro.

FOCANDO NO SINTOMA

Suponha-se que o médico de família não encontre nada de fisicamente errado com uma pessoa. Ciente de que ela quer alguma coisa, e ao sentir a necessidade de dar a "tal coisa", o médico de família poderia prescrever algum placebo. Mas, em vez disso, pode ser possível dar à pessoa uma tarefa:

> Eu não consigo encontrar uma razão física neste momento, mas isso não significa que não existe razão física. Dores de cabeça são clientes muito difíceis e podem ser causadas por vários tipos de coisas, inclusive estresse e preocupação. Eu sugiro que você mantenha um diário sobre as suas dores de cabeça, a cada dia, quando elas ocorrem, quanto tempo duram e o que faz elas piorarem ou melhorarem. Quando você voltar, daqui a uma semana, podemos olhar o diário juntos.

Isso não é apenas um recurso para ganhar tempo: a prescrição de focar-se no sintoma pode ser muito eficiente. Primeiro, pode fornecer informações úteis para o profissional de atenção primária, que pode ver se uma impressão estava certa ou não. Porém, o mais importante é que a pessoa transformou-se em um investigador de suas próprias dores, e assim torna-se um colaborador no processo de diagnóstico e tratamento. Munida de novas informações, a pessoa pode retornar uma semana mais tarde e eles podem interpretar os dados juntos. Desse modo, a pessoa não é apenas o receptor passivo de um processo de diagnóstico ou de tratamento, mas torna-se um participante ativo nesse processo. O processo de auto-observação e o registro do início, duração e circunstâncias dos sintomas frequentemente ajuda as pessoas a fazerem importantes conexões. Se a pessoa retorna e lhe diz que as dores de cabeça sempre ocorrem às 20h30, perto do horário em que o marido dela vai para o bar, então não há muito a ser explicado! Porém, se você também descobre que ela consome quantidades enormes de chocolate nesse mesmo horário, então você precisa revisar suas suposições e observar questões de causa e efeito a partir de uma variedade de perspectivas diferentes.

A FAMÍLIA COMO UM SISTEMA

É importante afirmar que, quando falamos da família como um "sistema", trata-se meramente de uma metáfora útil em vez de algum tipo de "verdade" real. É útil olhar para a família como se ela fosse um sistema, com diferentes partes em interação, funcionando de acordo com regras não escritas. Todavia, temos que lembrar que é o observador que constrói esta imagem, e isso também limita a sua utilidade. Uma característica específica de um sistema é a noção de limites. Vale relembrar, isso é apenas uma metáfora útil, em vez de uma coisa "real" – útil no sentido de permitir a compreensão das dinâmicas familiares e poder informar *intervenções* terapêuticas.

> ### Usando diários
>
> Os diários às vezes são muito úteis na APS. Ele são um pouco como uma prescrição, com tudo o que as prescrições significam sobre dar, fazer um plano, algo que pode ajudar, um pedaço de papel, etc. Os diários são um caminho para se obter mais informações e, como em todas as tarefas, também são uma potencial intervenção terapêutica porque requerem que as pessoas reflitam e observem sobre o que está acontecendo. Um diário pode ser utilizado em pelo menos três diferentes maneiras:
>
> 1. Permite que você faça perguntas indiretamente. Por exemplo: "Eu gostaria de saber mais sobre as dores de cabeça do Bill. Talvez você e o seu marido pudessem manter um diário de exatamente quando e como elas começam?"
> 2. Permite a investigação de estratégias de enfrentamento: "Você poderia fazer uma anotação cuidadosa sobre o que faz para tentar ajudá-lo e que tipo de efeito isso tem? Isso me ajuda a obter a visão combinada de vocês sobre o que está acontecendo".
> 3. Envolve todos os participantes. Talvez pareça que um dos pais ou protagonistas da situação não esteja muito envolvido. Pedir que ele participe da tarefa de completar o diário pode ser uma forma de envolvê-lo na solução – quando você muda os passos de uma pessoa, existem boas chances de que os passos de outra pessoa também mudem.
>
> **Aqui estão duas ideias para testar:**
>
> - Peça a duas pessoas que mantenham um diário para a semana seguinte, registrando precisamente quando os sintomas ocorrem, anotando quem está presente e os efeitos nas pessoas relevantes. Converse sobre as observações nas próximas consultas. Permita que a pessoa tire todas as conclusões.
> - Faça um diário seu sobre quando *você* lembrou de utilizar uma ideia sistêmica em uma consulta e, então, especule sobre por que você o fez naquele momento e não em outros. O que o ajudou a fazer isso e o que o impediu? O que pode tornar você mais propenso a utilizar esta abordagem novamente?

Dois tipos dos chamados "distúrbios dos limites" são especialmente importantes nas terapias sistêmicas: limites que são considerados "muito fracos" e aqueles que são "excessivamente fortes". Por exemplo, uma família com um limite aparentemente impermeável tende a ter dificuldades de adaptação com a chegada de novos membros, como bebês ou namorados, e será menos tolerante a membros como adolescentes saindo de casa. Famílias com limites aparentemente "muito fracos" vivem juntas o tempo todo, sendo especialistas em ler a mente alheia e em falar um pelo outro. Essas famílias "enredadas", como são chamadas, têm pouca diferenciação entre pais e filhos, pouca estrutura hierárquica e pouco espaço privado para os membros individuais da família. Por exemplo, quando os pais sempre adiam decisões importantes e pedem conselho aos filhos de 4 e 6 anos, pode se dizer que o limite em torno do subgrupo dos pais é inexistente. As crianças são elevadas a uma posição executiva que tende a resultar em interações mais ou menos desestruturadas, se não caóticas, sem ninguém como o "encarregado".

Isso pode apresentar problemas, embora algumas famílias – e de fato algumas culturas – aparentem ser mais tolerantes do que outras ao "caos". A maioria

> **Diário**
>
> Prescrever a tarefa de fazer um diário, de certa forma, não é diferente de prescrever medicamentos. Se você quer que a pessoa o faça, então você está interessado em obter concordância. Quais são as formas de aumentar a probabilidade de a pessoa usar um diário e conseguir *insights* úteis?
>
> Verifique o interesse na ideia antes de ir adiante. Se a pessoa não está pronta para mudança, então é improvável que ela faça o diário – não será o meio de preferência de algumas pessoas.
>
> - "Sendo realista, e numa escala de 1 a 10, quais são as chances de você conseguir completar um diário?"
> - "Você acha que é provável que faça um diário?"
> - "O que você acha disso como ideia?"
>
> Tenha um modelo de diário com alguns exemplos que mostrem a maneira como você gostaria que ele fosse preenchido.
>
> Verifique o nível de alfabetização, pois cerca de 30% das pessoas devem ter dificuldades para ler ou escrever:
>
> - "Você é o tipo de pessoa que acha fácil escrever as coisas no papel ou lê-las? Ou você acha difícil ler ou escrever?"
> - "Algumas pessoas são boas em escrever as coisas, outras são melhores em falar! Que tipo de pessoa você é?"

das famílias, entretanto, encontra-se no meio-termo, com padrões de comunicação tanto enredados como desmotivados, presentes em momentos específicos ou em determinadas situações. Padrões culturais, no que se refere ao lugar certo para a criança, variam muito. Em algumas culturas, o primogênito, principalmente se é um menino, tem um *status* altamente significativo. É claro que descrições que usam noções como "muito fraco" ou "muito forte" estão claramente baseadas em presunções normativas e preconceitos. Enquanto o bom-senso é baseado nesses preconceitos, com todas as suas óbvias vantagens e desvantagens, somos obrigados a agir de acordo com o que é politicamente correto, respeitar e fingir que somos mente aberta, imparciais e neutros.

O próximo, por favor...

A Sra. L, perto dos 50 anos de idade e muito elegante, conversou sobre a filha Lisa, de 14 anos, com a enfermeira. Ela estava preocupada porque Lisa estava com princípio de um transtorno da alimentação, e queria aconselhamento sobre alimentação. A enfermeira pesou Lisa e verificou que ela estava no percentil 25. A Sra. L disse que "não havia nenhum segredo entre ela e Lisa". Ela descreveu a família como muito "aberta", todos falam a todos sobre os seus problemas e preocupações. "Nós sempre mantemos todas as portas abertas... a porta do nosso quarto, as portas dos quartos dos nossos filhos... nem mesmo a porta do banheiro fecha bem. Não acreditamos em trancas." A enfermeira perguntou: "Então o que acontece se você quer privacidade?" A Sra. L parecia alarmada: "Por que alguém iria querer fazer alguma coisa em privado? Nós todos confiamos e respeitamos uns aos outros."

Nesta família, a privacidade era vista como um crime, uma traição à família. Será que o transtorno da alimentação emergente de Lisa é o protesto dela contra uma família sem limites? Famílias são sistemas altamente complexos, com muitos subgrupos dentro do contexto nuclear e estendido. A maioria das famílias não são entidades estáticas, mas funcionam de maneiras diferentes em momentos diferentes, com alguma flexibilidade sempre. Por exemplo, em certas ocasiões o casal de pais talvez opere como marido e mulher e, em outras, como "pais". Às vezes, os filhos formam um subgrupo, unindo-se contra os pais. Ocasionalmente, subgrupos intergeracionais como mãe-avô ou filho-avô formam alianças temporárias ou permanentes com bons ou maus efeitos na dinâmica familiar.

As famílias, assim como outros sistemas biológicos, estão normalmente em um estado homeostático frágil, que pode ser derrubado por doença, vício ou perda de um membro da família ou muitos outros estresses. Diante de uma crise, a família talvez tenha que mudar para se adaptar à nova situação: alguns papéis talvez necessitem ser realocados, o modo como a vida da família está organizada talvez tenha que mudar drasticamente. As tendências homeostáticas podem funcionar contra as mudanças e, às vezes, as soluções que as famílias tentam não funcionam para resgatar o equilíbrio como se pretendia. É, com frequência, neste ponto que um ou mais membros da família ficam descompensados e apresentam-se ao seu médico ou profissional de atenção primária.

Os problemas da família não são o resultado do comportamento de apenas uma pessoa, mas estão conectados ao modo como os membros da família relacionam-se entre si. O que cada pessoa faz atinge as outras, e ocorre uma reação em cadeia, que tende a seguir um caminho um tanto previsível e a ser extremamente repetitiva. Observar o papel de cada membro da família na cadeia de eventos (familiares), sob que circunstâncias eles são iniciados e como eles são mantidos fornece informações úteis que podem ajudar a terminar com os inevitáveis problemas em bola de neve.

ESTILOS DE FAMÍLIAS

As famílias se diferenciam enormemente no modo como são organizadas: existem diferenças idiossincráticas e culturais, e é importante para os profissionais serem respeitosos aos modos como as famílias vivem de acordo com essas regras (não escritas).

O próximo, por favor...

O Sr. H havia sido criado por uma sucessão de babás. A teoria dele era de que, alguns minutos depois de ter nascido, a mãe entregou aquele bebê "chorão e mal cheiroso" para a babá. Nos anos seguintes, o único contato real que ele lembrava de ter tido com a mãe era ao ser "apresentado à mãe" depois de ter sido banhado e perfumado. A mãe dele só o encontrava higienizado – o perfeito bebê e a perfeita criança antisséptica. Colégios preparatórios e internatos sucederam-se em mantê-lo à larga distância da família de origem, e a previsível

> **Limites**
>
> Limites são demarcações conceituais entre ou dentro de sistemas e subsistemas. Eles são determinados por regras invisíveis que definem a participação de membros da família em diferentes tipos de interações. Os limites internos da família são reconhecíveis pelas diferentes regras governando comportamentos dentro de diferentes subsistemas familiares. As regras que se aplicam aos comportamentos dos pais (subsistema dos pais) são normalmente diferentes daquelas que se aplicam aos comportamentos dos filhos (subsistema dos filhos). Os limites entre a família e o ambiente externo são determinados pelos roteiros da família, pelas práticas culturais e por outras questões contextuais.

universidade de escolha contribuiu ainda mais para o sentimento de ilustre isolamento. Quando ele se apresentou à equipe de atenção primária com medos mórbidos, sobre contaminação, doença sexualmente transmissível e outras infecções, o médico de família, nigeriano e de uma família muito entrelaçada, teve que morder a língua para parar de criticar uma família diferente (em vez de estranha).

O próximo, por favor...

Um dos autores passou vários meses trabalhando como médico pediatra na Nova Zelândia. Houve uma epidemia de sarampo entre a população de maioria Maori na parte mais pobre da cidade. A ala infantil do hospital estava lotada de crianças doentes e com manchas na pele. Em várias ocasiões, os funcionários, que em sua maioria eram Pakeha (brancos), fizeram verdadeiras confusões, pois crianças com os mesmos nomes e sobrenomes que eram irmãos ou irmãs pareciam ter duas mães. Em muitas famílias Maori, os filhos primogênitos são criados pelas avós. Isso adicionou riqueza e complexidade ao cuidado daquelas crianças.

A ideia de estilos e tipos de família teve muita utilidade ao longo dos anos. Alguns profissionais, no entanto, vieram a estereotipar determinadas famílias, a classe e a origem cultural de onde elas vêm. O resultado é que os médicos de fa-

> **Homeostase**
>
> A homeostase, ou estabilidade do sistema, pode ser desejável ou indesejável, dependendo do contexto. Por exemplo, quando um sistema familiar está enfrentando uma nova fase em seu ciclo de vida, que levará a mudanças para membros da família, a reação autorreguladora pode empurrar o sistema no sentido de uma reação de "rejeição à mudança", em uma tentativa de preservar a estabilidade anterior. Por outro lado, um certo grau de estabilidade interna é uma condição essencial para o funcionamento mais eficiente da família, possibilitando crescimento benéfico.

mília/enfermeiros podem correr o risco de desaprovar determinadas maneiras de se comportar ou falar. Afirmações como "é assim que famílias enredadas se comportam" devem gerar dúvida e cautela tanto ao ouvinte quanto àquele que fala. É importante reconhecer que nenhum conjunto de pessoas em uma família é igual a qualquer outro. Compreender esta variação e manter a curiosidade sobre diversidade continua sendo uma postura fundamental a qualquer profissional.

CONSIDERAÇÕES CULTURAIS

Cultura pode ser definida como um sistema de significados partilhados. É uma construção complexa de atitudes socialmente transmitidas, crenças e sentimentos que moldam comportamentos, organizam percepções e rotulam experiências. A cultura influencia estilos de comunicação, papéis de gênero e de família, e identidades pessoais e de grupo. Também influencia a identificação e o diagnóstico de problemas no campo da saúde mental, bem como as expectativas dos usuários do serviço e dos profissionais de saúde. Pessoas de culturas diferentes expressam seus sentimentos de maneiras diferentes, com uma grande variação no que se "qualifica" como um problema ou uma doença mental. Nesse sentido, a cultura constrói nossas identidades e comportamentos enquanto, ao mesmo tempo, nós construímos a cultura. Em sociedade multiculturais, as culturas existem dentro de culturas e normalmente em relações de poder hierárquicas, com grupos de minoria cultural sentindo-se marginalizados e/ou discriminados.

Terapeutas devem estar atentos a essas dinâmicas e como elas impactam na percepção das pessoas e no uso da ajuda terapêutica que lhes é oferecida. Uma abordagem sensível à cultura requer curiosidade, ou até familiaridade, do terapeuta com as práticas culturais de qualquer família. Além disso, essa abordagem exige tanto uma habilidade para manter em mente os múltiplos contextos dos quais a família é parte, como a capacidade de manter visões múltiplas do "problema" e das "soluções". Enquanto a cultura contribui para padronizar a vida das pessoas, significados e crenças estão sujeitos a serem revistos dentro da estrutura cultural local, com o terapeuta tentando ajudar a família e os membros individuais desta a melhorarem o equilíbrio ecológico entre os diversos contextos culturais.

Padrões culturais mostram notável diversidade. Considere, por exemplo, determinadas ideias sobre a educação de crianças. Há cerca de 100 anos, na Grã-Bretanha, não era raro que algumas crianças fossem "adotadas" por parentes – tios ou tias sem filhos, por exemplo. Também era muito mais comum que os avós vivessem no mesmo local e contribuíssem significativamente para criar um bebê – ou interferirem muito mais nas relações conjugais de seus descendentes. Com o fim da família estendida nas supostas sociedades ocidentais "modernas", alguns desses padrões intrafamiliares tornaram-se coisa do passado. Todavia, em outras sociedades e culturas, a família estendida está muito viva e tem um importante papel em construir – e romper – relacionamentos familiares. Em muitas famílias

> **Considerações culturais**
>
> Quando duas pessoas se encontram, elas trazem suas respectivas culturas, o que é tão certo como o fato de trazerem suas próprias sombras. Só Peter Pan conseguiu perder a sombra! A maioria dos profissionais da APS frequentaram universidades, o que não é o caso para 60% das pessoas que eles irão atender nas unidades de saúde, e a maioria dos profissionais ganha consideravelmente mais do que a maioria das pessoas que atendem. Quando profissionais e pessoas também pertencem a grupos étnicos e a países diferentes, as culturas-sombra que eles trazem podem, às vezes, obscurecer as próprias pessoas.
>
> *The Spirit Catches You and You Fall Down* (Fadiman, 1997)* é um relato sobre a colisão de duas culturas – o "confronto entre um pequeno hospital no interior da Califórnia e uma família de refugiados do Laos quanto aos cuidados de Lia Lee, uma menina Hmong" diagnosticada pelos pediatras como tendo epilepsia severa. Ambos os protagonistas, íntegros e com boas intenções, chegam a um impasse desastroso baseado na falta de compreensão mútua. Esse livro é apenas uma breve leitura do rico campo dos estudos de saúde transcultural e intercultural. Esse campo destaca, de forma interminável, a necessidade de manter incertezas ao tentar compreender "de onde vem" a pessoa e "o que tudo significa para ela".

afro-caribenhas, ainda é comum que a avó seja a principal cuidadora de crianças pequenas. Esta é a norma, e não alguma forma de rejeição dos pais. O papel dos pais também é mais periférico. Usar concepções culturais padronizadas não nos leva a lugar nenhum quando estamos administrando estas famílias e seus indivíduos.

A DANÇA DA FAMÍLIA

A abordagem de sistemas de família aceita que as famílias possuem maneiras muito diferentes nas quais elas convivem. A abordagem adota uma posição de não fazer julgamentos: ao compreender como o comportamento de cada pessoa é coreografado por todo o grupo familiar, pode-se evitar tomar partido de um membro da família. Ver os problemas de uma pessoa dentro de um contexto é como tentar entender os vários passos da "dança familiar" (veja também o Capítulo 10). Se uma pessoa muda os passos, o restante também precisa mudar de alguma forma: a dança pode ser alterada pela mudança de qualquer membro. A evolução da dança baseia-se nas intricadas curvas de retroalimentação que se desenvolvem.

Esta ideia da "dança" provou ser uma das mais úteis de todas as ideias sistêmicas. É, com frequência, muito fácil ver alguns dos passos que todos realizamos. Lembra do filme *Quem tem medo de Virginia Woolf?* em que os dois protagonistas competem em uma dança amarga e apaixonada? Quantas vezes você lembra deles

---

* N. de T.: Livre tradução: O espírito pega você e você cai.

girando no mesmo círculo de paixão, seguido de uma causa trivial para uma discussão violenta, adicionada de bebida? Quantas vezes você já observou enquanto alguém da equipe de atenção primária tenta introduzir uma ideia inovadora, só para vê-la minada por um membro da equipe que resiste, reafirmando sua posição inicial? Ou será que essa era a dança em que um membro da equipe, sensato e necessariamente cauteloso, tenta fazer um jovem cabeça-quente escutar os problemas de mente aberta, em vez de só ver o potencial inovador?

É comumente aceito que são necessárias "duas pessoas para dançar tango" e, na maioria das famílias, normalmente as rotinas da dança envolvem mais do que duas pessoas. Algumas gingas familiares podem também envolver os ajudantes, sejam eles pediatras, médicos de família, enfermeiras ou assistentes sociais. É óbvio que uma pessoa sozinha não consegue fazer uma interação por si só! Sempre existe alguém que estimula ou reforça determinados comportamentos, e algum tipo de colaboração entre membros da família é necessário para manter os conflitos, mesmo que isso não seja consciente ou deliberado. Apesar disso, as pessoas com frequência se veem como se estivessem meramente reagindo aos outros em vez de participando das danças em que estão envolvidas.

Já abordamos as limitações do modelo tradicional de causalidade linear, e que os profissionais sistêmicos adotam um conceito muito diferente, o da causalidade circular. Entretanto, este modelo também tem suas limitações, especialmente porque não leva em consideração as diferenças de poder que são tão evidentes na sociedade. Essas diferenças podem estar baseadas em preconceitos e práticas opressivas com relação a realidades sociais concretas e persistentes como a pobreza, a guerra ou a discriminação institucionalizada ligada ao gênero, necessidades especiais, orientação sexual, raça ou religião. Essas realidades "independentes" são muito reais para muitas famílias, mas não se enquadram facilmente na estrutura sistêmica circular.

O sistema de crenças individual do profissional, o estilo de entrevista e a personalidade são ingredientes importantes de qualquer consulta – seja qual for o modelo usado. As perguntas e a forma como o profissional faz a sondagem irão, até certo ponto, organizar as respostas da pessoa. Esta, por sua vez, "alimenta de

> **Retroalimentação**
>
> Este termo implica que uma ação ou fração de comportamento por uma pessoa (A) tem um impacto em outros (B), que pode levá-los (B) a responder de tal forma que o comportamento destes poderá causar impacto ainda mais profundo no comportamento de (A). Isso pode ser descrito como uma curva de interação. A retroalimentação pode ser tanto positiva, levando à mudança e variação, como autorreguladora (negativa), produzindo estabilidade e homeostase. Há argumentos de que o sistema funciona melhor quando há equilíbrio entre esses dois tipos de retroalimentação. A retroalimentação autorreguladora, que substitui o termo retroalimentação negativa, leva à homeostase e à recuperação do estado de equilíbrio interno da família porque as curvas de retroalimentação tendem a desencorajar qualquer variação nos estímulos iniciais.

> **Identificando a dança**
>
> Amanhã, tente identificar três "danças":
> 1. Uma na sua vida em casa
> 2. Uma na vida da unidade de saúde
> 3. Uma na vida de uma pessoa

volta" o profissional, que então responderá às respostas. Dessa forma, profissional e pessoa tornam-se um "sistema" interativo.

O SISTEMA DA UNIDADE DE SAÚDE

A ideia de uma "dança" entre quem consulta e quem atende é conhecida entre muitos profissionais de atenção primária. O que talvez seja menos conhecido é a noção de que não apenas o médico de família, mas também a equipe, e até a cultura da unidade de saúde, contribuem com passos na dança da pessoa que consulta e de seu sistema.

O próximo, por favor...

A Sra. M, recepcionista na unidade Vila Sésamo, havia, ao longo do tempo, desenvolvido um forte interesse pela família J. Com certeza, eles eram frequentadores assíduos! Era sempre o pai que telefonava para a clínica, normalmente às 9h, solicitando uma consulta urgente para um dos filhos. Um pouco mais tarde, a família inteira chegava – menos o pai. Mãe, avó e três filhos pequenos entravam em fila, um após o outro. A Sra. M estava muito ciente de que os médicos e enfermeiros não ficavam nem um pouco satisfeitos em ver esta pequena procissão mais uma vez. Nesta ocasião, o filho do meio foi apresentado como a pessoa-problema. "Ele estava vomitando hoje de manhã!" A Sra. M lembrou que apenas há alguns dias o filho mais velho estava vomitando, e mais uns dias atrás havia sido a vez do mais novo. Ambos haviam se recuperado muito rapidamente. De fato, a enfermeira havia dado instruções rigorosas para não dar outra consulta urgente àquela família – e assim haviam feito dois outros médicos da unidade também. Apesar disso, lá estavam eles de novo, "a família do inferno", como eram carinhosamente conhecidos. A Sra. M estava fascinada porque toda a família vinha para cada consulta – exceto o pai. Ela não podia conter-se e deixar de especular sobre o que poderia estar acontecendo nessa família. Será que o pai era extremamente ansioso? Será que a mãe era incapaz de lidar com mínimos problemas físicos? Por que será que todos eles vieram, inclusive a avó materna? Quais eram as relações entre todas essas crianças e adultos – e qual era a relação deles com aquele pai sempre ausente? O cérebro da Sra. M estava bastante preocupado com as diferentes histórias possíveis, mas depois teve que parar para atender outro telefonema urgente. Então, nunca saberemos qual dessas histórias ela pensava ser a mais provável – só sabemos que ela nunca partilhou as ideias dela com os enfermeiros nem com os médicos do posto. Que pena!

OS SISTEMAS DAS UNIDADES DE SAÚDE E OS SISTEMAS DAS FAMÍLIAS

Recepcionistas das unidades de saúde poderiam ser maravilhosos contadores de histórias – se ao menos os médicos de família/enfermeiros estivessem preparados para escutá-los. Porém, eles com frequência pensam que não estão em posição nem no papel de contribuir para a compreensão e a administração das famílias – embora muitas vezes estejam na melhor posição para fazê-lo. Vale a pena observar que as perspectivas deles são diferentes e eles podem aumentar a moldura do quadro (Cole-Kelly, 1992).

Ao dar um passo um pouco mais para trás, outra imagem, outra "história" surge: a da interação entre pai, família e a equipe de atenção primária. Será que a Sra. M e os outros recepcionistas eram mesmo neutros ou eles contribuíram para a trama ao oferecer consultas, cedendo às solicitações? E qual era o papel dos médicos? O que cada pessoa fez para reforçar ou sustentar esse "sistema de problema determinado" (Anderson et al., 1986)?

Profissionais sistêmicos estão interessados na maneira como os padrões de relacionamentos se desenvolvem, não apenas dentro de uma família específica, mas também entre a família e a equipe de atenção primária (incluindo a recepcionista) e, por último, mas não menos importante, dentro da equipe. Este interesse não é só acadêmico, também tem valor pragmático. Geralmente, temos a tendência de pensar que se conseguimos entender o que está acontecendo, então podemos "diagnosticar" o que está "errado" e "acertar". Ou pelo menos é assim que a maioria de nós foi treinada a pensar. Mas a realidade é muito mais complexa. A má notícia é que não somos meros observadores objetivos dos processos que ocorrem dentro de alguns sistemas. Nós especulamos, usamos nossos preconceitos clínicos, construímos algumas hipóteses convenientes que – com sorte – esperamos que se "encaixem". Mas, com muita frequência, talvez terminamos apenas encaixando nossas famílias e os membros individuais delas em nossos sistemas perfeitos e diagnósticos confortáveis. Assim como a Sra. M, somos parte do sistema que "observamos". Talvez seja reconfortante para ela ver a cena à distância segura da mesa de recepção. Ainda assim – junto com tantos outros funcionários administrativos e de secretaria em equipes de atenção primária – ela está exercendo um papel vital. Ela responde à retroalimentação que recebe dos médicos de família/enfermeiros, e isso gera um novo círculo de retroalimentação envolvendo a família, que responde à retroalimentação dela. Isso, por sua vez, leva os clínicos à beira do desespero, descontando sua irritação na recepcionista.

Recepcionista como profissional sistêmico?

Só imagine que o recepcionista responde a uma solicitação para uma consulta dizendo: "Suponha que eu não tivesse um horário para você hoje – o que você poderia fazer em vez de consultar? Eu entendo que você pudesse ficar irritado, mas o que mais você poderia fazer? Quem ou o que poderia ajudar você se o posto não puder?"

Sabemos que isso soa completamente ultrajante, mas faz você pensar. Recepcionistas são parte do sistema, tanto quanto médicos de família/enfermeiros, e provavelmente são pelo menos tão habilidosos para trabalhar com pessoas (na entrada) e pacientes (na saída). Então, que treinamento é necessário e que diálogos se desenvolvem com esta compreensão?

Leia um artigo

Dowrick (1992) fez um ótimo trabalho ao desembaraçar o relacionamento entre a unidade de saúde e uma família como aquela descrita aqui. É um de nossos artigos favoritos e uma ótima introdução à importância de ideias sistêmicas em atenção primária.

Identifique um sistema na unidade de saúde

Escolha uma pessoa e sua família, que sejam frequentemente atendidos na sua unidade de saúde. Comece a se questionar mentalmente se a unidade desenvolveu algum passo específico em relação a essa família. Como você se tornou parte do sistema?

Se a ideia o intriga, talvez você queira buscar todas as anotações e começar a "fazer um Dowrick" neles. Verifique se os padrões de consulta mudaram em algum momento, converse com um dos recepcionistas sobre a teoria dele sobre por que isso é como é. Seja curioso!

Se você ficar muito curioso sobre a forma como padrões de família se desenvolvem, talvez queira ler outro ótimo livro. Huygen (1978), um médico de família holandês pioneiro e extremamente meticuloso, escreveu uma pequena obra-prima. Ele reuniu histórias médicas de cerca de 100 famílias com as quais esteve envolvido como profissional. Colocou em gráficos os padrões de consulta, os principais eventos da vida, doenças, nascimentos e mortes. A partir dessa quantidade de informações, Huygen traçou alguns dos padrões intricados que surgem entre famílias e doenças específicas, padrões de consulta e eventos de vida específicos.

3
A evolução do trabalho sistêmico

> **Este capítulo abrange:**
> - A história da abordagem sistêmica
> - Uma rápida passagem por algumas das principais escolas da terapia familiar e sistêmica
> - A aplicação de algumas dessas ideias à atenção primária

Quem já tem conhecimento sobre o campo sistêmico talvez pense que há outras formas de contar a sua história, mas – como todas as histórias – existem muitas versões diferentes para contar sobre aquilo que parecem ser os mesmos eventos. Pule este capítulo se você acha que sabe tudo, mas, para aqueles menos familiarizados com a evolução da teoria e da prática sistêmica, este capítulo destaca alguns marcos fundamentais ao longo da jornada, assim como informações sobre o que foi considerado importante ao longo dos anos. A história da teoria e da prática da terapia familiar oferece uma rica trama de pensamentos, descobertas e um envolvimento com as questões culturais das décadas recentes, de uma forma que outras psicoterapias não fazem. Como se fosse uma criatura viva, a teoria e a prática desenvolvem-se juntas e, de modo darwiniano, as ideias que funcionam sobrevivem, desenvolvem-se com mais profundidade e ficam em posição de conforto. Se você não está familiarizado com a história, você até poderia deixar escapar a cor e a profundidade (Hoffman, 2002).

Faz mais de meio século que o antropólogo Gregory Bateson formou uma equipe para estudar os padrões de comunicação em famílias contendo um membro esquizofrênico (Bateson et al., 1956). O grupo acreditava que, nestas famílias, o processo de pensamento da pessoa doente era em parte moldado pelas estranhas condições de comunicação impostas por outros membros da família. A equipe de Bateson também descobriu que se o esquizofrênico da família, então chamado "pessoa-problema" (p.p.), melhorasse, a família com frequência ficava descompensada. Eles especularam que a família precisava da p.p. para permanecer doente, e assim um tipo de estado homeostático podia ser mantido. A equipe também observou que, diante de intervenção terapêutica, a família com frequência resistiu às mudanças. Com o tempo, Bateson e outros profissionais desenvolveram a ideia de que a p.p. era, de fato, o bode expiatório da família, a vítima da dinâmica familiar e do sistema profissional conivente. Pela lógica, o objetivo da terapia era "libertar" a p.p. do papel dela, e isso resultou em práticas que desafiaram a noção de "sanidade" da família (Cooper, 1971).

O movimento antipsiquiatria dos anos 60 acreditava que eram os padrões de comunicação confusos dentro da família que causavam as percepções distorcidas da pessoa doente (Laing e Esterson, 1964). Assim, nasceu a mãe "esquizofrenogênica", junto da "família tóxica", na qual os pais, agora, passaram a ser os bodes expiatórios pelo que havia dado errado com a p.p. Não é de surpreender que tenha havido pouco entusiasmo, especialmente dos pais, como esse tratamento inovador chamado "terapia familiar": eles se sentiram incompreendidos e culpados pelo problema de saúde do filho. Pelo que a maioria dos pais sabia, não era a família que necessitava de terapia, mas a p.p. Olhando em retrospecto, podia parecer que esses excessos prematuros, embora parecessem inspiradores na época, fizeram muito pouco para estabelecer a credibilidade e a aceitação da terapia sistêmica.

TERAPIA FAMILIAR PSICANALÍTICA

Vários desenvolvimentos paralelos estavam acontecendo nos anos 50 e 60. A maioria dos pioneiros nesta área foi treinada em psicodinâmica, e aqueles que estavam interessados em trabalhar com famílias desenvolveram a terapia familiar psicanalítica (Ackerman, 1966). A abordagem tem como foco as emoções dolorosas e os processos inconscientes, e o terapeuta tolera e administra os sentimentos fortes como hostilidade, desespero, futilidade e medo, que não são tolerados pela família. A teoria era de que essa "posição de contenção" permitiria que membros da família se retirassem e reintegrassem partes de si mesmos que estavam separadas, esquecidas ou "perdidas", bem como as emoções reprimidas correspondentes. Se esses sentimentos são transformados e projetados no terapeuta, eles podem ser interpretados. Ao tornar essas projeções conscientes e claras, acredita-se que novas reflexões e perspectivas são induzidas, possibilitando interações e comunicações melhores dentro da família (Skynner, 1976). Os terapeutas também fazem uso dos sentimentos de "contratransferência" evocados neles, que contribuem

> **Práticas de bode expiatório**
>
> O bode expiatório, ou a abordagem de transferir a culpa, sobreviveu extremamente bem no novo milênio. É praticada não apenas por famílias e médicos, mas também por muitos políticos da área da saúde! Mas quando se trata do trabalho com nossos pacientes, será útil ver a pessoa com doença mental somente como a "vítima" da família ou da sociedade? Certamente, não é uma posição que ajuda quando nos engajamos com cuidadores e outros membros da família em quaisquer aventuras terapêuticas. Apesar disso, a maioria dos profissionais não consegue deixar de se influenciar pela cultura de culpa predominante. Além disso, ao observar as desigualdades de poder, pobreza, estigma, discriminação social e racial, é difícil não apoiar a "vítima". Mas será que essas práticas são empoderadoras, ou confirmam ainda mais uma aparente "falha" em obter sucesso? Há mais sobre isso no Capítulo 10.

para compreender como membros individuais das famílias ou a família como um todo se tornam fixados em papéis ou em posições que os "servem". Uma forma de pensar sobre isso é imaginando um *iceberg* com todos os pensamentos conscientes, memórias e sentimentos acima da água. As ideias analíticas procuram colocar de forma acessível todas as experiências que estão abaixo do nível da água.

A ABORDAGEM ESTRUTURAL

A *abordagem estrutural* (Minuchin, 1974; Minuchin e Fishman, 1981) substituiu em larga escala ou, talvez mais precisamente, ofuscou as ideias analíticas no final dos anos 60 e no início dos anos 70, pois as ideias antigas com frequência encontram-se embutidas nas novas – e, muitas vezes, para o benefício destas. Então, deixemos de lado a obsessão com o passado e com a transferência! Em vez disso, tal abordagem concentra-se na compreensão e nas mudanças nas "estruturas" de famílias problemáticas (interação e padrões de comunicação) no "aqui e agora". Exemplos destas são hierarquias "disfuncionais" entre as gerações, ou limites "inadequados" entre pais e filhos. Os terapeutas estruturais tentam modificar ativamente estas estruturas, com o objetivo de torná-las mais "normais". Essa abordagem tem, obviamente, alguns problemas, pois as noções de "normal" e "disfuncional" podem parecer um pouco como uma forma de engenharia social, principalmente se os clínicos acreditam que a visão deles sobre o que é normal é superior, ou "verdadeira", ou "certa". Obviamente, a ideia de que não nos vemos julgando o comportamento de outro com base nas nossas próprias ideias sobre comportamento não faz sentido. Nós o fazemos. Apesar disso, uma forma de evitar esse problema em potencial é que os profissionais extraiam de cada membro da família o que eles próprios consideram como as "melhores" formas de convivência. A posição do profissional, então, não é moralista ou prescritiva, mas facilitadora na assistência à família, para que esta atinja os seus objetivos. A melhor maneira de fazer isso é por meio da observação direta das interações de casais e

> **Perceber e usar transferência**
>
> A terapia familiar psicanalítica é raramente praticada nos dias de hoje. Apesar disso, algumas de suas ideias podem ser úteis em cenários de atenção primária. Os profissionais irão, com frequência, desenvolver fortes transferências contrárias a pessoas específicas. Examinar os sentimentos evocados, sejam eles positivos ou negativos, e refletir sobre como eles surgiram, pode ser de importância considerável para o "diagnóstico" (Balint, 1957). Algumas pessoas se apresentam em um estado tão carente que é impossível não se sentir sensibilizado e entrar em ação para "ajudar". Parar e refletir antes de fazê-lo pode ser útil quando se quer compreender o que a pessoa, o casal ou a família está, consciente ou inconscientemente, tentando fazer que você faça.

> **A transferência e você: fazendo a conexão**
>
> - Pense em uma pessoa, casal ou família que você atendeu recentemente e que evocou alguns sentimentos surpreendentemente fortes em você, como uma urgência máxima de ser superprestativo, ou um sentimento forte de desgosto, ou mesmo ódio.
> - Pense sobre o que provocou esse sentimento. Foi algo "na" pessoa?
> - Verifique, na sua mente, se isso ressoa com alguma situação da sua própria vida ou com experiências passadas.
> - Experimente fazer sua própria árvore genealógica e veja se existe alguma conexão (veja o Capítulo 5).
> - Discuta sobre isso com um colega em quem você confia.

famílias no consultório, ou, melhor ainda, em casa. Presenciar o que ocorre "ao vivo" ajuda o profissional a chamar atenção para como os membros da família entram em impasses difíceis – e conhecidos. Além disso, permite várias intervenções, como fazer comentários e depois desafiar diretamente quaisquer limites ausentes ou rígidos. "Tarefas de casa" podem ser designadas para reconstruir os limites e, se necessário, reestabelecer algumas hierarquias familiares.

O próximo, por favor...

A Sra. E consulta repetitivamente, muitas vezes com o marido, para discutir a ambivalência que ela sente sobre o tratamento de reposição hormonal, que ela para e reinicia a cada seis a oito semanas. Ela faz o médico de família se sentir perplexo, com frequência furioso, como uma mãe que simplesmente não consegue tratar a filha adolescente corretamente. Perguntas circulares não se mostraram úteis, os outros médicos tentaram ser autoritários e a ginecologista diz que não tem mais nada a dizer sobre o assunto. Ao dizer para os dois: "Eu notei, ao longo dos anos, que às vezes as pessoas têm relacionamentos com os seus médicos e medicações que são como os relacionamentos que elas tiveram com um dos pais", uma reação interessante foi produzida. O marido da Sra. E disse que a mãe dela nunca a havia escutado e sempre tomou as decisões por ela, o que fez esta sentir-se diminuída. A Sra. E disse que era importante que ela tivesse controle sobre o tratamento de reposição hormonal, mas que a sua mãe era irrelevante nisso. Então o médico de família conseguiu decidir não se envolver, ser coerente e ocasionalmente rígido – talvez tão rígido como pais de adolescentes precisam ser.

O movimento no sentido de concentrar-se no "aqui e agora" é uma profunda mudança nos modos de pensar e se comportar com as pessoas. Existe uma crença difundida em muitas culturas ocidentais modernas de que "se apenas você tivesse tempo para ouvir sobre todos os detalhes da minha criação... então você entenderia... e então você poderia melhorar as coisas para mim." De uma forma curiosa, bem quando a cultura popular estava com forte interesse na ideia "criação determina comportamento adulto", este ramo da terapia familiar (e outros por vir) dizia "talvez sim, talvez não, mas vamos nos concentrar naquilo que você está fazendo agora e como podemos mudar os passos".

O próximo, por favor...

A Sra. H, enfermeira, visitava a Sra. W duas vezes por semana para fazer um curativo pós-operatório. Ela notou que a pessoa com mais autoridade na família era Kate, a filha mais nova. Kate tentou dar ordens à Sra. H no momento em que ela chegou na casa. "Você está atrasada. Minha mãe está esperando por você." O pai, Sr. W, respondeu (com um sorriso largo): "Kate, não seja tão atrevida!" Kate simplesmente respondeu: "Cale a boca!" E o Sr. W virou-se para a enfermeira sacudindo os ombros e dizendo com tom fraco: "Ela pensa que é a chefe." Ele falou, então, sobre os filhos adolescentes: "Ela só está copiando eles... eles fazem o que querem." A Sra. W voltou-se ao marido: "Você nunca está aqui e é por isso que eles ficam fora de controle!" A Sra. H observou tudo isso e resistiu à tentação de se envolver. O que ela deveria ter feito? Será que essa era uma oportunidade para interferir? Se ela fosse uma terapeuta estrutural, talvez ficasse tentada a trabalhar com esta "ação". Ela poderia ter perguntado aos pais se eles estavam "felizes" com a forma como as coisas estavam na família, e, se não estivessem, o que especificamente gostariam de mudar. Será que eles gostavam da filha comandando o *show*, por exemplo?

A abordagem estrutural foca-se deliberadamente naquilo que está acontecendo entre as pessoas, seja em casa ou no consultório. Às vezes, é possível obter uma indicação espontânea sobre questões específicas do casal ou da família. Em outras ocasiões, o profissional pode encorajar ativamente casais ou outros membros da família a "decretar" questões problemáticas, sejam elas discussões sobre sogros e sogras, dinheiro ou como punir um filho desobediente.

Observar, desafiar, decretar

Os profissionais de saúde podem experimentar o seguinte modelo:
"Eu noto que vocês todos discutem em tom muito alto. Eu já testemunhei como as coisas evoluem. Não preciso ver ou ouvir mais nada. Deixe-me perguntar a cada um de vocês: é assim que vocês querem as coisas?" [As pessoas normalmente respondem que não querem mais discussões.] "Então, se vocês não querem as coisas dessa forma, como vocês gostariam que fosse?" [Isso possibilita que cada membro da família apresente uma "visão" de como eles gostariam que as coisas fossem.] "O que cada um de vocês poderia fazer ou dizer agora, para que tenham um resultado diferente, o resultado que vocês querem?"

Esta sequência é elaborada para que os "combatentes" façam uma pausa para reflexão e encontrem formas alternativas para resolver questões de conflitos. Pode ser usada em muitas circunstâncias:

- "Eu noto que, quando lhe faço uma pergunta, o seu pai com frequência o ajuda a responder. É assim que você quer?"
- "Eu percebo que, desde o ataque cardíaco do John, você ficou muito boa em antecipar todas as necessidades dele e fazer as coisas para ele. É assim que vocês dois querem?"

O próximo, por favor...

Um casal foi consultar com o médico de família levando o filho de um ano e meio que não dormia bem à noite. Ele queria tomar mamadeira constantemente e acordava diversas vezes. O casal queria aconselhamento sobre o que eles podiam fazer. O médico de família perguntou sobre os padrões de sono na casa em geral e constatou rapidamente que eles tinham uma filha de cinco anos que ainda dormia na cama do casal, entre eles. Aparentemente, ela dormia na cama dos pais desde o nascimento. O médico de família, que não gosta que seus próprios filhos durmam na cama com ele, controlou-se para NÃO dizer "Vocês estão loucos?". Em vez disso, perguntou em tom de brincadeira: "Como foi, então, que vocês conseguiram conceber o segundo filho?!" Depois de uma risada sincera, ele descobriu que a filha do casal havia ficado com os avós naquela única ocasião. O próximo comentário do médico de família foi simples e útil: "É assim que vocês querem que seja?" Ficou claro que os pais concordavam que não queriam que as coisas fossem assim. A investigação dos limites e obstáculos no caminho deles para insistir em algumas novas rotinas noturnas foi útil. Com o apoio do agente de saúde, ao longo de duas semanas eles negociaram a saída da filha mais velha da cama dos pais e um programa de sono para o mais novo. As medidas foram exitosas e os pais ficaram satisfeitos.

TERAPIA FAMILIAR ESTRATÉGICA

Outra escola de prática sistêmica em desenvolvimento no final dos anos 60 era a *terapia familiar estratégica* (Haley, 1963; Watzlawick et al., 1974), que tinha como objetivo aplicar intervenções ou "estratégias" que se enquadrassem nos problemas em questão. Uma das ideias subliminares dessa abordagem é que a doença – ou o problema – está sendo mantido pela "solução" aparente, ou seja, exatamente os comportamentos que tentam superar o problema que se apresenta. Por exemplo, a Sra. C, sofrendo de depressão e baixa autoestima, obtém a superproteção do marido. Essa "solução" aparentemente adequada pode tornar-se um problema em si, já que pode contribuir para a perpetuação do problema. Os terapeutas estratégicos usam a técnica de "reemoldurar": o problema é colocado dentro de uma mol-

Tarefas

Algumas técnicas estratégicas podem ser usadas em atenção primária. Uma prescrição estratégica à família da Sra. C consistiria em pedir ao marido que respondesse às necessidades aparentes da esposa somente nos dias pares da semana, e ser deliberadamente não prestativo nos dias ímpares. Esta tarefa teria de ser conduzida por um período de duas semanas, e ambos fariam suas observações e anotações separadamente. Os resultados podem ser discutidos na consulta seguinte. O objetivo dessa intervenção é não apenas desfazer um padrão familiar, mas também que cada um no casal torne-se observador das suas próprias interações. Isso possibilita que eles tenham visões diferentes deles mesmos, levando a ações diferentes.

dura de significados que introduz uma nova perspectiva. Por exemplo, o "problema" da Sra. C pode ser reemoldurado como ela sendo muito competente em fazer o marido sentir-se útil, um cuidador necessário a tal ponto que ele não precisa enfrentar os próprios problemas pessoais.

As abordagens estratégicas dependem bastante do poder do terapeuta ou da equipe de apresentar a estratégia e estimular as pessoas a utilizá-la. Algumas vezes, a confiança que é colocada nos médicos de atenção primária permite prescrições semelhantes. Em outros momentos, pode parecer difícil apresentar tais estratégias porque elas aparentam ser tão diferentes da forma que normalmente trabalhamos. Porém, você pode descobrir que várias prescrições mais brandas são úteis.

> Talvez na próxima vez em que estiver prestes a discordar dela de novo, você possa tentar o contrário. Faça uma experiência e concorde completamente e sem ressalvas. Se ela tentar provocá-lo, recuse-se a aceitar a isca, tentando ser o mais verdadeiro que puder. De fato, pense se você poderia não somente concordar, mas também convencer a você mesmo de que não se ganha nada por estar "certo". Portanto, apenas concorde com o que ela pensa que é certo. Em nenhuma circunstância você vai dizer a ela que a sua concordância é apenas estratégica – você mesmo precisa estar seguro de que não há razão para discutir sobre quem está certo – só comporte-se como se ela estivesse certa. Na próxima vez, você irá me contar como foi.

ABORDAGEM SISTÊMICA DE MILÃO

Outra escola de pensamento, a *abordagem sistêmica de Milão* original (Selvini Palazzoli et al., 1978), focou-se nos padrões de família que se desenvolveram ao longo de gerações e são tão fortes que organizam a vida da família no presente. Exemplos típicos são jovens adultos, com frequência com transtornos psicóticos ou comportamentos "estranhos", que parecem ficar presos entre pais em pé de guerra, que desqualificam um ao outro continuamente. Essas desqualificações estão, muitas vezes, ligadas a estilos de interações socialmente "herdados" das respectivas famílias de origem. Uma desqualificação é uma comunicação que é afirmada em um nível enquanto está sendo desmentida em outro nível: "É claro que você deve fazer o que acha que é certo", dito em um tom de voz muito irritado, pode ser um primeiro passo em uma interação de desqualificação mútua. Se o membro de uma família está desqualificando a sua própria mensagem e a dos outros, será fácil para os demais retribuir. Com frequência, a única resposta a mensagens que entram em conflito em diferentes níveis é uma sequência crescente de mais mensagens que entram em conflito em diferentes níveis (Haley, 1963). Assim, um círculo vicioso de desqualificação mútua se desenvolve e, uma vez estabelecido, é difícil interrompê-lo. Crianças e jovens que apresentam comportamentos psicóticos ou "estranhos" podem parecer as vítimas desses estilos de comunicação.

As famílias com estilos de interação intrafamiliar complexos também têm uma tendência de desqualificar os terapeutas. Elas são notoriamente difíceis de ajudar, e a equipe de Milão especializou-se no tratamento dessas famílias aparentemente intratáveis. De fato, a equipe elaborou intervenções que levaram em conta as tentativas antecipadas da família de desqualificar a terapia. Os "contraparadoxos" resultantes, prescritos pela equipe, procuravam recomendar "nada de mudanças", com a esperança de que a família iria resistir a esse comando e fazer o oposto, ou seja, "mudar" – mesmo se fosse só para derrotar o(s) terapeuta(s)! Prescrições paradoxais estavam em moda nos anos 80, mas são raramente usadas hoje (veja no Capítulo 10). Entretanto, o que sobreviveu da abordagem de Milão original é um estilo específico de entrevistar que é, em si, uma intervenção: questionamento circular e reflexivo (Selvini Palazzoli et al., 1980). Esta técnica é descrita detalhadamente no Capítulo 4.

No início dos anos 80, a equipe de Milão original dividiu-se em dois grupos. Uma equipe seguiu os interesses de desvendar os "jogos" das famílias psicóticas e anoréxicas (Selvini Palazzoli et al., 1989). Eles ficaram preocupados em elaborar prescrições inalteráveis, que incluíam pactos secretos com o terapeuta e misteriosas ações de desaparecimento dos pais. O objetivo desta abordagem tão drástica era romper a organização crônica da família, e as técnicas um tanto hipnóticas pareciam funcionar para algumas famílias e, para outras, não (veja o Capítulo 10). A outra metade da equipe de Milão original (Boscolo et al., 1987), agora chamada Associados de Milão, foi na direção oposta, longe de quaisquer práticas de prescrição. O compromisso dessa equipe com a "conotação positiva" produziu uma abordagem sem culpa, que ainda é adotada por muitos profissionais sistêmicos: as ações de todos os membros da família são vistas essencialmente como o melhor que todos poderiam ter feito dentro daquelas circunstâncias. Mesmo se os resultados das ações dos membros da família fossem aparentemente negativos, as intenções são vistas como positivas.

Nos anos 80, os Associados de Milão e seus seguidores, inspirados pelos textos de físicos, neurocientistas e filósofos (Von Foerster e Zopf, 1962; Maturana e Varela, 1980), começaram a observar a posição do terapeuta como um observador supostamente neutro do sistema da família. Eles constataram que os terapeutas

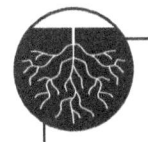

> **O profissional de saúde como observador ou como participante?**
>
> A cibernética de primeira ordem conceituou a família e outros sistemas sociais como autorreguladores, descrevendo-os em termos do seu funcionamento, regras e processos de retroalimentação. Os profissionais de saúde viam a si mesmos como observadores externos. O termo cibernética de segunda ordem foi introduzido para descrever a mudança de foco do terapeuta "objetivo", observando um "objeto" como uma família. Em vez disso, a ênfase foi transferida para a interação entre os sistemas observador e observado, sendo o terapeuta visto como um investigador colaborativo. Terapeutas pós-modernos, influenciados por esta nova epistemologia, refletem continuamente sobre as suas próprias expectativas, crenças e percepções, tentando criar novas formas de ser e ver, em conjunto com as pessoas e as famílias delas.

> **Conotação positiva**
>
> Esta é uma teoria de reemoldurar: o profissional visualiza e dá razões positivas para todos os comportamentos e ações da família e de seus membros individuais. A teoria baseia-se em uma crença – ou, de fato, em um deliberado "preconceito" terapêutico – que mesmo quando o resultado não é bom, as pessoas têm boas intenções e objetivos comuns – acima de tudo, preservar a coesão do grupo familiar (Selvini Palazzoli et al., 1978). Esta posição positiva oferece muita segurança à maioria das pessoas e famílias, pelo menos por um tempo. É uma posição que não procura culpados. Procurar aquilo que é positivo não é fácil para profissionais que foram treinados para se especializar em procurar patologias. Encontrar molduras positivas para comportamentos ou sintomas aparentemente disfuncionais é, portanto, um desafio. Aqueles profissionais que estão envolvidos em avaliação de outros profissionais talvez queiram especular se a mesma técnica é usada com pacientes e com colegas. Se é possível colocar uma moldura ou dar conotação positiva ao comportamento de um colega, então será possível encontrar tal moldura para o comportamento de uma pessoa? Lembre-se de que conotação positiva não é o mesmo que o comportamento de negligenciar, e é muito possível notar partes de comportamentos que são mais problemáticas, mas muitos acham que é mais fácil mudar quando há algum sentimento conjunto de que, pelo menos em algumas situações, eles estão fazendo o seu melhor.

estão ativamente envolvidos na construção daquilo que está sendo observado. Esta percepção veio em paralelo a um postulado muito mais amplo na filosofia da ciência: que os cientistas também não eram neutros e objetivos, mas influenciavam ativamente os mesmos experimentos que eles pensavam estar apenas observando (para quem tem interesse nestas ideias esotéricas, esta foi uma das raízes do pós-modernismo). Envolver a pessoa neste processo leva a uma "construção conjunta" da pauta terapêutica. Tanto em terapia como na vida familiar, interações são construídas em conjunto ao longo do tempo.

ABORDAGEM SOCIOCONSTRUCIONISTA

A fase mais recente da terapia sistêmica foi influenciada pela *abordagem socioconstrucionista*. Esta se baseia na consciência de que a "realidade" que os terapeutas observam é "inventada", e as percepções são moldadas pelas culturas dos próprios terapeutas, por suas concepções implícitas, pelas crenças e pela linguagem que usam para descrever as coisas. A visão de Foucault de que cada cultura possui narrativas e discursos dominantes (Foucault, 1975) influenciou muitos profissionais sistêmicos e levou a uma análise sobre como a linguagem molda as percepções e definições de problemas (Goolishian e Anderson, 1987). A noção do sistema "problema-determinado" (Anderson et al., 1987) refere-se à maneira como as interações entre profissionais e pessoas ou famílias são programadas pelas concepções incorporadas, inerentes nos discursos clínicos tradicionais empregados para discutir experiências e relacionamentos. Enquanto os encontros terapêuticos enfocam as experiências como evidências de doenças ou patologias, eles permanecem amarrados em molduras de patologias. As pessoas e seus médicos de família/enfermeiros conseguem compreender as suas experiências dentro dessa estrutura. Porém, se as narrativas nas quais as pessoas "relatam" suas experiências – ou as têm "relatadas" por outros – não se encaixam nestas, aspectos importantes das suas experiências vividas irão contradizer a narrativa dominante (White e Epston, 1990) e serão vivenciados como problemáticos.

Profissionais de Atenção Primária à Saúde (APS) que se baseiam em narrativas veem como sua principal tarefa ajudar a pessoa a desenvolver uma nova história (Hurwitz, 2000; Launer, 2002). As narrativas iniciais da pessoa sobre a doença ou o problema são, com frequência, fragmentadas, complicadas e confusas. A narrativa do médico de família/enfermeiro pode ser tão dominante que toma conta da consulta, em vez de desenvolver uma nova narrativa compartilhada, que é um aprimoramento da primeira narrativa. Anderson e colegas (1986) também desenvolveram ideias sobre dissolução de problemas no sistema de cuidados à saúde. É assustador pensar que os sistemas de cuidados à saúde que criamos para, por exemplo, melhorar uma dor na coluna podem dissolver o problema por ter longos períodos de espera, o que faz que as pessoas desenvolvam crenças inúteis e padrões de comportamento em função da dor. É interessante refletir sobre a frequência com que isso acontece em APS.

TERAPIA DE NARRATIVA SISTÊMICA

A *terapia de narrativa sistêmica* objetiva possibilitar que pessoas e famílias gerem e desenvolvam novas histórias e maneiras de interpretar eventos passados e presentes para compreender suas experiências. A terapia é vista como uma conversa de validação mútua entre pessoa e médico de família/enfermeiro, a partir da qual ocorre a mudança. Eles evoluem ou constroem em conjunto novas formas de descrever suas próprias questões e as dinâmicas familiares ou de casais, de modo que estas não precisam ser vistas ou vivenciadas como problemáticas. Os médicos de família/enfermeiros que praticam esse tipo de terapia tendem a descrever-se como imparciais e realistas sobre a possibilidade de mudança, sem desejo de impor suas próprias ideias, alertas a aberturas, bem como mantendo-se curiosos sobre suas próprias posições no sistema observado, tomando uma postura de não fazer julgamento e de assumir posições múltiplas (Jones, 1993). Uma tarefa e tanto!

O processo de reflexão é central a esta abordagem, e é visto – assim como em outras abordagens – como necessário para promover mudança. A "equipe de reflexão" (Andersen, 1987) é uma das principais inovações nos últimos anos. Não existem mais as discussões "secretas" entre clínicos e membros da equipe por trás de uma proteção de sentido único. Estas, agora, acontecem abertamente, em frente à família. O compartilhamento implícito do pensamento do médico de família/enfermeiro envolve as pessoas em um processo de reflexão em vez de impor intervenções.

Outra abordagem útil que surgiu das terapias narrativas é a *externalização de problemas*, que é tanto uma orientação como uma técnica usada por terapeutas de narrativa (White, 1997). Isso estimula a família a personificar o problema vivenciado como algo opressivo, de forma que o problema se torne uma entidade separada, externa à pessoa (White e Epston, 1990). Por exemplo, no trabalho com crianças encopréticas, pede-se à criança que ela pense sobre as fezes como o seu inimigo que recebe o nome de "cocô sorrateiro". Este inimigo precisa ser vencido a qualquer custo (White, 1989). Solicita-se a ajuda da família para criar estratégias para enganar o monstro imaginário. Logo, todos unem forças para passar a perna no cocô sorrateiro, que agora passa a ser o inimigo número um da família inteira. Vários passos engenhosos são empregados para vencer "o inimigo", envolvendo todos os membros da família em interações divertidas. Esta abordagem foi aplicada a vários sintomas e condições, desde a anorexia até a depressão e a esquizofrenia.

O próximo, por favor...

A Sra. F apresentou-se ao seu médico de família com ataques de pânico incapacitantes associados a episódios de aparente paralisia. Uma das várias coisas que a ajudaram foi começar a externalizar os ataques de pânico e dar nomes a eles, como uma coisa separada dela. Eles se tornaram um monstro com um nome e separados daquilo que ela entendia como ela mesma. Uma das tarefas iniciais foi dizer "Olá" ao monstro, olhar para ele no olho e descobrir que ele não podia lhe fazer nenhum mal. Ela escolheu um pequeno gongo para representar o monstro, e ainda o carrega na bolsa. Desde então, a Sra. F teve várias batalhas com reclamações somáticas, mas aquele monstro específico não a amedronta muito mais.

Equipes de reflexão

Esta abordagem foi inicialmente fundada em cenários de atenção primária na Noruega (Andersen, 1987). As pessoas acharam que esta era uma experiência muito empoderadora – ouvir a discussão clínica da equipe sobre eles. Dessa forma, as pessoas tornavam-se participantes ativos, em vez de receptores passivos dos pensamentos e formulações dos profissionais. Considere apenas o que segue:

- O que aconteceria se o seu paciente mais problemático fosse uma mosca dentro da sala da sua reunião clínica semanal?
- Será que ele ficaria chocado, contente ou satisfeito?
- Quais poderiam ser as reflexões do seu paciente sobre as suas reflexões?
- Suponha que a família reflita sobre aquilo que você pensou sobre eles.

O que esta abordagem faz, entre muitas coisas, é convidar-nos a pensar com mais cuidado sobre como construímos histórias sobre as pessoas que cuidamos. Às vezes, pode ser difícil não abandonar a sala e simplesmente dizer: "Não surpreende que ele seja tão estranho – é só olhar para a mãe dele!" E, às vezes, é claro, os médicos precisam de algum lugar para ser "antiprofissionais". Porém, a questão é detectar quando estas formulações inúteis começam a permear a maneira como se pensa sobre a pessoa "dentro da sala". Afinal, esta é apenas uma hipótese sobre o que pode estar acontecendo, e não é a hipótese que ajudaria a pessoa a encontrar uma estrutura mais proveitosa para a mudança.

O próximo, por favor...

O Sr. C consultou a enfermeira sentindo-se deprimido. A profissional começou a fazer algumas perguntas um pouco diferentes:

- "Como podemos chamar esse conjunto de sentimentos que tem tanta influência e poder sobre a sua vida nesse momento?"
- "Quando é que a Tristeza mais arruína a sua vida?"
- "Existem ocasiões em que você reduz a capacidade da Tristeza prejudicar o seu dia?"
- "Quais são as coisas que você faz para não dar tanta chance à Tristeza?"
- "Então, como foi que ontem a Tristeza estava indo embora?"
- "Você tem conhecimento de alguma coisa que faz, que ajuda ou fortalece a Tristeza?"
- "Alguém mais tem um grande efeito positivo ou negativo na forma como a Tristeza opera na sua vida?"

O Sr. C ficou interessado na sua relação com a Tristeza e se viu separado dela e um pouco mais apto a pensar em maneiras de começar a reduzir a influência da Tristeza em sua vida.

TERAPIA FOCADA NA SOLUÇÃO

A terapia breve focada na solução (de Shazer) enfatiza a competência dos indivíduos e das famílias. Este tipo de terapia deliberadamente não tem como foco as formas de falar sobre os "problemas saturados"; em vez disso, examina com cuidado os padrões das soluções tentadas anteriormente. Esta abordagem se baseia na observação de que os sintomas e problemas têm a tendência de flutuar. Uma pessoa deprimida, por exemplo, pode estar mais ou menos deprimida. O enfoque nos momentos em que a pessoa está menos deprimida são as exceções nas quais as estratégias terapêuticas são construídas. Essas exceções formam a base da solução. Se as pessoas são encorajadas a ampliar os padrões de "solução" dos comportamentos, então os padrões de problema são colocados em segundo plano.

Uma das ideias mais úteis dessa área é a de mudar as conversas sobre problema saturado para conversas mais orientadas na solução. Com que frequência você já se sentiu exausto depois de ouvir em consulta uma pessoa bastante conhecida passar 12 minutos recontando a complexidade e profundidade dos seus problemas? É claro que é respeitoso e importante "ouvir" esses problemas. Mas quando você está ouvindo a quinta versão desses problemas em cinco semanas, isso pode se tornar não apenas exaustivo para você e para a pessoa, mas também inútil. É como se vocês dois estivessem presos em uma lama de problemas onde não há esperança. Porém, logo além do lamaçal de problemas saturados você poderia descobrir que a pessoa ainda consegue visitar um parente idoso que tem Alzheimer, ainda faz modelos de aviões e, na verdade, coordena o caraoquê do bar do bairro.

Procurar por essas "exceções à regra" – como dizem os terapeutas com enfoque na solução – ou por "notícias das diferenças" como Bateson (1972) talvez tenha colocado – é mais ou menos o mesmo, para os nossos propósitos, que desenvolver uma "conversa orientada na solução".

"Em nosso próximo encontro, gostaria que você me contasse uma coisa positiva sobre o seu dia" ou *"estou interessado em saber como você ainda consegue visitar a Sra. Blain apesar de todos os seus problemas".*

Uma conversa orientada na solução é, no mínimo, uma mudança reanimadora para vocês dois! A APS – de fato, cenários de cuidados de saúde em geral – são convidativos ao relato de problemas, e todas as partes boas ficam de fora. Elas ficam em casa, no contexto inexplorado da vida das pessoas. Mas é nas "partes boas" que estamos propensos a achar forças, recursos e energias para efetivar a mudança que é necessária. Os profissionais com enfoque em solução são bons em juntar essas partes, e estão, muitas vezes, em boa posição no cenário de atenção primária.

A ABORDAGEM PSICOEDUCACIONAL

Outro modelo de terapia familiar que foi influente ao longo dos anos, principalmente porque tem forte base em evidência, é a abordagem psicoeducacional (Leff et al., 1982; Anderson, 1983). Essa abordagem contém elementos comportamentais, mas também se constrói em técnicas estruturais. O modelo se baseia na constatação de que esquizofrênicos que retornam para morar com uma família cujas atitudes em relação à pessoa doente são críticas ou extremamente envolvidas emocionalmente (elevada EE = nível elevado de emoção expressa) têm maior propensão a recair nos nove meses posteriores à alta hospitalar do que as pessoas que retornam para famílias de baixa EE. Consequentemente, o objetivo da terapia é reduzir a intensidade emocional, bem como o nível de proximidade física. Isso é obtido, essencialmente, com a utilização de três ingredientes terapêuticos separados: sessões educativas para a família sobre esquizofrenia e sobre o papel que a família pode ter para manter a pessoa bem; grupos quinzenais de encontros com familiares para partilhar experiências e soluções; e sessões com a família (Kuipers et al., 1992). Foi constatado que uma atmosfera familiar intensamente conflitante e superprotetora, se não claustrofóbica, é prejudicial a membros da família com tendência a crises psicóticas. Os médicos de família/enfermeiros de APS podem ajudar a reduzir os níveis de emoção expressa dos cuidadores por meio de psicoeducação, ajudando a diminuir os conflitos intrafamiliares e modificando as circunstâncias de algumas dessas famílias, como a questão da moradia.

Este modelo tornou-se influente no desenvolvimento de serviços para pacientes com doenças psicóticas no Reino Unido, com programas de treinamento de sucesso (Falloon, 1988) como o projeto Meriden, em West Midlands. Existem muitos desafios para os médicos de família/enfermeiros da APS envolvidos no apoio a famílias de pessoas com sintomas psicóticos e outras doenças mentais graves. Porém, simplesmente tentar compreender os impactos dessas doenças, e ter conhecimento sobre outros membros da família, parece o mínimo que deveríamos esperar de profissionais da APS.

> **A pergunta do milagre**
>
> A pergunta do milagre (Berg, 1991) tornou-se uma das marcas da abordagem focada na solução. Existem muitas versões que podem ser usadas com sucesso em situações de atenção primária. O profissional pode dizer:
>
>> Agora, apenas por um momento, imagine que hoje à noite, enquanto você estiver dormindo, um milagre aconteça. De algum modo, tudo na sua vida de repente será como você queria que fosse. Como se uma fada madrinha tivesse vindo e tocado na sua vida com a varinha mágica. MAS você estava dormindo quando isso aconteceu. Então, quando você acordou, no início não percebeu que o milagre havia acontecido, que tudo estava como você sempre queria que fosse. Então você começou a notar que as coisas estavam diferentes. O que você notou? Você pode tentar descrever para mim como tudo pareceria, como você se sentiria e como seria se o milagre tivesse acontecido?
>
> Inicialmente, as pessoas estão inclinadas a dizer uma de duas coisas. Ou elas dirão "Isso não vai acontecer", para o que a resposta é "Bem, vamos apenas imaginar, por um momento, que tivesse acontecido", para tentar colocá-las na direção de uma compreensão do que elas querem e convidá-las a olhar além do lamaçal de problemas por um momento. Ou elas começam com declarações genéricas como "Eu me sentiria feliz". O profissional pode dizer: "Ótimo, e o que estaria acontecendo, você estaria sozinho ou com alguém, você estaria morando aqui ou em outro lugar, o que você estaria fazendo?"
>
> O objetivo da pergunta do milagre é convidar a pessoa a pintar uma figura concreta detalhada e otimista de uma vida na qual tudo estaria indo melhor para ela. Às vezes, o simples ato de tentar fazer isso revela o quanto a pessoa passou pouco tempo pensando sobre como isso poderia ser. Tanto tempo foi gasto no lamaçal de problemas saturados. O simples convite para visualizar um lugar melhor pode gerar alguma energia para mudar.
>
> A próxima tarefa é, a partir dessa figura maior, dar pequenos passos que podem já estar acontecendo ou pequenos passos que podem ser dados na direção dessa figura melhor.
>
> Nem sempre é fácil, e essa forma de trabalho requer prática. Ela funciona bem em consultas curtas, pois é possível pedir que a(s) pessoa(s) trabalhem na pergunta do milagre em casa, tragam anotações ou mais pensamentos para pintar em detalhes sozinhos, ou, melhor ainda, em discussão com outros: "Então o que você acha que deveria fazer parte da figura do milagre"?

HISTÓRIAS FUTURAS

Certa vez, havia várias diferentes escolas de trabalho sistêmico competindo ferozmente umas com as outras, cada uma defendendo que o seu modelo era melhor. Depois, o campo começou a crescer e as coisas continuaram mudando, já que os profissionais sistêmicos deixaram para trás suas batalhas adolescentes. Em uma idade mais madura, a colaboração e a integração de diferentes abordagens e técnicas sistêmicas são comuns. Os profissionais descobriram que existem mais semelhanças do que diferenças entre as várias abordagens. Além disso, aprendemos que diferentes famílias e manifestações exigem diferentes respostas terapêuticas. Todavia, o que todas as abordagens sistêmicas têm em comum é uma crença em questionamento de intervenção, uma convicção de que fazer perguntas estimula a reflexão. Alguns terapeutas gostam de ser mais ativos, outros, mais observadores. Um desenvolvimento atual é a redescoberta das raízes psicodinâmicas, de volta para onde tudo começou, mas com uma nova história surgindo.

ALÉM DE BALINT

Envolver a família inteira no tratamento é uma ideia óbvia. Olhar para os sintomas físicos ou emocionais em contexto faz sentido quando se leva em conta que a maioria das pessoas está envolvida em relacionamentos. A doença pode afetar os relacionamentos, e estes, por sua vez, serão afetados pelas reações dos familiares relevantes. A abordagem familiar reconhece que as pessoas possuem suas próprias histórias e problemas pessoais e, portanto, não contesta o valor das boas habilidades para a consulta individual. O trabalho influente de Michael Balint (Balint, 1957; Balint et al., 1993) contribuiu para uma compreensão sobre como os pacientes podem se comunicar com seus médicos por meio de sintomas. A abordagem familiar complementa o trabalho de Balint, ao oferecer uma maneira prática de administrar as pessoas e seus problemas, integrando abordagens físicas, psicológicas e sociais. Essa abordagem tem menor ênfase em como revisar ou mudar o passado, e enfatiza mais como enfrentar o presente e fazer coisas diferentes no futuro. Possui, portanto, a vantagem de auxiliar os profissionais de atenção primária a conceituar os problemas das pessoas atendidas de modo original e útil. Trabalha muito no "aqui e agora" e auxilia as pessoas a questionarem suas estruturas e a mudarem perspectivas. Estimula as pessoas a não ficarem amarradas às experiências passadas, desafia os pensamentos atuais e faz as pessoas experimentarem soluções novas. Essa abordagem destaca a importância de fazer perguntas que possibilitem às pessoas compreender seus sintomas e mudar a forma como se manifestam.

4
Questionando e refletindo sobre a agenda*

> **Este capítulo abrange:**
> - Perguntas circulares
> - Curiosidade
> - Reflexividade

As perguntas são a verdadeira "substância" da atenção primária e do encontro clínico. Elas são, essencialmente – seja enquanto pessoa que consulta ou médico que atende – , a maneira como construímos significados em nossas vidas. As pessoas chegam com perguntas sobre seus sintomas e problemas: "O que há com a minha cabeça? Por que estou sempre tão cansado? Quando é que a dor vai parar? Quem pode me ajudar? Como eu posso me sentir melhor?" E elas esperam respostas a essas perguntas. Pelo menos algumas vezes, embora com muito menos frequência do que os profissionais pensam. No mínimo, elas esperam falar sobre as perguntas que trazem. Os profissionais também trazem suas perguntas para a consulta. Sabemos que normalmente não existem respostas fáceis a serem dadas, certamente não sem uma investigação mais profunda, e antes de dar quaisquer "respostas ou prescrições", sentimos que precisamos saber mais.

É uma boa prática clínica começar qualquer investigação colocando perguntas, com a esperança de que as respostas trarão alguma luz ao problema ou ao(s) sintoma(s) apresentado(s). No passado, os profissionais tinham tendência a ter uma visão simplista sobre perguntas e questionários. Isso era visto meramente como a forma de obter informações e fatos. A tarefa, para um profissional em treinamento, é memorizar a lista "certa" de perguntas na ordem "certa" para que uma "história propriamente dita" do reclamante possa ser apresentada. Quem não lembra de já ter escrito "contador de histórias fraco" em prontuários de pessoas que pareciam não conseguir responder às perguntas abrangentes e ordenadas linearmente do entrevistador?

Uma abordagem sistêmica a perguntas tem mais a dizer sobre essa questão. Este capítulo irá explorar a ideia de que as perguntas não são neutras ou objetivas,

---

* N. de R.T.: Denominamos "agenda" da pessoa as questões (conscientes ou inconscientes; explícitas ou ocultas) trazidas pela pessoa à consulta. O médico, por sua vez, elabora sua agenda a partir dos aspectos que identifica como necessários a serem abordados.

> **Conteúdo e processo**
>
> Uma maneira de pensar sobre várias situações, inclusive encontros clínicos (mas igualmente útil em reuniões públicas ou em qualquer interação social), é dividir o encontro em seu conteúdo – os fatos, pedaços de informação, detalhes da história – e o processo – o que ocorre, como a história está sendo contada, como você se relaciona a ela e que emoções estão sendo expressas por eles, por você, e na sala. Para usar a analogia da dança, que empregamos neste livro, o conteúdo dá atenção a como cada passo se parece em detalhes, mas, com frequência, deixa de olhar para o modo como os passos se encaixam juntos; o processo transforma os passos individuais em uma dança interativa.
>
> Isso pode parecer óbvio, mas é surpreendente a frequência com que, especialmente quando estamos travados para decidir em que direção seguir, optamos por uma pergunta fechada que extrai mais conteúdo em vez de pausa e reflexão. O que é o processo?
>
> Esta ideia de que mais conteúdo irá ajudar está profundamente arraigada em grande parte do treinamento profissional existente, e pode ser difícil eliminá-la, ou pelo menos equilibrá-la, com o interesse no processo. A técnica (Observar, desafiar, decretar) descrita no Quadro dos Frutos no capítulo anterior (página 60) é usada para comentar diretamente sobre esses processos. A "consulta interior" (Neighbour, 1987) é uma estrutura útil para aprender a prestar atenção tanto ao processo como ao conteúdo.

mas organizadas de acordo com o contexto e a retroalimentação e, da mesma forma, subjetivas. As perguntas podem ser vistas como intervenções na consulta, capazes de trazer à frente novas ideias e perspectivas, capazes de mudar a compreensão e o significado. Os profissionais sistêmicos colocam as perguntas em um contexto mais amplo. Pode-se fazer perguntas não apenas sobre a pessoa, mas sobre o sintoma em si e sobre o sistema maior do qual o paciente e o sintoma fazem parte. As perguntas são uma fonte rica de interesse para o médico de família/enfermeiro e, mais importante, para as pessoas que atende.

QUESTIONANDO O SINTOMA

Em atenção primária, as perguntas: O quê? Por quê? Quando? Quem? Como? guiam o médico de família para formular ideias, possivelmente fazer um diagnóstico, e informar ações subsequentes, inclusive opções de tratamento. Esse é o alicerce do método clínico, e uma habilidade fundamental que serviu bem aos médicos de família ao longo de séculos. Entretanto, algumas vezes, outros tipos de perguntas podem ser mais úteis. Profissionais sistêmicos com frequência acham útil questionar o sintoma – e não a pessoa que o apresenta. Isso pode ser feito de várias maneiras, mesmo antes da chegada da pessoa ao consultório.

Todas as perguntas sobre o sintoma partilham uma ideia organizacional semelhante, de que os sintomas não estão simplesmente "lá", como objetos anexados a indivíduos. Em vez disso, eles são vistos – ao menos em parte – como criados no espaço que existe entre as pessoas, não apenas dentro de indivíduos. Eles têm uma dimensão interacional.

Considere, por exemplo, o sintoma de temperatura alta. É claro, ninguém duvida que doenças infecciosas produzem febre e que estas podem ser manifestadas como temperaturas altas. Se isso irá tornar-se um sintoma ou não, é outra questão. Será que essa é uma família que usa termômetro? Será que é apenas um sintoma, se é inesperado ou percebido? Será um sintoma somente por que o irmão mais velho do doente morreu depois que uma temperatura alta não foi percebida? Será um sintoma apenas em uma cultura que acredita que febres são ruins e então precisam ser erradicadas com ventiladores e antitérmicos? Temperatura alta significa temperatura acima de 39 graus, ou alta gravidade, algo que enfatiza a doença percebida da criança?

Algumas coisas tornam-se sintomas porque o médico de família está interessado nelas – a pessoa talvez sequer as tenha visto como sintomas. Outras, tornam-se sintomas porque a pessoa acha que é, enquanto o médico de família não! Então uma coisa que os médicos de família podem achar útil, antes de encher as pessoas com todo tipo de perguntas, é refletir e especular sobre o papel e a "vida" do sintoma. De fato, alguns sintomas parecem ter uma vida, se não uma carreira própria. Eles mudam com o passar do tempo. Eles são construídos como críticos quando aparecem pela primeira vez e podem mudar, ou são "narrados diferentemente" quando se tornam crônicos. A "dança" em torno de um sintoma agudo pode ser muito diferente da "dança" em torno de um sintoma crônico. Isso pode ser explorado por meio das seguintes perguntas: "Quando esse sintoma apareceu pela primeira vez em suas vidas, que efeitos ele teve?" "Esses efeitos mudaram ao longo do tempo que vocês vivem com esse sintoma?"

A colocação de perguntas irá focar a linha de investigação do médico de família e auxiliar a formular hipóteses de trabalho. Os médicos de família podem perguntar e responder "mentalmente", mas também podem colocar às pessoas algumas das perguntas, ou perguntas derivadas das perguntas. Dessa forma, as pessoas são envolvidas na reflexão sobre as questões levantadas. As perguntas são,

---

Questionando o sintoma – prática reflexiva

Qual é o sintoma que a pessoa apresenta?
- Quais são os efeitos dele? A que função ele talvez sirva?
- Qual é o contexto no qual o sintoma ocorre?
- O que está acontecendo quando o sintoma está presente?

Por que o sintoma está presente?
- Por que *agora*? Por que *este* sintoma?

Quando o sintoma está presente?
- Quando começou? Quando fica pior? Quando fica melhor?
- Quando o sintoma não está presente?

Quem tem o sintoma?
- Quem está por perto quando ocorre o sintoma? Quem pode fazê-lo melhorar, quem o faz piorar?
- Quem é afetado pelo sintoma e de que forma?

Como o sintoma afeta a família e como a família (e outros) afeta o sintoma?

muitas vezes, mais importantes do que as respostas. As perguntas "certas" com frequência possuem muito mais força do que as respostas rápidas ou "certas". Não estamos sugerindo que os profissionais de Atenção Primária à Saúde (APS) deveriam sempre refletir tão detalhadamente sobre cada pessoa – pressões do tempo não irão permitir isso. Porém, ao lidar com pessoas que apresentam problemas crônicos que consomem tempo, este pode, todavia, ser um meio econômico de gerar novas ideias.

O próximo, por favor...

O Sr. W sofreu com dor crônica na coluna por mais de um ano. Várias investigações físicas não revelaram nenhuma causa "orgânica" para a dor. Um número significativo de profissionais de atenção primária foi contratado – e demitido – pelo Sr. W, com frustração de todos os lados. A Dra. D é nova na unidade de saúde e ela decide tentar uma abordagem diferente quando o Sr. W marca uma consulta com ela. Após ter lido as extensas anotações sobre o caso clínico, antes da consulta ela reflete sobre "a história até agora".

Ela faz várias perguntas: quais são os efeitos da dor na coluna do Sr. W naqueles que vivem com ele? A Dra. D especula que o Sr. W possivelmente receba muita compreensão e ele talvez fique livre de fazer tarefas ou trabalhos desconfortáveis em casa. O problema na coluna poderia ter a "função" de manter a distância certa entre ele e a esposa. Talvez faça ela se sentir penalizada – ou irritada. Depois de refletir sobre os possíveis "desdobramentos", a Dra. D considerou, então, os efeitos negativos do problema de dores crônicas na coluna do Sr. W aos seus próximos e queridos. Seria bem possível imaginar que todos em casa estivessem cheios das reclamações contínuas do Sr. W – talvez a família inteira precisasse ser resgatada da dor na coluna. A Dra. D especulou, então, sobre os porquês, as causas do problema na coluna. Nenhuma patologia identificável havia sido encontrada – então será que isso significava que estava tudo "na mente"? A Dra. D era muito experiente para acreditar em explicações simples – provavelmente havia alguma causa física que explicava por que a dor era localizada na coluna. Apesar disso, a persistência e a gravidade da dor quase certamente tinham relação com a maneira como o Sr. W processava estresse ou dor.

Uma hipótese que a Dra. D considerava era de que todo o estresse convergiu em uma área de menos resistência, a espinha, resultando em dor por estresse. Se essa hipótese tiver valor, deveria ser possível especular que, dependendo do nível de estresse, o nível da dor deve flutuar: quando a dor começou, quando ela é mais ou menos forte – o contexto da época – devia ser investigado. As pistas para possíveis respostas podem ser fornecidas ao considerar quem estava por perto durante essas flutuações da dor – e quem teve um efeito sobre a dor, seja para melhor ou pior. Como os seus entes próximos e queridos responderam à dor na coluna e como a dor na coluna respondeu às reações deles também seria válido investigar.

Depois de refletir dessa forma por alguns minutos, a Dra. D tinha ideias e hipóteses suficientes antes do Sr. W entrar no consultório. Ela estava muito curiosa para tentar descobrir quais das suas hipóteses poderiam ser corroboradas – e quais seriam refutadas. O Sr. W estava muito positivamente surpreso pelo fato de um médico poder estar tão interessado na dor dele e na família.

A IMPORTÂNCIA DA CURIOSIDADE

Uma das ferramentas mais importantes do *kit* de sobrevivência em APS é a "curiosidade" (Cecchin, 1987). Desde que o clínico torne-se ou mantenha-se curioso sobre a pessoa, o problema e o contexto mais amplo, então há esperança – para ambos. Um clínico entediado tende a ser um clínico inútil. Uma das funções das novas abordagens à consulta é simplesmente ajudar o médico de família/enfermeiro a manter-se interessado. Isso não quer dizer que todos os modelos e ideias sejam igualmente úteis, mas muitos podem ter a simples função de estimular o médico de família/enfermeiro a continuar se questionando sobre as vidas e histórias das pessoas. A postura da curiosidade permite que novas perspectivas sobre sintomas e dificuldades sejam continuamente geradas, ampliando e mudando, assim, o campo de visão. O médico de família/enfermeiro curioso irá querer fazer conexões entre aspectos da vida e das relações da pessoa – que, de outra forma, não seriam observados –, do passado ou do presente, examinando como a mente fala pelo corpo em certos momentos, e o corpo fala pela mente em outros (Elder, 1996).

Boas perguntas são caracterizadas pela sua capacidade de abrir novas perspectivas: estas precisam fornecer novas informações não apenas ao médico de família/enfermeiro, mas, ainda mais importante, à pessoa. Se uma pergunta desperta na pessoa pensamentos que anteriormente eram inimagináveis, então este processo de questionamento leva essa pessoa a olhar para os seus problemas a partir de um ângulo diferente. Isso torna a descoberta de novos caminhos – ou mesmo soluções – possível.

Como médicos de família, somos treinados a formular e considerar hipóteses que utilizamos para corroborar ou refutar nossas investigações. Muitos de nós sentimos a pressão de pensar que aqueles que consultam esperam que tenhamos respostas rápidas. A pressão do tempo pode forçar o médico de família a propor uma "solução" prematura para as dificuldades de uma pessoa. Essas soluções, que variam entre "tente mais" até explicações elaboradas sobre por que uma pessoa

> **Curiosidade**
>
> Se você tivesse que levar apenas uma palavra desse livro, talvez devesse ser curiosidade. A curiosidade pode ter matado o gato, mas como o gato tinha sete vidas, ela viveu muito mais! Profissionais de atenção à saúde precisam de uma palavra de orientação para continuar vivendo suas sete vidas.
>
> A curiosidade serve como guia para elaborar hipóteses e testá-las com perguntas. É claro que todos os profissionais precisam de alguma "base sólida" de vez em quando. Já existem muitas incertezas no campo da atenção primária. Você não adora a sensação que tem quando chega à base sólida – "Hurra, ISSO é o que está acontecendo!"? A pessoa normalmente também gosta disso. Afinal, dirigir-se a um médico de família/enfermeiro é, em parte, como dizer: "Faça as coisas de maneira clara e certa". Mas talvez quando a base sólida em que você parece estar não é partilhada com a pessoa, ou o problema não é resolvido, ou a sensação de chegar em conjunto à certeza não acontece, então é o momento de expressar a curiosidade novamente. Eu gostaria de saber se... Outra maneira de pensar sobre isso pode ser...

"está se sentindo assim", normalmente não funcionam muito bem, embora possam oferecer alívio temporário (muitas vezes, só para o médico de família/enfermeiro!). Porém, mais cedo ou mais tarde, a pessoa irá retornar para mais doses de conselhos, até que acabam as ideias e a paciência do médico de família/enfermeiro. Dar conselhos muito rápido é o resultado de uma crença errada de que as pessoas ficam melhores com respostas. Mas tais respostas podem retirar dos pacientes a oportunidade de se questionarem, de refletirem e de chegarem a respostas sozinhos.

Eis um exemplo. Dor de garganta é um sintoma comum em clínica geral, e costuma ser causada por vírus ou bactérias. É normalmente autolimitada e de curta duração. Informações como essa, talvez reforçadas por um folheto explicativo, são com frequência muito úteis. Doente e médico de família/enfermeiro partilham o solo firme e a vida pode continuar. Se o diagnóstico é mononucleose, o solo pode ficar um pouco mais estremecido. Até que ponto o médico de família/enfermeiro deveria cogitar a possibilidade de a doença durar mais? Será que isso deveria ser mencionado, e com que nível de autoridade e certeza? Você menciona a ideia de uma fadiga mais prolongada após febre glandular, ou será que isso vai colocar a ideia de "EU" na cabeça da pessoa? Algumas perguntas podem, com frequência, ser úteis nessa situação:

> O que você já ouviu sobre mononucleose? Qual é a ideia que você tem atualmente sobre quanto pode durar ou quais podem ser as consequências? Você sabe se alguém mais na sua família tem opinião diferente?

Esse tipo de perguntas preliminares pode ajudar o profissional a abordar a tarefa de chegar com mais chances de sucesso a uma compreensão compartilhada sobre as consequências da doença. Observe, mais uma vez, como nem tudo é como parece ser. Pode parecer que a consulta tradicional de 10 minutos (e nós sabemos que alguns de vocês estão atendendo em intervalos de tempo ainda menores!) significa que as soluções têm que ser encontradas nesta margem de tempo. De algum modo, a forma como escolhemos organizar o tempo teve uma influência direta na maneira como nos comportamos na consulta. Mas existem muitas suposições movidas por este contexto temporal. O que você acha de propor as seguintes questões à pessoa?

> Ao vir para cá hoje, você tinha uma ideia sobre o que gostaria que acontecesse? Que tipo de solução você pensou que pudesse aparecer no final do nosso encontro?

Respostas como "Bem, eu sabia que você não poderia resolver isso para mim, mas eu queria falar sobre isso" podem ser extraordinariamente libertadoras para o clínico – ou para a pessoa!

RETROALIMENTAÇÃO

A consulta pode ser um diálogo, até uma "dança", mas não deveria ser um conjunto de diálogos paralelos, ou a troca recíproca sobre fatos imutáveis. Examinar a retroalimentação é uma atividade importante que ajuda a decidir quais serão as perguntas seguintes. As respostas verbais e não verbais da pessoa despertam mais perguntas, que, por sua vez, levam a mais respostas, e assim por diante. Fazer perguntas e reagir às respostas é uma abordagem interativa, e, como tal, está destinada a produzir retroalimentação. Esta pode ser dividida em dois tipos: conteúdo e processo.

RETROALIMENTAÇÃO DE CONTEÚDO

O que as pessoas de fato dizem é, obviamente, informação muito importante e precisa ser escutada. Irá ajudar o médico de família a confirmar ou descartar uma hipótese de trabalho. Pode abrir a possibilidade de um novo caminho e ajudar a criar diferentes hipóteses que são baseadas na retroalimentação imediata recebida da pessoa. Juntos, médico de família e pessoa podem, então, investigar novas avenidas. No início da carreira, os médicos de família estão com frequência interessados no conteúdo. Existe uma crença predominante de que "se apenas nós tivéssemos todos os detalhes, então poderíamos revelar o mistério, entendê-lo, explicar o que está acontecendo". Essa crença move o desejo de mais perguntas fechadas, mais testes de diagnóstico, mais informações. Algumas vezes, isso é muito importante e, em outras, essa busca acaba distanciando você de uma compreensão sobre a dança, o padrão, os relacionamentos entre as pessoas, os sintomas e as doenças. Muitas árvores e nenhuma chance de ver o padrão da floresta toda! Esse é o momento em que a retroalimentação de processo é útil.

RETROALIMENTAÇÃO DE PROCESSO

A forma *como* as pessoas respondem dá pistas importantes que o clínico, por sua vez, precisa interpretar. Hesitação, irritação ou relutância para responder perguntas específicas podem indicar que elas tocaram áreas sensíveis, que podem requerer delicada investigação. Estas respostas também podem ser levadas a significar que as questões levantadas são dolorosas, talvez ameaçadoras, ou simplesmente irrelevantes. Estar no lado receptor de um intenso processo de retroalimentação da pessoa pode trazer problemas para os médicos de família. Como eles devem lidar com a aparente resistência da pessoa em responder determinadas perguntas ou cobrir questões específicas?

Há várias opções diferentes. Por exemplo, o médico de família poderia notar (mentalmente) a relutância da pessoa em responder, mas parar de levar este assunto específico mais a fundo e pensar sobre como retomá-lo mais tarde. Pensar com cuidado sobre "por que é difícil responder isso agora?" pode revelar sobre processos subliminares do médico de família, da pessoa, da doença e da família. Como opção alternativa, o médico de família poderia decidir "seguir em frente" e dizer: "Essa parece ser uma pergunta desconfortável. Você acha que ajudaria falar sobre isso agora?" Ou: "Você se importa se eu fizer algumas perguntas difíceis ou pessoais?"

Qual dessas duas diferentes opções o médico de família irá escolher dependerá de uma variedade de fatores: o quanto ele conhece a pessoa; se ele sente-se confortável com a possibilidade de lidar com crises emocionais; quão frágil a pessoa atendida parece; quanto tempo há disponível, e assim por diante. No contexto de uma relação boa e de confiança, que pode ter evoluído ao longo de bastante tempo, pode ser melhor usar retroalimentação de processo, abordando as áreas de desconforto imediatamente quando elas surgem ("Você parece triste quando falamos sobre seu pai. Por quê?"). Entretanto, restrições de tempo podem, algumas vezes, forçar o clínico a notar um potencial ninho de vespas um dia, e deixar até uma consulta posterior para tocá-lo, quando houver mais tempo e espaço para enfrentar algumas dessas questões.

Quem responde às perguntas pode revelar muito sobre processos familiares. Os maridos respondem pelas esposas, ou as esposas falam pelos maridos? Uma pessoa começa a frase e outra termina? Falam todos ao mesmo tempo? A seguir, está um exemplo de caso em que a mãe fala pela filha. As perguntas podem ajudar a desfazer o processo observado no consultório.

Existem profissionais sistêmicos que acreditam que o processo de fazer perguntas é suficiente para trazer mudanças. Seja essa crença verdadeira ou não, se o médico de família apenas faz perguntas, algumas pessoas podem começar a questionar o entrevistador ("Por que você fica fazendo essas perguntas? Por que você faz essa pergunta para *mim* – você não pode perguntar para o meu marido? Eu quero saber o que *você* pensa, doutor."). Nessas circunstâncias, é importante *não* entrar em confronto com a pessoa. Dê um passo para trás, simplesmente afirmando: "É a maneira que eu acho mais útil", ou "eu só queria entender mais, mas se gera desconforto para você responder todas essas perguntas, é claro que vou parar". (O resultado disso, geralmente, é que a pessoa dá permissão explícita para o médico de família continuar). Ou, "Você está certa, eu deveria perguntar ao seu marido, mas ele não está aqui no momento. Você se importa, então, se eu perguntar agora o que seu marido diria se ele estivesse aqui? Você não precisa responder se não quiser, ou se achar muito difícil".

> **O próximo, por favor...**
>
> Emma (com 15 anos e 9 meses) compareceu à consulta com sua mãe para solicitar a prescrição da pílula anticoncepcional para suas dores do período menstrual. Ela havia feito tratamento para verrugas genitais com a enfermeira da unidade de saúde durante o último ano. A cada pergunta, ela esperava que a mãe iniciasse a resposta antes de começar a participar. Ela não conseguia lembrar do nome dos comprimidos que estava tomando. Ambas disseram ter sido ideia da outra o fato de mãe e filha estarem presentes na consulta. Parecia que Emma estava entrando no mundo adulto feminino com pouca noção de controle sobre sua vida, talvez por vergonha de ter tido verrugas genitais. Aqui estão algumas perguntas moderadamente "subversivas":
>
> - "Quando você tiver 16 anos e tiver o direito legal de vir consultar comigo sozinha, o que você teria que fazer ou pensar antes de vir para a consulta?"[*]

---

[*] N. de T.: O autor refere-se ao contexto legal do Reino Unido.

- "Quando a sua filha tiver 16 anos e estiver apta a fazer coisas como assinar formulários de consentimento para cirurgias, de que maneira seu papel de mãe será diferente?"
- "Aprender a ter todas as suas próprias preocupações e a cuidar de você mesma pode levar um tempo. Com que idade você gostaria de fazer todas essas coisas sozinha?"
- "Quantos anos você pensa que sua mãe acha que você tem – 8, 16 ou 23?"
- "Diga-me o que teria de ser diferente para que sua mãe e você concordassem a respeito da idade em que você é autossuficiente?"
- "Qual seria a opinião de seu pai sobre isso?"
- "Se o seu pai estivesse aqui hoje, você estaria mais ou menos inclinada a falar?"

O PODER DAS PERGUNTAS

As pessoas e famílias que consultam apresentam o que se pode chamar de "histórias" dos seus problemas. Existem múltiplas formas nas quais as histórias são

---

Histórias de doenças

Histórias são uma maneira de pensar sobre encontros clínicos e sobre as vidas das pessoas. Elas são mencionadas no decorrer deste livro, e muito já foi escrito sobre histórias por outros profissionais. Por exemplo, Arthur Kleinman escreve sobre as formas específicas como os profissionais podem compreender narrativas de doenças das pessoas (Kleinman, 1988). Ele afirma que temos que tentar compreender o significado da doença para cada pessoa em especial, e que somente ao tentar fazer isso é que podemos começar a ajudá-la com a sua experiência da doença, e não com a doença. O livro de Kleinman, *Illness Narratives*, que ele descreveu em outra ocasião como "um relato populista" (Kleinman, 1995), é uma introdução de primeira classe ao mundo da doença crônica, cheio de *insights* e pensamentos úteis sobre como extrair a cura de suas tendências tecnocráticas e recolocá-la nos relacionamentos humanos.

Há uma rica veia da literatura com pessoas escrevendo sobre histórias das suas próprias doenças. Um dos principais autores é Arthur Frank, antropólogo que teve câncer. Em seu livro *The Wounded Storyteller* (Frank, 1995), ele desenvolve com sucesso os tipos de histórias sobre doenças. Ele identifica três categorias principais:

1. a história de *restituição* é muito adorada pelas pessoas e por seus médicos: "Eu estava bem, eu fiquei doente, tratamentos heroicos ou comuns foram administrados, eu fiquei melhor";
2. a *história-caos* não tem começo, meio ou fim, só ideias e confusão: "Histórias-caos são sugadas para a contracorrente da doença e os desastres que a assistem";
3. na história de *questionamento*, as pessoas vão ao encontro do sofrimento de cabeça erguida, elas aceitam as doenças e procuram usá-la.

A pessoa doente acredita que há algo a ganhar com a experiência, inclusive poder contar a história. Frank especula que muito sofrimento é gerado pela tentativa das pessoas e dos profissionais de forçar experiências em histórias que não combinam (Frank, 1995).

apresentadas e vivenciadas pelas pessoas. Aqui estão dois padrões comuns: a história praticada ou de rotina, contada como se fosse verdade, escrita na pedra, com pessoas, eventos e problemas fundidos ("Ele é assim porque teve um pai violento e não aprendeu a lidar com as emoções"). Por outro lado, a história pode ser apresentada como uma coleção aparentemente vaga de pessoas e circunstâncias – desconectada, desarticulada e aparentemente arbitrária. Questionar essas histórias, que são com frequência baseadas em crenças mais ou menos fixas, é um meio de conseguir que elas sejam recontadas, examinando, assim, algumas das verdades implícitas, crenças e mitos que ajudaram a criar e manter as histórias.

Perguntas específicas podem possibilitar que a família reflita sobre sua vida ou suas histórias de problemas, auxiliando-a a reinterpretá-las e a descobrir novas soluções. O processo de questionamento pode ser forte se o objetivo é fazer a pessoa ou a família olhar para si mesmo a partir de uma nova perspectiva. As pessoas são estimuladas a observar outras pessoas em relação a si mesmas, bem como a especular como, na visão delas, as outras pessoas as veem. Dessa forma, as pessoas percebem a si próprias e aos seus relacionamentos pelos olhos de outras pessoas, e comparam isso com as suas próprias percepções. Isso pode ajudar a fazer novas conexões entre passado, presente e futuro; entre sintomas e questões de relacionamentos; entre suposições e opiniões mantidas abertamente. Isso também possibilita que as pessoas conectem o presente com visões e ações futuras.

COMPREENDENDO OS TIPOS DE PERGUNTAS A SEREM USADAS

O questionamento circular e reflexivo (Selvini Palazzoli et al., 1980) é uma técnica elegante que permite aos profissionais sistêmicos tornarem-se curiosos questionadores, que solicitam informações aos indivíduos e a outros membros da família sobre as suas crenças e percepções ligadas a relacionamentos. Ao responder à retroalimentação fornecida, o profissional decreta "circularidade", baseando a próxima pergunta na resposta anterior. O processo de fazer essas perguntas reflexivas deixa os indivíduos e as famílias envolvidos em escrever ou reescrever as suas histórias: eventos vagos e desarticulados tornam-se conectados, roteiros fixos começam a se desintegrar e surgem novas conexões. Perguntas circulares e reflexivas são construídas pelo clínico baseadas nas informações iniciais fornecidas pela pessoa: ligar perguntas a hipóteses cria um padrão de entrevista coerente e premeditado, no qual as perguntas seguintes baseiam-se nas respostas por vir, que por sua vez informam mais perguntas.

As perguntas reflexivas e circulares podem ser feitas com apenas uma pessoa, embora possam ter mais força se outros familiares estiverem presentes. Extrair tais informações na presença de membros da família e pedir que eles comentem e reflitam sobre as respostas dadas pelos vários indivíduos cria um infinito conjunto de sequências de retroalimentações que, por si só, mudam a estrutura das interações familiares. A mesma pergunta poderia ser feita para cada pessoa, uma de cada vez, observando ou mesmo comentando sobre as diferentes respostas obtidas. Perguntas triádicas são especialmente úteis, já que se solicita que cada pessoa comente sobre os pensamentos, comportamento e relacionamentos dos outros membros da família. O membro de uma família que está envolvido em uma conversa como essa tem a oportunidade de ser um observador das percepções dos outros sobre ele, em vez de estar envolvido na ação. Então, um modo de pensar diferente e mais reflexivo é possível.

Aqui está uma lista de possíveis perguntas. Estas nunca poderiam ser feitas no curso de apenas uma consulta, é claro. Mas lembre-se de que os profissionais de APS normalmente possuem o tempo ao seu lado. Muitas das pessoas que cuida são "para a vida". Não precisa ser tudo fixo em uma sessão! Além disso, algumas dessas perguntas podem ser completamente inapropriadas para determinadas pessoas.

Exemplos de perguntas reflexivas e circulares

Perguntas problema/sintoma

Estas procuram definir a história do problema ou do sintoma, os contextos dentro dos quais eles ocorrem e as diferentes respostas.

- Quem notou o seu problema/sintoma primeiro? E segundo? E por último?
- Qual é a sua explicação para o sintoma/problema?
- Qual é a explicação da sua esposa/pai/mãe ao porquê de você estar apresentando este problema? Você concorda com a opinião dele(a)?
- O que você acha que fez com que ele(a) formasse essa opinião?
- Se você quisesse mudar o pensamento dele(a) sobre o seu problema, como você faria?
- Quem faz o que em resposta ao sintoma?
- Como o problema afeta seu cônjuge/pai/mãe/filhos?
- Quando você está deprimido/com dor, quem reage a isso primeiro? O que ele(a) diz ou faz? O que acontece depois? Como você responde à resposta dele(a)? E então, o que acontece? E qual é a sua resposta a isso?
- Existe alguém que pensa que o seu problema não é "real"? Ou alguém que acredita que você não está doente, mas que está apenas estranho? Qual é a sua resposta a isso? Que tipos de conversas entre você e X produzem isso?
- Como é que X tem essa opinião? Você acha que X pensa que você poderia agir de forma diferente?
- Como você sabe disso? Você tem facilidade para descobrir o que X ou Z realmente pensam sobre o seu problema?
- O que mais pode ser que X ou Y pensem ou sintam e que eles não dizem para você? Como eles devem falar sobre o seu problema na sua ausência?
- O que você teria de fazer para descobrir?
- Se você descobrisse, que tipo de resposta você teria?

Perguntas com enfoque na solução

Estas procuram identificar exceções atuais aos comportamentos sintomáticos e destacar soluções já empregadas pela pessoa.

- Eu estou interessado em saber quando o sintoma não aparece. Quando é que o sintoma se manifesta menos?
- Como você está se sentindo e o que você está fazendo quando você não tem suas dores do intestino irritável?
- Conte-me sobre o que está acontecendo quando isso não é tão problemático para você.
- Se a sua filha estivesse aqui, o que ela teria a dizer sobre os momentos quando as coisas estiveram melhores?
- Ao olhar para trás, nos últimos dias, houve momentos em que você esteve livre do problema ou sintoma? Como você explica isso?
- Em uma escala de 0 a 10, sendo 10 quando a sua dor está insuportável, e zero quando você não tem dor, onde na escala você acha que o seu marido lhe colocaria no momento? Onde você se colocaria? Em algum momento nos últimos dias a sua posição na escala estava menor? Como isso aconteceu? Se você puder fazer mais daquilo que você fez quando isso aconteceu, existe alguma chance de que a dor fique fraca com mais frequência?
- Você lembra de um momento em que podia ter desistido do problema mas você não desistiu? O que aconteceu então?
- Se eu pudesse usar uma varinha mágica e o problema desaparecesse, como seria a sua vida? Qual seria o primeiro sinal de que você está superando o problema? Como você vai saber quando as coisas começarem a mudar?
- Em uma escala de 1 a 10, onde você coloca a depressão do seu pai agora? Será que ele a colocaria na mesma posição? Se não, por quê?
- Se você estivesse um passo acima na escala, o que seria diferente? O que mais?

Perguntas de ajuda

Estas procuram esclarecer quem precisa de ajuda para quê, bem como as implicações de procurar e receber ajuda.

- Quem na sua família quer mais ajuda e quem quer menos ajuda?
- Qual é a sua explicação para essas diferenças?

> **Sugestão de atividade prática**
>
> Copie cinco perguntas diferentes por semana, coloque-as em um bloco de anotações no seu consultório. Tente fazer essas perguntas a 10 pessoas consecutivas e grave as respostas delas.

- Quem está mais e quem está menos preocupado com o seu problema?
- Como você decidiu que deveria vir buscar ajuda?
- Como você discutiu isso e com quem? Quais foram os tipos de respostas?
- O que teria acontecido se você tivesse decidido não consultar comigo?
- Vir aqui procurar ajuda torna mais fácil ou mais difícil discutir essas coisas com ele(a)?
- Supondo que você não tivesse vindo aqui em busca de ajuda, como você iria lidar com esse problema?
- O que ele(a) realmente pensa sobre você vir aqui em busca de ajuda? O que você acha que ele(a) imagina que se passa aqui?
- Quem seria mais favorável a que você aguentasse sozinho(a) em vez de buscar ajuda?
- Quais você acha que são as consequências se nada que ajude com o problema for encontrado? Quais serão os efeitos em você, no seu parceiro(a)/pais/filhos?

Perguntas sobre mudança

Estas procuram investigar as implicações e consequências da mudança.

- Eu vou lhe fazer uma pergunta para a qual a resposta provavelmente é muito óbvia: como você saberia que está melhorando?
- Que tipo de observações você faria? O que seria diferente?
- Como outras pessoas saberiam?
- Supondo que você não disse a ninguém que o seu problema havia melhorado, será que X e Y notariam de qualquer forma? Que outros sinais X ou Y observariam que pudesse fazê-los pensar que você está melhorando?
- Como o seu parceiro(a)/mãe/filho notaria que você está melhorando?
- Como a sua relação com X e Y seria afetada se o seu problema melhorasse? Quais seriam as vantagens? Eu sei que talvez essa pareça uma pergunta estranha, mas existe alguma desvantagem em melhorar?
- Supondo que houvesse algumas desvantagens e que você decidisse que talvez exista algo nisso, para manter os sintomas – você conseguiria produzi-los conscientemente? O que você teria de fazer? Como você faria isso?
- Qual seria a resposta de X, Y, Z se ele(a) soubesse?
- Supondo que não houvesse mudança nos seus sintomas por alguns meses – que relacionamento sofreria mais?

Perguntas sobre relacionamento

Estas procuram examinar padrões de comunicação e de interação.

- Como você vê o relacionamento entre o seu irmão e a sua mãe?
- Como você acha que o seu pai vê o relacionamento dele com você?

- Como a sua mãe descreveria o relacionamento entre você e o seu pai?
- Seria diferente de como você vê – ou de como o seu pai vê?
- Como você explica as diferenças entre como X e Y veem este relacionamento?
- Se a sua esposa estivesse sentada aqui e ouvisse você dizer isso, o que ela poderia dizer?
- E se ela dissesse, como você responderia? E qual seria a resposta dela?
- Quem é o mais próximo e quem é mais distante da sua mãe/pai? E quem é o segundo e o terceiro?
- Quem concorda com você que X é mais próximo de Y? Alguém tem opinião diferente? Em que você acha que esta opinião é baseada?
- Você disse que é assim mesmo (p. ex., o seu relacionamento com X). O que teria de acontecer para isso ser diferente?
- Já houve algum momento em que isso foi diferente?
- Como eram as coisas antes e depois que a doença (morte, separação) ocorreu?
- Quem sofreu mais/menos com a doença/morte/nascimento de X?
- Quem pode animar/deprimir mais X ou Y?
- Quando você se sente mais como uma filha, quando como mãe, e quando como esposa? Como você explica isso? Quem mais pode fazer você se sentir assim?
- Quem fica mais/menos chateado quando você não se entende bem com X?

Perguntas hipotéticas

Estas procuram refletir sobre as implicações de novos cenários e situações hipotéticas.

- Se você não estivesse por perto, como os seus pais se relacionariam sem você?
- Se um dos filhos fosse ficar em casa, quem seria?
- Se você não tivesse nascido, como seria o casamento dos seus pais?
- Se a sua mulher de repente ficasse melhor, quem seria o próximo a ficar doente?
- Supondo que o seu parceiro não tivesse nenhum sintoma físico, qual dos filhos seria mais próximo ao pai?
- Se a sua mãe falasse agora, o que ela poderia dizer? E como o seu pai poderia responder? E como você responderia?
- Você já tem bastante experiência com médicos e outros profissionais de atenção primária. O que eu teria de fazer para que esse tratamento falhasse também?
- Suponha que a sua mulher tivesse sido uma mosca na sala ao longo de todos os nossos encontros. O que ela pensaria de tudo? Você concordaria com as observações dela? Por que não?
- Supondo que você deixasse a sua mulher negociar todo o contato com a sua mãe e que ela tomasse responsabilidade por isso, como isso afetaria os seus sintomas?
- Supondo que você pedisse que o seu filho fosse embora e insistisse que o seu marido passasse mais tempo com você, como isso afetaria as suas dores de cabeça?

- Se a sua mãe ainda fosse viva hoje, qual você acha que seria a opinião dela sobre os problemas que você está tendo com seus filhos?

Perguntas rebeldes

Estas objetivam buscar áreas de força ou situações problemáticas, e também procuram causar um pouco de "perturbação".

- Se existisse uma coisa relacionada com você (sua mãe, irmã, esposa), da qual o seu pai se sentiria orgulhoso, em sua opinião, o que isso poderia ser?
- Qual dos seus pontos fortes a sua esposa/pai não consegue ver?
- Quando foi a última vez que você acha que os seus filhos viram você e a sua esposa de fato felizes juntos?
- Cada família tem um alcoolista – quem é alcoolista na sua família?
- Existe abuso sexual em muitas famílias. Se isso aconteceu na sua família, onde pode ter acontecido?
- Como é a "vida noturna" da sua família?
- Suponha que imaginemos a sua família daqui a cinco anos, após ter superado com sucesso esse trecho difícil. Onde vocês todos estariam e o que você estaria fazendo? Como você gostaria de estar?
- Apenas imagine que você está, agora, no final da sua vida. O que mais você gostaria de ter feito? Como você poderia, daqui a 30 anos, aconselhar a si mesmo sobre os dilemas que você está enfrentando agora?

OS MILAGRES REVISADOS

A "pergunta do milagre" (Berg, 1991) já foi descrita no capítulo anterior. Por se tratar de uma pergunta imaginária, ela ultrapassa os processos conscientes de pensamento que, às vezes, são um obstáculo ao pensamento sobre os momentos em que as coisas são diferentes.

> Eu gostaria de lhe fazer um tipo de pergunta incomum. Está bem? Eu gostaria que você imaginasse que, enquanto você está dormindo, acontece um milagre, e o milagre é que você acorda de manhã capaz de enfrentar todas as coisas que são difíceis para você agora. Como você estava dormindo, não sabe que esse milagre aconteceu. Qual é a primeira coisa que você nota? Quem é a primeira pessoa a notar que você está se comportando de forma diferente? Quanto demoraria para essa pessoa notar?

Gradualmente, o dia do "milagre" é elaborado, e geralmente surpreende tanto o clínico como a pessoa. "Se amanhã você escolher fazer uma das coisas sobre as quais você falou no seu dia do milagre, o que você escolheria? Há alguma outra coisa que você irá escolher?" Essa pergunta pode ser feita sensivelmente a pessoas com doenças terminais, dificuldades com luto e doenças crônicas, bem como depressão ou ansiedade.

O próximo, por favor...

Uma mulher com esclerose múltipla percebeu que, no dia do milagre, ela acordaria em uma cama sozinha depois de uma boa noite de sono e conseguiria, então, deslizar com facilidade da sua cama até o box do chuveiro no seu quarto. Ela não havia percebido que a preocupação com as pernas agitadas, que mantinham seu marido acordado, também havia prejudicado o sono dela, e também não havia percebido que ela precisava chamar a terapeuta ocupacional para planejar mais ajustes na casa.

O próximo, por favor...

Uma mulher cuja filha havia falecido em um acidente de carro no ano anterior e cujo filho, como consequência disso, havia tomado uma *overdose*, não havia percebido que a sua vida tinha ficado inutilmente suspensa. Ela precisava reestabelecer contato com as amigas, e dar a si mesma a permissão para rir, que sua filha com certeza teria apoiado.

O próximo, por favor...

Um homem com câncer de pulmão conseguiu pedir à esposa um pequeno pedaço de salmão defumado para o almoço, sabendo que ela teria o prazer de agradar o marido.

Tanto a escolha das perguntas, como a linguagem usada para colocá-las, tem efeitos consideráveis no curso da consulta. A pessoa é levada a refletir sobre o problema e o contexto maior. O médico de família/enfermeiro fica cada vez mais curioso sobre a retroalimentação recebida, o que, por sua vez, inspira o questionamento. Existem muitos tipos de perguntas diferentes que podem ser feitas para acionar um processo de reflexão na pessoa.

Algumas das perguntas, especialmente as hipotéticas, podem parecer estranhas, ou até subversivas. O médico de família/enfermeiro terá que esperar o momento apropriado para fazê-las. Muitas das perguntas são comparativas e usam advérbios como "mais" e "menos". A escolha dessas palavras é deliberada, no sentido de que elas estimulam a pessoa a procurar e encontrar diferenças nas crenças, ações e reações das pessoas. Dessa forma, a pessoa pode começar a questionar os seus próprios sistemas de crenças e os de vários de seus familiares, bem como a relação desses sistemas de crenças com os sintomas. Algumas perguntas são deliberadamente "triádicas". Elas são feitas para estimular a pessoa a pensar sobre os relacionamentos entre duas pessoas a partir da observação de uma terceira pessoa. Essas perguntas também criam cenários arbitrários (p. ex.: "O que aconteceria se X dissesse isso a Z?"), muitas vezes com resultados totalmente previsíveis. Perguntas sobre "antes e depois" podem ajudar a estabelecer a ligação que um sintoma específico pode ter em relação a um evento familiar.

O próximo, por favor...

A Sra. S, 47 anos, foi à unidade de saúde para mais uma prescrição de remédio para dormir. A recepcionista pediu que a enfermeira da unidade conversasse com ela. Logo revelou-se que ela estava se sentindo deprimida havia algum

> **Tarefa prática**
>
> - Pergunte ao seu amigo(a)/parceiro(a) sobre o que fazer no próximo domingo, e os efeitos que isso pode ter em você ou outros, usando perguntas reflexivas.
> - Escolha cinco perguntas, cada uma tirada de uma das sete categorias listadas anteriormente.
> - Entrevistem-se um ao outro e verifique que perguntas afetaram mais você.

tempo. Ao ser pressionada, ela disse que não havia "nada com que se preocupar". A enfermeira não desistiu, mas persistiu e perguntou quem estava morando em casa com ela. Surgiu a informação de que ela e o marido estavam prestes a enfrentar um "ninho vazio", como consequência de o filho de 18 anos estar indo para a universidade em outra cidade. A Sra. S tentou minimizar o fato quando apontou que isso era "normal e eu não tenho nenhuma outra preocupação mesmo".

Enfermeira: "O seu marido sabe que você tem problemas para dormir?"
Sra. S: "Eu não sei. Ele toma umas cervejas depois da janta e apaga."
Enfermeira: "E isso está bem para você? É assim que você quer?"
Sra. S: "Bem... sim e não."
Enfermeira: "Já houve um tempo em que ele não fazia isso?"
Sra. S: "Sim, quando éramos mais jovens... alguns anos atrás. Nós já tivemos alguma diversão."
Enfermeira: "Você acha que ele está preocupado com alguma coisa?"
Sra. S: "Eu não saberia."
Enfermeira: "Se ele estivesse preocupado com alguma coisa, o que poderia ser?"
Sra. S: "Ele ama muito o nosso filho. Eles têm tanto em comum. Ele vai sentir falta dele."
Enfermeira: "Mais ou menos do que você?"
Sra. S: "Nós dois vamos sentir falta dele, por motivos diferentes."
Enfermeira: "Ele sabe que você acha que ele está para baixo por isso? Ou ele sabe que você também está para baixo com o fato do seu filho sair de casa, mas por motivos diferentes?"
Sra. S: "Nós não falamos muito."
Enfermeira: "O que aconteceria se vocês falassem?"
Sra. S: Provavelmente iríamos chorar, os dois."
Enfermeira: "Isso seria bom ou ruim?"
Sra. S: "Não seria ruim."
Enfermeira: "Então, como você poderia começar uma conversa sobre isso com ele? Qual seria uma boa abertura? Qual seria o melhor momento para abordar o assunto?"
Sra. S: "Bem, poderia ser domingo de manhã. É quando tem um pouco de tempo. Mas tem também os jornais de domingo."
Enfermeira: "Quem ficaria mais triste se vocês falassem sobre o filho de vocês que está indo embora – ele ou você?"

Sra. S:	"Acho que ele ficaria surpreso em saber como eu me sinto. Estou bem deprimida com tudo isso."
Enfermeira:	"Se o seu filho fosse uma mosca na sala, o que ele poderia pensar da conversa que nós estamos tendo?"
Sra. S:	"Só Deus sabe. Ele ficaria lisonjeado em descobrir como é importante para nós."
Enfermeira:	"Ele não sabe?"
Sra. S:	"Ele nunca fala comigo. Ele fala com o pai dele, sobre futebol."
Enfermeira:	"E como isso afeta você?"
Sra. S:	"Faz eu me sentir pior."
Enfermeira:	[faz as próximas perguntas, uma por uma, com as respostas da Sra. S omitidas por questão de espaço] "Como você poderia falar com ele de tal forma que ele não fizesse você se sentir pior?" "Como você teria de começar?" "O que você esperaria que ele respondesse?" "Então, se ele diz isso, como você poderia responder de forma que você não desse a ele a chance de ficar irritado?" "Tente fazer isso, quem sabe neste domingo, e depois volte na próxima semana e me conte como foi. Quantas noites sem dormir isso vai trazer para você?"

Uma variado leque de questões diferentes foi levantado durante esta conversa relativamente breve. As perguntas são colocadas deliberadamente para investigar as conexões entre os sintomas apresentados e a dinâmica familiar. Elas estimulam a construção de novas ligações, na esperança de que isso faça a paciente ver a sua dificuldade a partir de um novo ângulo, e permita que ela mobilize algumas forças dentro de casa – tão breve quanto a partir do momento da consulta até o próximo domingo.

COLOCAR O PROBLEMA NA CADEIRA – PERGUNTAS DE EXTERNALIZAÇÃO

Em geral, colocamos nossas perguntas diretamente às pessoas. Porém, às vezes é mais eficiente colocar o sintoma ou o problema na cadeira, como se fosse separado da pessoa. Isso pode, à primeira vista, ser uma proposta curiosa, como beijo de drama amador. Entretanto, como foi mencionado no capítulo anterior, a técnica de externalização de problemas pode ser uma maneira útil de personificar o problema que uma pessoa vivencia como opressivo. Dessa forma, ele se torna temporariamente uma entidade separada, externa à pessoa. Muitas vezes, as pessoas podem se sentir muito mal com o fato de que não parecem ser capazes de vencer a doença. A doença e o senso de si mesmo se fundem. Parte da linguagem que utilizamos provavelmente não ajuda. Pessoas que talvez tenham se visto como o gerente do banco, o soldador, o pai, o cuidador, tornam-se simplesmente um diabético ou um esquizofrênico. Separar o sintoma ou a doença da pessoa pode ser percebido tanto como emancipador e respeitoso, e pode levar a um sentimento de maior controle sobre a doença ou o sintoma.

Afligir-se devido a uma doença crônica é normalmente experiência desgastante para o indivíduo e para a família. O sentido de onde a doença e a pessoa começam e terminam fica indefinido. A doença pode ganhar significados associados que não têm relação com sua característica ou gravidade, o que resulta em pensamentos confusos.

Vários escritores (Griffith e Griffith, 1992) usam a metáfora da doença como sendo um elefante na sala de estar. Pode ser tão grande que não há espaço para mais nada na sala. O elefante impede que as pessoas se vejam ou assistam televisão, ou mesmo que saiam da sala. É um obstáculo para os relacionamentos. Como reduzir a influência – ou o tamanho – do elefante pode ser uma metáfora útil. "Colocar a doença na cadeira" é uma técnica para enfrentar essas confusões.

O próximo, por favor...

A Sra. F era a mãe de Brian, um menino de 13 anos, diabético e dependente de insulina. Ela havia se separado do pai de Brian recentemente, após um incidente de violência física grave entre pai e filho. A enfermeira estava preocupada que o diabetes de Brian havia aumentado descontroladamente, apesar das suas tentativas persistentes de educação para a saúde. A Sra. F procurou o seu médico de família para uma consulta para refletir sobre o que havia acontecido e como as coisas poderiam ser diferentes no futuro.

Dr. Y: "Acho que nós precisamos entender o que aconteceu. Eu quero fazer uma coisa que pode parecer um pouco estranha inicialmente. Suponha que nós colocássemos o diabetes do Brian nessa cadeira, aqui. Como ele pareceria e como você o sentiria?"

Sra. F: [longa pausa, parecendo, inicialmente, um pouco perplexa]: "Como uma enorme seringa, de dois metros."

Dr. Y: "Então, quando você olha para aquela seringa, como você se sente?"

Sra. F: "Muito assustada e completamente inútil. Fico pensando: como eu posso ajudar o Brian a colocar isso nele?"

Dr. Y: "E sempre pareceu tão grande?"

Sra. F: "Bem, no começo não. Ficou fora de proporção desde que o pai dele e eu não estamos nos entendendo. Na verdade, a seringa me lembra do pai dele – muita coisa para eu enfrentar e muito dolorido."

Dr. Y: "Então eu estaria certo em pensar que na sua cabeça pode estar havendo uma confusão porque quando você está tentando ajudar o Brian com o diabetes, você também está pensando no pai dele?"

Sra. F: "Sim, suponho que sim. Estou chateada com os dois."

Dr. Y: "E se colocarmos o pai dele em uma cadeira separada para falar sobre o fato de você se sentir chateada com ele, qual seria o tamanho da seringa?"

Sra. F: [sorriso]: "Seria de tamanho totalmente normal."

Dr. Y: "Se o Brian estivesse aqui, que tamanho você acha que ele diria que a seringa tem?"

Sra. F: "Acho que tamanho normal – realmente isso não é grande coisa para ele. Sempre me surpreende como ele simplesmente faz o que tem de ser feito."

Após essa consulta (abreviada), a enfermeira que tratava o diabetes fez contato com Brian e com a Sra. F. O controle do diabetes foi reestabelecido e está mantido, apesar das dificuldades contínuas com a separação.

Externalizar doenças, separá-las por alguns breves momentos de quem as têm, possibilita que novas perspectivas surjam.

O próximo, por favor...

O Sr. e a Sra. B consultaram com seu médico de família porque a Sra. B disse que o marido não estava assumindo responsabilidade para gerenciar a sua esclerose múltipla e o impacto que a incontinência urinária dele tinha nela. Ela estava furiosa porque, apesar de ter conversado com ele calmamente, e depois ter perdido a calma e falado alto, isso não tinha feito nenhuma diferença no comportamento dele. Ele estava sentado, com aparência animada e passiva na sua cadeira de rodas, enquanto ela estava agitada na beira do assento da sua cadeira.

Dr. G: "Eu estou interessado em tentar uma conversa diferente com vocês dois para ver as coisas de uma maneira diferente. Está bem?"
Sr. e Sra. B: "Sim."
Dr. G: "Suponhamos que possamos colocar toda a doença do John naquela cadeira ali, bem separada do John como pessoa. Como ela se pareceria para cada um de vocês?"
Sr. B: "Bem, é apenas uma pequena versão de mim, e algo que eu conheço por dentro e por fora."
Sra. B: "Bem, isso é incrível, porque para mim é uma imensa nuvem nebulosa que está crescendo para fora da cadeira e vai me engolir."
Dr. G: "Ela é quente, fria, malcheirosa, ou algo mais?"
Sra. B: "É quente, com vapor e... sufocante. Na verdade, não tem cheiro."
Dr. G: "O que você está pensando ao escutar sua esposa descrevendo a experiência dela sobre essa esclerose múltipla sentada aqui?"
Sr. B: "Bem, estou surpreso porque é uma doença tão diferente para ela."
Dr. G: "O que teria que acontecer para você ajudá-la a ter a mesma visão da doença que você tem?"
Sr. B: "Eu realmente não sei. Isso é um enigma. Suponho que se eu dissesse claramente a ela o que quero que ela faça para mim, isso poderia ajudar. Às vezes, ela tenta adivinhar e erra e isso é que a irrita. De fato, sou eu quem tem de cuidar da minha doença."
Dr. G: "Como você acha que ela poderia controlar a nuvem para ela mesma?"
Sr. B: "Bom, eu acho que se ela relaxar, sair e se divertir, minha esclerose múltipla não seria um fardo tão grande. Ela se esquece de cuidar de si, você sabe."

Sra. B:	"Ele está certo, na verdade."
Dr. G:	"Na próxima vez que vocês dois virem a nuvem de vapor vindo, o que irão fazer de diferente?"
Sra. B:	"Sair e fazer uma pausa para arejar."
Sr. B:	"Eu ficaria muito feliz se você fizesse isso sem eu ter que dizer."
Dr. G:	"John, supondo que você ficasse zangado e irritado com a esclerose múltipla sentada naquela cadeira ali, toda presunçosa e autossatisfeita, como isso seria? O que você diria?"
Sr. B:	"Eu ficaria com muito medo, caso ela saísse do controle e me dominasse também."
Dr. G:	"Se ela saísse de controle, como a nuvem de vapor da sua esposa, quanto tempo demoraria para ela se acalmar?"
Sr.B:	"Levaria uns dois dias. Eu me sentiria triste e com pena de mim mesmo – é uma doença injusta."
Dr. G:	"Ajuda ficar triste de vez em quando?"
Sr. B:	"Por mim está bem. Mas eu odeio se isso faz a nuvem de vapor vir para a minha esposa. Então eu tento conter o sentimento."
Dr. G:	"O que você está pensando, ao ouvir John falar sobre a doença e os sentimentos dele?"
Sra. B:	"Talvez eu deva deixar ele em paz quando ele está um pouco para baixo e não ficar incomodando ele, porque isso faz a minha nuvem de vapor crescer."

Seis semanas depois, o casal relatou uma mudança considerável no relacionamento entre eles e com a esclerose múltipla. O Sr. B confessou que estava lutando para aceitar sua dependência maior da cadeira de rodas. Ele estava, de fato, saindo mais do que antes. Ele preparava-se melhor para as saídas e não tinha havido nenhum episódio de incontinência. A Sra. B dedicou mais tempo para sair e se divertir sozinha, e ela declarou que sua nuvem de vapor havia se tornado administrável. Eles usaram a metáfora da nuvem de vapor para que o filho adolescente falasse sobre a esclerose múltipla e os efeitos da doença nele. Eles tinham ficado preocupados que o filho não conseguisse sair de casa, pensando que os pais precisassem dele, com todos esse problemas. Um ano mais tarde, ele partiu para ingressar na universidade.

O que é que funciona com essa abordagem? Os relacionamentos dos membros da família com uma doença específica mudaram temporariamente, pois a doença assumiu vida própria. Uma vez separada do seu portador, torna-se mais fácil expressar irritação e outras fortes emoções em relação à doença, sem sentir-se culpado em magoar a pessoa. Esta abordagem opera em um nível simbólico e às vezes divertido, que dá à família uma linguagem não médica diferente a ser usada para falar e enfrentar a doença. Além disso, existem muitas perguntas e infinitas respostas interessantes. É importante não pensar que você pode colocar mais de uma ou duas em uma consulta de 10 minutos, e também não ficar preso à ideia de que lá está aquela pergunta mágica e certa que irá resolver tudo. Então, aqui estão três perguntas para você! Será que elas irão "resolver" algum dos seus problemas?

Três perguntas para você

- Suponha que você escolha fazer somente uma das perguntas deste capítulo à maioria das pessoas que atender amanhã. Que pergunta você escolheria primeiro?
- Se você fosse escolher uma categoria de perguntas para tentar no dia seguinte em uma consulta selecionada, que categoria seria?
- Suponha que você pudesse falar mais detalhadamente com um profissional sistêmico sobre como expandir seu repertório de perguntas, que outra categoria você estaria tentado a escolher?

Tarefa prática

Imagine um problema – ou sintoma – que você tem ou já teve. Coloque-o em outra cadeira e tenha uma conversa imaginária, questionando a própria existência dele. Pergunte quem o alimenta e quem permite que ele tenha mais influência em você.

5
A família dentro de nós – genogramas

> **Este capítulo abrange:**
> - Padrões de família
> - Roteiros de família
> - Narrativas de família
> - Construção e uso de árvores de família
> - Um novo olhar para histórias antigas

PADRÕES DE FAMÍLIA E ROTEIROS DE FAMÍLIA

Somos todos influenciados pelas nossas famílias de origem. Elas nos passam não apenas os genes, mas também crenças, mitos e regras, implícitas ou explícitas. Às vezes nos transmitem até algumas das suas doenças ou problemas. Quando nos unimos com um parceiro(a), levamos em consideração a "bagagem familiar" dele(a) e, se temos filhos, sejam adotados ou biológicos, podemos também passar essa bagagem para eles – e eles podem carregar parte disso durante a vida e transmitir para as próximas gerações. Padrões de relacionamentos familiares também tendem a ser transmitidos de geração para geração. Não está sob nosso controle o fato de que somos influenciados pelo que vimos e vivenciamos nas nossas famílias de origem. Um pouco disso é mediado pela cultura. Um pouco é altamente idiossincrático dentro de uma dada cultura. Com nossos filhos, podemos conscientemente desejar fazer o mesmo – ou o contrário – daquilo a que fomos expostos quando fomos criados. Mas talvez não nos demos conta sobre como repetimos os roteiros familiares – apesar de um intenso desejo consciente de não fazê-lo. E todos nós, indivíduos e casais, com ou sem filhos, ainda levamos todos os nossos padrões de família, crenças e "culturas" para cada mínimo detalhe das nossas vidas: no modo como reagimos ao chefe, como tratamos nossos amigos e inimigos, e na maneira como pensamos sobre lavar nossas mãos! De uma forma ou de outra, levamos nossas famílias para onde vamos.

CRENÇAS, MITOS E ROTEIROS FAMILIARES

A maioria das famílias possui seus próprios mitos, alguns aos quais se faz referência abertamente, outros que nunca são identificados como mitos, mas que fazem

> **Mitos – uma definição**
>
> Uma série de crenças muito bem integradas, partilhadas por todos os membros da família, relacionada a cada um e às suas posições mútuas na vida da família. Crenças que são incontestadas por todos os envolvidos, apesar das distorções da realidade que elas podem visivelmente significar (Ferreira, 1963).

parte da grande malha da vida em família. Esses mitos tendem a se relacionar com muitas questões, como papéis de gênero, ideias sobre doenças, forças e fraquezas da família. Nossos sistemas de crenças, nossos desejos e preocupações, nossas ações, nossas rotinas, o modo como nos relacionamos uns com os outros – tudo isso normalmente é tão previsível, como se fosse escrito por mãos invisíveis ao longo de gerações. Os roteiros de famílias não são escritos, obviamente. Eles são aprendidos, normalmente, por um período de muitos anos, por meio de repetição. Esses roteiros prescrevem comportamentos que dizem respeito à construção ou ao rompimento de relacionamentos, ou a como criar filhos, quais são os papéis dos parentes e o que é geralmente permitido ou não.

Os filhos, em sua maioria, aprendem a ser pais a partir das experiências diretas que tiveram com seus próprios pais, que por sua vez aprenderam com os pais deles. Uma geração depois, isso pode resultar em roteiros de *repetição*, nos quais um estilo semelhante de paternidade e maternidade é adotado, ou em roteiros *corretivos*, nos quais são feitas tentativas de corrigir os supostos "erros" das gerações anteriores (Byng-Hall, 1995). Não importa se eles forem de repetição ou corretivos, os roteiros de família podem ser como camisas de força, mesmo se não há conhecimento consciente sobre a sua presença ou sobre os seus efeitos restritivos. E aqui está o fato interessante: sintomas físicos ou psicológicos são frequentemente os únicos sinais de que as pessoas se fixaram nos seus papéis roteirizados. A doença é um caminho para romper com padrões repressivos – mas isso tem um custo.

- "Então, quem ensinou você a se preocupar com as coisas da forma como você se preocupa?"
- "Onde você aprendeu isso, a ficar sempre se desculpando por você mesmo?"
- "Você obtém essa ideia sobre alimentação da sua mãe ou do seu pai?"

Observar e examinar os roteiros de família ajuda as pessoas a tomarem consciência sobre padrões de saúde e doenças transgeracionais (Bowen, 1978). Construir diagramas das gerações de uma família – as chamadas árvores de família, ou genogramas, auxilia a nos tornarmos cientes sobre tais padrões, e permite a identificação de possíveis maneiras de escapar de sermos "tipificados" e amarrados a papéis desconfortáveis. Ao olhar mais de perto as várias pessoas no drama familiar, torna-se possível examinar e contestar algumas das fantasias ou crenças que causam os problemas atuais. Isso também permite que as histórias do passado sejam reescritas, com novas resoluções e novos finais.

O genograma é uma ferramenta excelente para extrair histórias sobre as famílias, ou, colocando em palavras mais modernas, para criar "narrativas de família". Ele ajuda a estabelecer a história da vida do paciente – e das suas doenças. A partir disso, novas investigações são possíveis. A história não tem que se repetir – embora a Sra. D esteja a ponto de aceitar um roteiro antigo.

> **O próximo, por favor...**
>
> A Sra. D, mãe de Natalie, de 4 anos, solicitou uma reunião com a enfermeira – que ela havia encontrado pela última vez quando Natalie estava no seu primeiro ano de vida. Ela disse que a filha lhe dava muitas preocupações, e que agora estava preocupada por pensar não ser uma boa mãe. Os exemplos que a Sra. D deu sobre o comportamento de Natalie não pareciam especialmente preocupantes para a enfermeira. Sem saber muito sobre a família, ela sentiu-se um pouco perdida, e perguntou à Sra. D, "Você se importa se eu perguntar um pouco sobre a história da sua família?" A Sra. D falou sobre o marido e sobre a sua irmã solteira. A enfermeira perguntou se ela poderia fazer uma "árvore da família... para que eu possa entender quem está por perto na sua vida, quem é ou foi importante". Ao falar sobre os seus pais e avós, a Sra. D revelou que a sua avó havia morrido quando deu à luz sua mãe. Ela disse que sua mãe sempre havia se sentido "estranha" e que ela tinha muito pouca autoconfiança. Ela sofreu de depressão recorrente e precisou ser hospitalizada em diversas ocasiões. Após mais algumas perguntas, a Sra. D lembrou-se da primeira vez que a mãe havia sido hospitalizada: "Eu tinha mais ou menos a idade que a minha filha tem agora". A enfermeira nem precisou dar a deixa para a Sra. D fazer a conexão, pois ela mesma perguntou: "Você acha que isso tem alguma coisa a ver com o comportamento da minha filha?"

NARRATIVAS DE FAMÍLIA

O campo da terapia de família (White e Epston, 1990; White, 1997; Morgan, 2000) fez significativas contribuições que se aplicam a cenários de Atenção Primária à Saúde (APS). Ele está baseado na ideia de que todos tentam dar significado às suas experiências. Nossas vidas diárias são cheias de eventos pequenos e maiores, que tecemos juntos, ao longo do tempo, e que em algum momento formam uma história. Terapeutas narrativos dizem que os eventos estão ligados em sequência ao longo do tempo e de acordo com uma trama. Poderia se dizer que nós compreendemos e vivemos a nossa vida por meio de histórias. Existem, obviamente, muitas histórias simultâneas – e às vezes conflitantes – que temos sobre nossas vidas e relacionamentos. Estas podem incluir histórias sobre aquilo em que somos bons ou não; histórias sobre nossas conquistas e fracassos; sobre nossas ambições e habilidades; sobre nossos interesses e coisas de que não gostamos. Como interligamos essas histórias – e quais acreditamos serem mais verdadeiras – depende muito de como interligamos os eventos e que significados foram atribuídos a eles.

> Médico: "Em quais histórias sobre você mesmo é mais útil acreditar agora? Se você acreditasse completamente nas histórias dos seus avós sobre você, o que isso significaria para você?"

O genograma é uma ferramenta potente para investigar histórias de doenças e relacionamentos, e sobre como padrões passados vêm a influenciar o presente.

O próximo, por favor...

O Sr. B consultou seu médico de família devido a alguns sintomas difusos relacionados à ansiedade. Quando questionado sobre a família de origem, ele disse

---

Mitos médicos

Existe toda uma categoria de mitos que se relacionam especificamente a crenças sobre doenças e saúde e, dentro desta, há uma categoria de mitos médicos à qual os profissionais, intencionalmente ou não, contribuíram. Hardwick (1989) escreveu um relato muito útil sobre mitos médicos. Ele caracteriza várias diferentes distorções (talvez digamos, agora, ideias alternativas) que ocorrem:

- Sobre a presença de um problema
- Sobre a gravidade de um problema
- Sobre a recuperação ou ausência de recuperação de um problema
- Sobre a forma como um problema se manifesta
- Sobre a causa de um problema
- Sobre o tratamento de um problema
- Sobre a transmissão de um problema

Aqui estão alguns dos mitos para aguçar a sua curiosidade:

- "Se nós não cozinhássemos comida especial para ele, ele morreria de fome."
- "Se não cedermos, ele vai ter um 'ataque' e pode morrer."
- "Deve-se sempre agasalhar uma pessoa com febre/ transpirar para colocar um resfriado para fora."

Aqui está outro mito conhecido:

- "Os médicos disseram que eu teria morrido se você não tivesse me trazido até aqui." Ou, o mais familiar, "Os médicos no hospital disseram que eu estava certo em ignorar seu conselho – eu estava a poucas horas da morte."

Hardwick também dá vários exemplos de mitos iatrogênicos (e isso inclui enfermeiros e médicos!):

Os pais de Stuart, um adolescente altamente ansioso, escutaram casualmente o médico de família dizer "psicótico", enquanto ele ditava uma carta de encaminhamento. A prescrição de medicação confirmou os medos da família, de que Stuart parecia-se com um parente que tinha doença mental. A família tornou-se mais assustada e montou uma vigília de 24 horas em cima de Stuart. Não foi surpresa que os sintomas de Stuart aumentaram, confirmando a necessidade da vigília.

> **E a semente**
>
> Tente identificar um mito médico nas consultas de amanhã e outro em sua família de origem.

que era um "típico filho do meio". O irmão mais velho sempre foi visto por todos como o cérebro da família, saindo-se bem na escola e na universidade. O irmão mais novo foi apelidado de "Sr. Encantador", fazendo todo mundo rir desde muito cedo. Ele seguiu uma carreira de sucesso no teatro. Quando perguntado se ele também havia adquirido um apelido na infância, o Sr. B revelou, com um pouco de vergonha, que ele costumava ser chamado de "Fraquinho". Quando lhe foi pedido que elaborasse um pouco sobre a sua história de ser um "fraquinho", o Sr. B falou sobre como estava "bem no meio dos meus dois irmãos fortes", sendo um "alvo fraco" para as brincadeiras deles. Ele também lembrou que haviam lhe dito que ele era fraco no cérebro, e de alguma maneira isso havia ficado na cabeça dele. Quando questionado, referindo-se às diferentes pessoas em um diagrama da família – o genograma –, quem na família partilhava da visão sobre os irmãos, o Sr. B apontou, em tom de acusação, seus pais, avós paternos e vários tios e tias. O médico de família perguntou, então, sobre os avós maternos, e a voz do Sr. B quase falhou quando ele disse: "Eles eram diferentes". Eles sempre me disseram que eu era forte... que eu era especial."

A história dominante sobre o Sr. B no início da sua vida era a história de alguém que era fraco, um alvo fácil de vencer. Ao longo do tempo, mais e mais eventos e experiências foram selecionados dentro da trama dominante, tornando-se, com isso, a "realidade" aparente. O Sr. B, em certo momento, acreditou nas histórias sobre ele. É difícil escapar de tais tipificações e tramas. Apesar disso, as nossas vidas consistem em mais do que apenas uma história – diferentes histórias podem ser contadas sobre o mesmo evento. Se o Sr. B fosse solicitado a dar exemplos de eventos que não se encaixassem na história de uma pessoa fraca e impotente, talvez ele tivesse dificuldades iniciais. Entretanto, se fosse questionado sobre o que os avós maternos tinham a dizer sobre ele, talvez ele tocasse em uma narrativa alternativa.

MONTANDO A ÁRVORE DE FAMÍLIA

Alguns serviços de saúde pedem às pessoas ao se cadastrarem que preencham um formulário[*] que contém uma árvore genealógica. Isso é útil para ajudar a equipe a ver rapidamente quem está na família, e pode ser uma maneira efetiva de se relacionar com a(s) pessoas(s). Mas cuide para que isso não se torne uma ferramenta de coleta de "fatos", porque é o processo em si, de construir o genograma com a pessoa, que é uma troca criativa. O genograma:

---

[*] N. de R.T.: No Brasil, em muitos locais, um primeiro genograma estrutural é realizado pelos agentes comunitários de saúde por ocasião da visita domiciliar para cadastrar a família.

- Combina informações biomédicas e psicossociais
- É um excelente banco de dados para referência futura
- Enfatiza o interesse do profissional pelo contexto de vida das pessoas
- Produz histórias inesperadas
- Faz conexões entre eventos e pessoas aparentemente desconectados
- Revela padrões transgeracionais de doenças e comportamentos-problema
- Coloca o problema apresentado em um contexto histórico
- Desperta novas curiosidades no profissional sobre a pessoa e na pessoa com relação a ela mesma
- Tem valor terapêutico e diagnóstico, da mesma forma em que constrói um melhor relacionamento entre profissional e pessoa atendida.

Para construir um genograma, é necessário um pedaço de papel de bom tamanho. É o médico de família/enfermeiro que desenha a árvore da família, com ajuda da pessoa. O mapa em desenvolvimento torna-se o centro de interesse, o foco do médico de família/enfermeiro e da pessoa. Aqui estão alguns comentários de abertura que os clínicos podem fazer:

> Parece que não sei muito sobre você. Pode me contar um pouco sobre você e sua família? Vou desenhar isso junto com você, como uma árvore de família, para que eu possa lembrar quem é quem e onde cada um se encaixa.
>
> Parece que não estamos conseguindo aliviar suas dores até agora; talvez ajude se observarmos os padrões de doença na sua família.
>
> Parece que continuamos investigando as dores de cabeça e não chegamos a nenhuma explicação. Estou pensando se não seria útil voltar e verificar que doenças ocorreram na sua família e ver se encontramos alguma pista.
>
> Estou percebendo que sei bastante sobre você, mas neste momento isso não parece fazer muito sentido para nenhum de nós. Eu gostaria de fingir que não sei nada sobre você e começar de novo. Vamos desenhar uma árvore da família.

Cuidado com o não verbal

Durante o processo de criação da árvore de família com as pessoas, é importante estar ciente das suas retroalimentações verbais e não verbais. Questões difíceis podem ser abordadas, desde que o médico de família/enfermeiro seja sensível:

- "Você parece um pouco tenso quando fala sobre ele."
- "Isso deve ter sido muito difícil."
- "Que horror, ter que lidar com essa quantidade de doenças."
- "Você tinha apenas 10 anos quando sua mãe morreu. Você se lembra de alguma coisa sobre esse período?"
- "Quer dizer que você nasceu depois de dois abortos espontâneos? O que será que isso significou para os seus pais?"
- "Você tem o mesmo nome que seu tio. Existem semelhanças?"

- "Estou observando que você nasceu pouco tempo depois da morte do pai da sua mãe. Isso foi algo significativo? Ou, que efeito você acha que isso possa ter tido na maneira como você foi visto?"

Esses comentários, que destacam ou enfatizam determinados eventos, são possíveis aberturas para o surgimento de uma história nova – ou de uma história velha e enterrada. Porém, depende da pessoa a decisão de falar ou não sobre algumas dessas questões em mais detalhes. Perguntas são investigações para ajudar as pessoas a prestarem atenção em determinadas questões, convidando-as a refletir sobre essas questões de uma nova forma.

A maioria dos profissionais já teve alguma experiência em desenhar genogramas.* Existem muitos caminhos diferentes para fazer isso, e estilos pessoais e anotações variam enormemente. Um genograma deve consistir de três ou quatro gerações unidas, com informações detalhadas sobre cada componente, bem como sobre os relacionamentos importantes entre eles. Para elaborar um genograma, é importante observar algumas regras, como incluir nomes de todas as pessoas; idades ou datas de nascimento; datas de casamentos e separações; estado marital; casamentos prévios; filhos; doenças significativas; datas de eventos traumáticos; ocupações, escolaridade; emoções de proximidade, distância ou conflito entre os membros; relações significativas com outros profissionais e outras informações relevantes. Na prática, com frequência não é possível fazer isso em uma consulta. Às vezes, é suficiente olhar para apenas duas gerações para conhecer a família e algumas questões. Para criar um genograma, são utilizados símbolos:

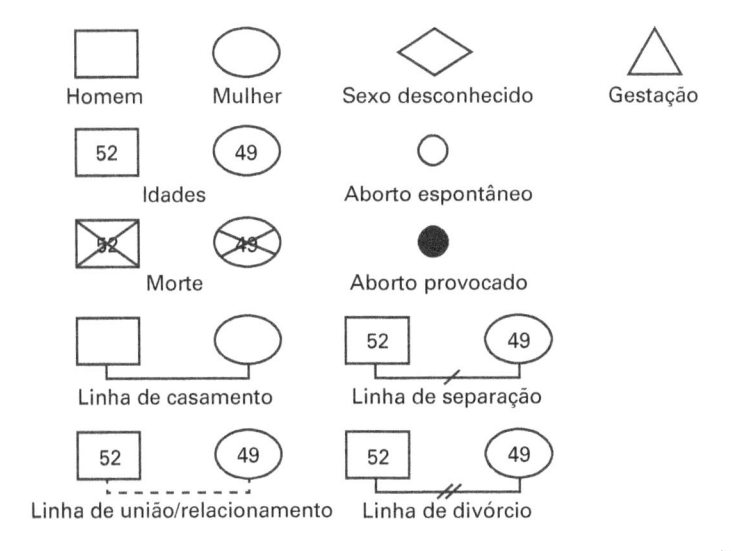

(Continua)

Figura 5.1 A

---

* N. de R.T: Este genograma foi adaptado para a realidade brasileira.

Casal *gay* masculino

Pessoa identificada ou alvo do cuidado

Casal *gay* feminino

Pessoa identificada ou alvo do cuidado

Símbolos que denotam a interação entre as pessoas:

Proximidade

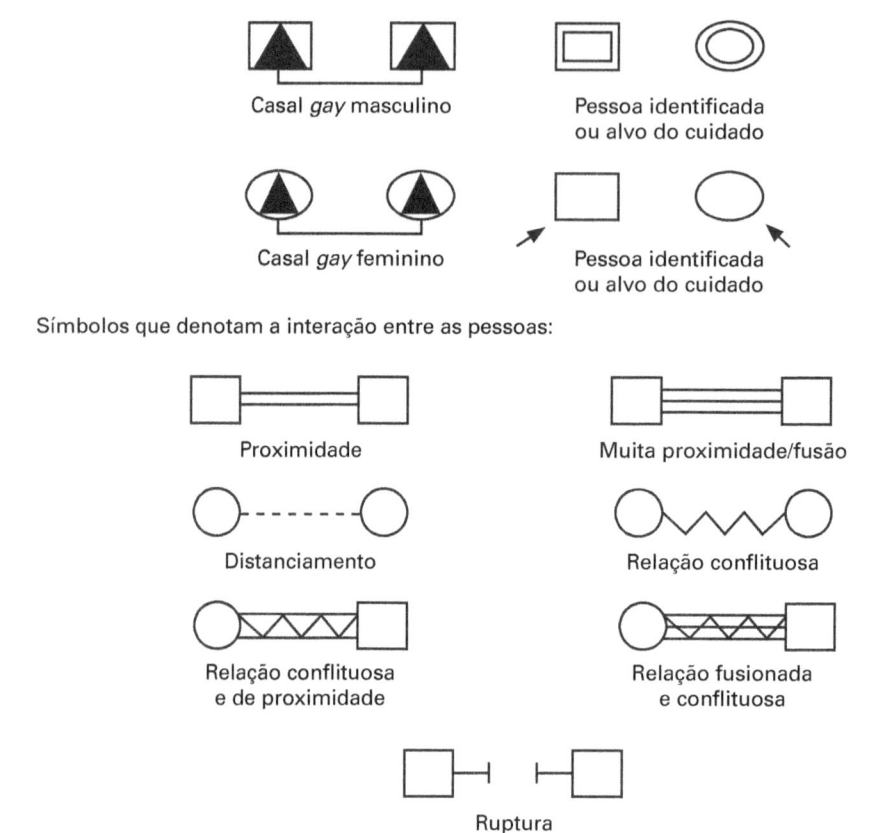

Muita proximidade/fusão

Distanciamento

Relação conflituosa

Relação conflituosa e de proximidade

Relação fusionada e conflituosa

Ruptura

Figura 5.1 A (Continuação).

O profissional pode começar dizendo: "Esta é você, Sra. Mary K, e vou desenhá-la como um círculo, aqui no meio do papel." O primeiro nome dela, a data de nascimento e qualquer outra informação podem ser anotados próximo ao círculo. "Conte-me sobre o seu parceiro." Se a Sra. K tem um parceiro, uma linha horizontal é desenhada e um quadrado é colocado do outro lado.

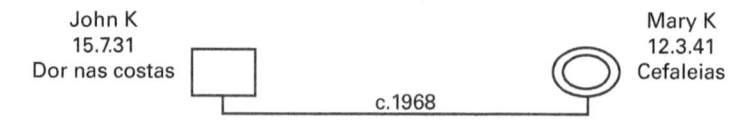

John K
15.7.31
Dor nas costas

c.1968

Mary K
12.3.41
Cefaleias

Figura 5.1 B Casal K. Mary K. identificada com duplo círculo por ser a pessoa-foco.

Antes de prosseguir, é importante perguntar se algum dos integrantes do casal já foi casado ou teve outros relacionamentos estáveis (quantas vezes) e/ou se tem filhos de outro relacionamento. Casamentos anteriores ou outros relacionamentos importantes, filhos com outros parceiros, também devem entrar ("Existe ou existiu algum outro relacionamento importante que você talvez queira mencionar... ou filhos de relacionamentos anteriores?"). É útil inserir as datas de todos os casamentos, separações e mortes. No caso da Sra. Mary K, seu marido John já havia sido casado com uma mulher também chamada Mary, com quem teve um filho, e de quem se separou em 1967.

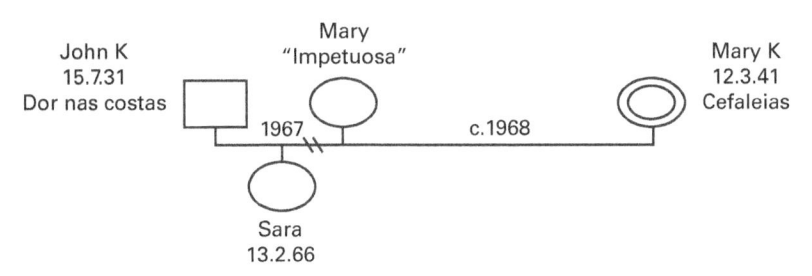

Figura 5.1 C São acrescentados o casamento anterior de John com uma mulher também chamada Mary, com quem teve uma filha, e a separação em 1967.

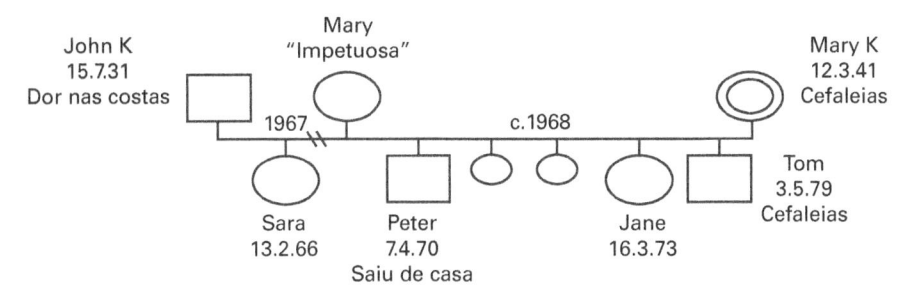

Figura 5.1 D São acrescentados os filhos do casal K.

O próximo passo é ir para a terceira geração: "E os seus pais?"

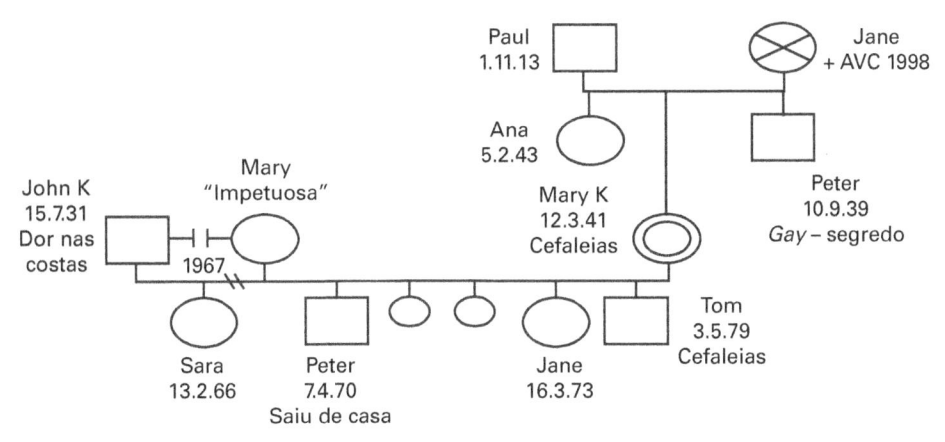

Figura 5.1 E É acrescentada a terceira geração: pais e irmãos de Mary K.

É interessante colocar os dados dos pais do cônjuge, ou deixar para fazê-lo quando ele estiver presente. A seguir, devem ser colocados os relacionamentos e afetos entre os integrantes da família.

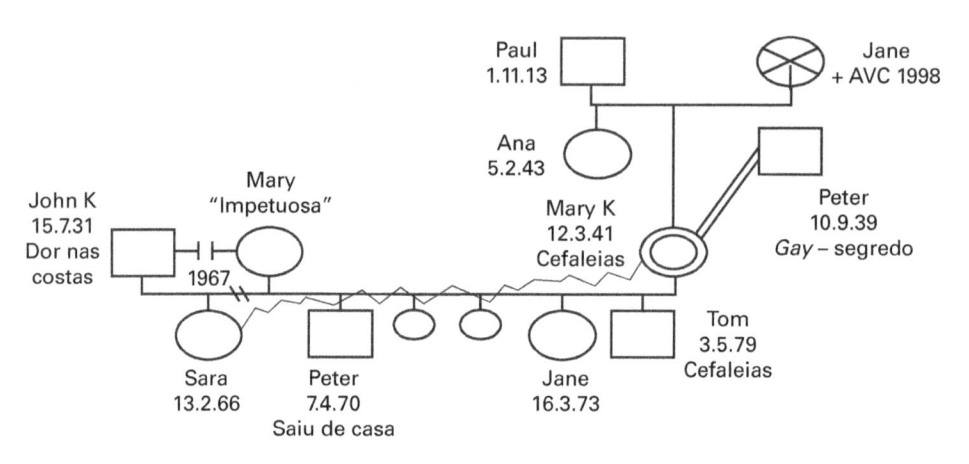

Figura 5.1 F São acrescentadas as relações entre os integrantes da família.

O próximo passo é delimitar o núcleo familiar, delimitando as pessoas que moram juntas:

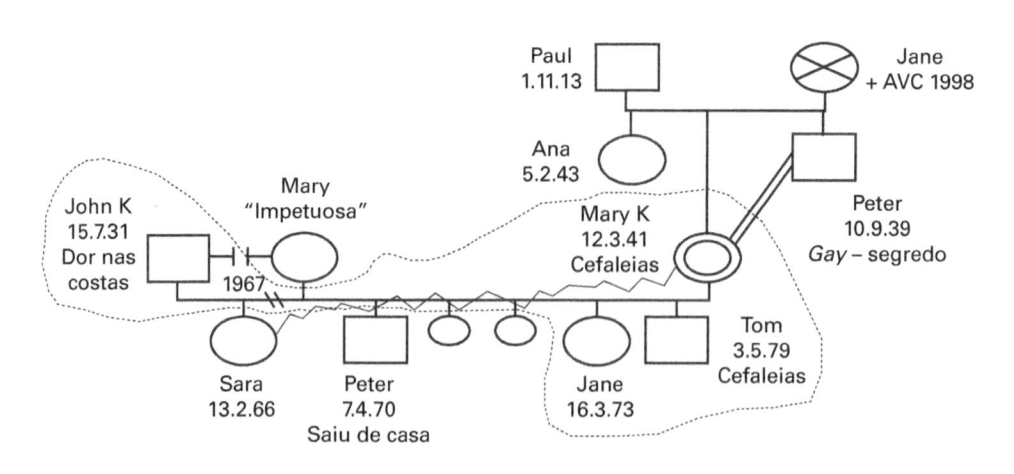

Figura 5.1 G São assinaladas as pessoas que moram juntas.

Obter todos esses detalhes pode levar tempo, mas se você conseguir fazê-lo, vai observar que, ocasionalmente, isso é muito útil. As datas com frequência conectam as pessoas a eventos passados: "Então, na verdade, você nasceu na mesma semana que o pai da sua mãe morreu. Imagino que impacto isso possa ter tido em você ou na sua mãe..."

Para entrar na área da saúde, o médico de família/enfermeiro pode perguntar se cada pessoa está "bem e saudável". Se existe alguma doença e problemas específicos, eles podem ser escritos próximo ao nome da pessoa. O médico de família/enfermeiro pode querer, então, prosseguir e perguntar sobre a terceira geração – "E os seus pais?" Uma vez que essa geração está completa, a árvore da família de origem do parceiro(a) pode ser preenchida, se for adequado.

Pode variar bastante a maneira como os profissionais constroem essas árvores familiares. Alguns anotam, próximo a cada membro da família, informações específicas sobre doenças, peso de nascimento, profissão, apelidos, dados geográficos, condição socioeconômica, relações significativas, religião, etnia e questões culturais (Hardy e Laszloffy, 1995). Se, por um lado, pode-se passar horas fazendo isso, na prática normalmente não há tanto tempo. Isso força os profissionais a tomarem algumas decisões sobre o que colocar na árvore, relembrando que esta técnica é, acima de tudo, destinada a beneficiar a pessoa, em vez de tornar-se um projeto de pesquisa por si só.

Fazendo as conexões

Uma vez que o esqueleto da árvore de família foi montado, uma série de comentários ou perguntas podem ser feitas para ligar o problema ou sintoma apresenta-

Genogramas

Aqui estão algumas dicas sobre como fazer genogramas:

- Planeje quanto tempo você pode despender – é possível construir um genograma em 10 minutos.
- Lembre-se, as pessoas normalmente voltam. Não é necessário ter pressa. Você sempre pode continuar na próxima vez.
- Muitas famílias são um tanto complicadas, com parceiros múltiplos e vários irmãos e irmãs. Pode ser válido fazer algumas perguntas gerais sobre a família para que não falte espaço no papel!
- Comece com informação médica; no contexto de atenção primária, as pessoas normalmente acham esse tipo de assunto menos ameaçador.
- Investigue em torno de um tema, de preferência um que despertou alguma emoção na pessoa.
- Estimule a pessoa a falar sobre os relacionamentos entre os indivíduos representados no genograma.
- Tente fazer uma investigação conjunta. Isso retira a pressão de você para "resolver" o quebra-cabeças, e estimula a pessoa a ser mais ativa.

do com questões de família. Essas conexões não devem ser forçadas usando declarações aparentemente "inteligentes", mas podem ser investigadas de forma mais experimental.

Exemplos de perguntas:

- "Mostre-me quem mais na família já teve dores como você."
- "Com quem você pode falar sobre suas dores?"
- "O que acontece quando você fala? Quem dentre estas pessoas aqui na sua árvore de família é mais/menos solidário?"
- "De quem você tenta esconder o problema?"
- "Por quê? O que aconteceria se ele(a) descobrisse?"
- "Qual dessas pessoas nunca fala sobre os seus próprios problemas? Quem não para de falar sobre as próprias doenças?"
- "Conte-me sobre este relacionamento [apontando na árvore]: como ele se relaciona com ela?"
- "A maioria das famílias tem alguém com problemas de alcoolismo. Na sua família, quem é essa pessoa?"
- "Quem dentre estas pessoas ensinou você a ser envergonhado/ansioso/irritado/depressivo?"
- "De que tipo de problemas as pessoas morrem na sua família?"
- "Você parece não saber muito sobre aquela parte da família – por quê?"
- "Vocês todos parecem muito próximos/distantes. É assim que você vê? Como é isso para você?"
- "Você notou que essas duas coisas aconteceram ao mesmo tempo?" [por exemplo: sua mãe se divorciou do seu pai ao mesmo tempo em que o seu filho nasceu]
- "Já havia lhe ocorrido que o filho mais velho sempre sai de casa muito jovem?"
- "Existe mais alguém ou mais alguma coisa que deveria estar naquela árvore de família? Ou há mais alguém sobre quem deveríamos saber?"
- "Existe algum incesto nessa árvore de família?"
- "Se fosse possível mudar alguma coisa na sua família, o que você mudaria?"

Essas e outras perguntas tendem a estimular um processo de autorreflexão nas pessoas: "Como é que nos comportamos dessa maneira? O que nos faz pensar que as coisas inevitavelmente acontecem de uma forma específica? O que aconteceria se tentássemos coisas diferentes?"

No processo de construção conjunta de genogramas com o médico de família, muitas pessoas fazem novas descobertas. É a criação de novas conexões, por meio de reflexão sobre as perguntas, que pode ajudar a pessoa a montar as peças do quebra-cabeças. Às vezes, algumas peças estão faltando, o que exige que a pessoa faça algum "tema de casa": "Com quem você teria de falar para poder preencher esse espaço em branco?... talvez com uma tia? Bem, como você poderia fazê-la falar sobre isso?" Ou: "Por que você não descobre com o seu marido o que aconteceu?" Se a pessoa levar para casa algumas dessas perguntas, ou mesmo o genograma pela metade, existem boas chances de outros membros da família se envolverem na investigação. De fato, é bem possível que, na próxima vez, o cônjuge exija ir junto à consulta para que ele possa "corrigir" a árvore da família. Dessa forma, o genograma tornou-se um tipo de catalisador, tornando possível que velhas crenças sejam questionadas e que surjam novas formas de olhar para as antigas dificuldades.

Porém, construir genogramas não é sempre uma tarefa simples e direta. Algumas pessoas podem ficar chateadas, pois feridas antigas são abertas. As perguntas devem ser alternadas com declarações de empatia, observando a pessoa com muito cuidado para qualquer sinal de incômodo e reconhecendo-o: "Parece que você está achando muito difícil falar sobre isso agora. Talvez você queira parar, ou talvez fazer um intervalo." Isso diminui o ritmo e dá foco às conversas, permitindo que novas ou velhas histórias sejam contadas. Também é importante, e é sinal de cuidado – deixar que a pessoa saiba que o sofrimento dela está sendo percebido.

ALGUMAS CONSIDERAÇÕES MAIS PRÁTICAS – NEM TUDO É MÁGICA

Os genogramas podem ser ferramentas imensamente eficazes para investigar famílias, crenças, mitos e padrões. Eles podem ser "mágicos". Mas também podem ser apenas um recurso útil para uma pequena melhora nas consultas. Ter um genograma no prontuário, e a possibilidade de dar uma rápida olhada nele antes de a pessoa entrar para a consulta, pode refrescar a memória de uma forma que apenas reler o prontuário não o faria. "Ah, sim, agora me lembro da parceira anterior que ele teve." "Eu tinha esquecido completamente do aborto espontâneo que ela teve dois anos antes de ter se casado com ele. Eu imagino..." "Veja todas as pessoas com doenças de coração nessa família – que tipo de impacto isso deve ter?"

Começar o processo de desenhar um genograma com uma pessoa envolve você em uma atitude colaborativa, que pode, em si, ajudar a mudar a dinâmica da consulta. Talvez nada de mais pareça ser revelado pela árvore parcial que você desenhou, mas foram transmitidas mensagens sobre como os sintomas atuais e os eventos de família podem estar conectados. Você pode se encontrar desenhando uma árvore com alguém, para então descobrir que conhece outros membros da família dessa pessoa, e não fazia ideia de que eles estavam conectados. Surgem novas ideias sobre o que pode estar se passando.

> **O próximo, por favor...**
>
> A Sra. P consultou com seu médico de família sentindo-se para baixo depois do término do seu casamento. Uma rápida árvore de família revelou que ela era a mais jovem entre dois filhos do Sr. e da Sra. E. A mãe dela havia tido uma doença depressiva por muitos anos e foi tratada por um psiquiatra de linha orgânica. Os dois avós maternos haviam falecido. Os avós paternos eram vivos, sendo que o avô tinha uma doença no coração. A Sra. P revelou que havia sido abusada sexualmente por um tio materno. Ela mesma havia tido de-

pressão pós-parto. O médico de família não tinha certeza se ter feito a árvore de família havia ajudado muito, mas a Sra. P superou o divórcio e parecia estar bem.

Alguns anos depois, enquanto atendia a Sra. P para uma consulta de rotina para checagem de comprimidos, o médico de família revisou a árvore de família da Sra. P para descobrir que ele conhecia bem tanto os pais como os avós paternos dela. O pai dela tinha dificuldades com estresse e irritabilidade com colegas de trabalho, e o corpo dele era uma massa de tensão e dores no peito atípicas. O médico de família o atendia com muita frequência. O avô estava lutando com uma doença cardíaca grave, tinha múltiplos problemas e esteve, por diversas vezes, muito perto da morte. O médico de família imediatamente começou a gerar hipóteses experimentais sobre depressão, irritabilidade, dores na coluna e no tórax e abuso sexual. O médico não tinha certeza do que fazer com as hipóteses, mas talvez, na próxima consulta com o pai, poderia tentar conduzir a conversa inevitável sobre os colegas de trabalho, e fazê-lo pensar sobre como a irritação era administrada na vida dele.

ONDE COLOCAR OS GENOGRAMAS E COMO REGISTRAR?

A manutenção de registros em APS é variada, mas está cada vez mais informatizada. Isso representa desafios e possibilidades. Os genogramas podem ser mantidos no lado interno da folha de rosto do prontuário, em papel A4, de forma que apareçam logo que o arquivo é aberto. Pode-se digitalizá-los, transformando-os em registros eletrônicos, e procurar por eles com um marcador. Existem programas de computador para construir árvores de família, mas, até onde sabemos, eles não são suficientemente flexíveis ou práticos para o usuário, a ponto de serem utilizados em tempo real, em uma consulta de atenção primária. Apesar disso, sempre estamos interessados em saber se alguém já conseguiu fazer isso. O ideal seria ter a capacidade de abrir a árvore de família com um clique, da mesma forma como a história médica passada é revelada. Você pode estar inclinado a dar a árvore de família para a pessoa com a qual você está conversando, embora muitas vezes seja útil guardar uma cópia para os seus registros. Alguns clínicos simplesmente mantêm um arquivo com todos os genogramas que fizeram, e recorrem a eles sempre que precisam. Vale a pena conversar com outros clínicos na equipe para verificar se é possível adotar uma política na unidade de saúde sobre o uso regular de genogramas nos prontuários.

QUANDO É ADEQUADO TENTAR FAZER UM GENOGRAMA?

Não é de surpreender que "em qualquer momento" seja a resposta preferida. Mas, especialmente, quando sentir que você ou a pessoa possam estar com dificuldades para evoluir, ou cada vez que quiser ampliar os horizontes, considere este como sendo um momento para fazer uma árvore de família.

O GENOGRAMA COM A FAMÍLIA INTEIRA

Uma forma mais avançada de usar árvores de família como ferramenta de investigação é envolver a família inteira. Eles podem, todos, em uma folha de papel grande, ou em um quadro, desenhar a família. O médico de família/enfermeiro pode perguntar aos pais se eles gostariam que os filhos começassem a desenhar o que eles sabem sobre a família. É muitas vezes impressionante ver o quanto as crianças pequenas sabem, e isso pode ser uma surpresa para pais que talvez sempre acreditaram que tivessem protegido seus filhos de segredos importantes e supostamente "nocivos". Começar com os filhos também possibilita ao médico de família/enfermeiro formar uma imagem das interações familiares, por exemplo, como os filhos obtêm informações dos seus pais, quem é o principal cuidador entre os pais, ou de que maneira pai e mãe dão diferentes sinais aos filhos. Ao entregar aos filhos o ponto de partida, é possível descobrir o quanto eles sabem, e então fica a cargo dos pais preencher as lacunas. Entretanto, é importante afirmar no início que os pais são os responsáveis pelos filhos, e que dependem dos pais decisões como interromper algum assunto ou pergunta que considerarem inadequadas ou negativas. Isso lida com uma questão muito importante: as pessoas, muitas vezes, sentem que o profissional está no direito de ter cada pedaço possível de informação sobre a família – inclusive detalhes íntimos das vidas sexuais. É boa prática para os profissionais afirmarem repetidamente nas consultas: "Eu vou querer lhe fazer várias perguntas. Espero que elas sejam perguntas sensíveis, mas se eu fizer uma pergunta inadequada, ou que você não queira responder, fique à vontade para não respondê-la."

Quando crianças estão presentes, deve-se ter a sensibilidade para não pressionar os pais a falarem sobre questões que eles não querem discutir na frente dos filhos. Deve-se também estar preparado para criar um limite quando as famílias insistem em falar de maneira inadequada na frente das crianças. Dar a responsabilidade aos pais para decidirem o que pode e o que não pode ser discutido confere a eles a autoridade de pais. Profissionais sensíveis irão, em vários momentos de uma consulta, relembrar a pessoa ou a família: "Está bem se eu fizer esta pergunta?" Ou: "Por favor, fique à vontade para me dizer se eu fizer perguntas incômodas, ou se eu pedir que você fale sobre coisas que prefere não falar", ou, "Deixo totalmente para vocês decidirem se querem ou não falar sobre isso na frente de seus filhos."

> **O próximo, por favor...**
>
> Janice consultou com seu médico de família. Ela tinha 35 anos, estava grávida pela primeira vez e vivendo um grande dilema. Ela nunca havia usado anticoncepcional em 10 anos de relacionamento com Bill. Uma consulta dupla foi reservada para fazer uma árvore de família para tentar compreender todas as redes de influência envolvidas na tomada de decisão de fazer um aborto ou não.[*]

---

[*] N. de T.: Vale observar, aqui, que no Reino Unido – contexto geográfico da obra – o aborto é legalizado e é oferecido pelo sistema público de saúde, o NHS.

Isso é o que a consulta revelou: Janice foi a quinta entre seis filhos. Ela tinha uma irmã 15 anos mais nova, que recentemente havia tido um bebê. Todos os seus outros irmãos já tinham filhos. Ela se sentia bastante afastada de todos eles, assim como havia sentido um profundo desgosto e constrangimento quando tinha 15 anos e sua mãe teve um bebê. Ela saiu de casa e foi morar com a avó materna. Agora, ela queria se sentir parte da família novamente. Bill era o irmão mais novo em uma família muito dispersa e que não expressa emoções, na qual muitas infelicidades haviam ocorrido. O irmão dele tinha problema de alcoolismo e o pai havia morrido de doença hepática alcoólica. Os pais dele tinham se separado quando ele tinha 16 anos. Ele não tinha certeza se a mãe era viva. Janice sentia que Bill teria dificuldades de ser pai porque ele não havia tido experiências boas para seguir. Ela se preocupava com o futuro do relacionamento deles se ela tivesse o bebê, porque ele não conseguia falar com ela sobre a gravidez. Quanto mais ela tentava, mais ele se recusava a falar.

Aqui estão algumas das perguntas que o médico de família fez:

- "Suponha que você parasse de insistir com Bill como um pai em potencial, e deixasse que ele se ajustasse lentamente, e ao tempo dele, à noção de paternidade. Quanto tempo levaria para ele falar com você?"
- "Suponha que você entendesse que pode ser uma mãe boa e confiante, porque sua família é próxima e você teve boas experiências. O que você decidiria?"
- "Que efeito você acha que teria sobre Bill ver você ser uma boa mãe? Quem mais na sua família poderia ajudar Bill a pensar sobre como ser pai?"
- "Daqui a cinco anos, como seriam os padrões de relacionamentos familiares se você mantivesse/tirasse o bebê?"

Árvores de família são maravilhosos recursos visuais. Além disso, são como "objetos de transição", lá fora, entre o profissional e a pessoa. Ambos as estudam com cuidado, examinando padrões e histórias. Durante o processo de receber perguntas circulares, a pessoa está temporariamente assumindo uma metaposição, observando a sua própria vida familiar a partir de um ponto de observação diferente, enquanto o médico de família/enfermeiro está curioso sobre as histórias que parecem saltar para fora da imagem. A pessoa e o profissional desenvolvem, em conjunto, novas perspectivas e, como consequência, o início de novas histórias. Isso é muito terapêutico para a maioria das pessoas.

O próximo, por favor...

O Sr. M apresentou dores no peito atípicas exatamente três anos após a morte do pai, por infarto do miocárdio. O exame físico estava normal, assim como um exame de ECG. O colesterol dele estava levemente alto. A enfermeira decidiu completar um genograma procurando por outros fatores de risco para ajudar a avaliar a necessidade de prevenção primária de doença cardiovascular. Ela ficou muito surpresa com a história de luto/perda que apareceu. O filho mais velho do Sr. M estava saindo de casa para ir para a universidade, deixando duas irmãs mais novas e um irmão bem mais novo em casa. O Sr. M estava muito triste com a partida do filho, pois ele tinha uma relação muito próxima com o menino. A enfermeira questionou se haviam ocorrido outras perdas na família. O Sr. M contou sobre o primo (seu único primo) que havia falecido em um acidente de trânsito na mesma idade que o seu filho tinha agora. Ele também contou que sua avó paterna havia morrido quando o pai dele tinha 4 anos e que este, por sua vez, foi criado por uma tia solteirona e cruel. O pai e seu irmão eram muito apegados, pois o pai deles não tinha conseguido suportar ou protegê-los da língua da tia. O Sr. M achava que seu pai nunca havia se entendido efetivamente com sua mãe, pois ele tinha medo de mulheres, e o Sr. M achava que seu pai havia lhe transmitido esse medo. O Sr. M admitiu que, de fato, não se entendia muito bem com a esposa, e que estava preocupado sobre como seria a vida em casa com ela, agora que seu filho estava indo embora. As dores no peito foram resolvidas nesta ocasião, embora, ao longo dos anos seguintes, ele tinha acabado desenvolvendo angina. Ele se separou da mulher e entrou em um relacionamento *gay*. Ele, muitas vezes, referiu-se ao genograma como tendo o ajudado a compreender, de uma vez só, como os seus sentimentos confusos se desenvolveram. A enfermeira pensou sobre a história poderosa de relacionamentos masculinos nascida com a perda, e se isso poderia fazer alguém tornar-se *gay*.

Para resumir, o *processo* de construir o genograma é, sob vários aspectos, mais importante que o resultado – embora seja recompensador ter uma árvore de família completa no final, para ser arquivada junto com o prontuário. Informação histórica é, acima de tudo, útil em consultas quando é gerada por meio de interações entre pessoas, profissional e família.

Resumo do genograma:

1. Faça o seu próprio genograma e o de seu parceiro(a) ou amigo(a). Para descrever sua família, você poderia escrever 10 linhas começando com: "Na minha casa..."
2. Imagine os tipos de perguntas que um médico de família pode perguntar a você em uma consulta. Identifique as áreas sobre as quais você preferiria não ser provocado.
3. Pergunte a cinco pessoas que você atender sobre a saúde dos pais delas, compare com o que já está nos registros e observe o efeito de levar essa história em consideração no restante da consulta.
4. Convide gestantes de primeiro filho para completarem um genograma (o delas e de seus parceiros). Tente prever quais serão os padrões de proximidade e de distância para esta nova família.

6
Para não andar em círculos

> **Este capítulo abrange:**
> - Como construir círculos de família
> - Como compreender os círculos de família
> - De que forma usá-los como ferramentas de mudança

Às vezes, pode ser muito útil observar a vida de um ponto de vista diferente, já que, a partir de um ângulo fechado, com frequência não se pode distinguir o joio do trigo. Por exemplo, a possibilidade de visualizar a Terra do espaço permite que vejamos o nosso "lar" em formato redondo, como força de expressão. Além disso, essa possibilidade ajudou os cientistas a investigarem e compreenderem os padrões de vida em nosso planeta. Quando se trata de relações pessoais, podemos igualmente nos beneficiar ao olharmos para nós mesmos pelo lado de fora. Existem várias formas nas quais podemos construir mapas das nossas vidas e das nossas interações. Já vimos como os genogramas podem ser úteis para mapear o território. O Método dos Círculos de Família (Geddes e Medway, 1977) e outras técnicas relacionadas (Bing, 1970; Burns e Kaufman, 1970) são outros conjuntos de ferramentas excelentes para ajudar as pessoas a examinarem suas próprias vidas e seus próprios relacionamentos de novas maneiras.

O Método dos Círculos de Família é uma forma rápida e visual de reunir, avaliar e trabalhar com informações pessoais e de família, conforme elas são vistas por um ou mais de seus membros. É especialmente útil com pessoas individualmente, mas também pode ser usado com casais ou famílias. O método ajuda profissionais da saúde a obterem outra perspectiva sobre a situação de vida e as dificuldades de uma pessoa. Esses mapas não só permitem apontar exatamente onde as pessoas estão, mas também de onde elas vêm e para onde elas poderão ir no futuro. O propósito de usar exercícios de mapeamento como o Método dos Círculos de Família é ajudar as pessoas a conectarem problemas ou doenças atuais com pessoas do presente ou do passado, bem como com outras questões contextuais como paixões, interesses, cultura e religião. Isso não apenas adiciona uma nova dimensão à compreensão dos contextos de vida e aos vários dilemas de uma pessoa, mas também fornece um ponto de partida concreto para fazer mudanças na vida pessoal e nos relacionamentos. A técnica também reconhece que algumas pessoas preferem abordar a resolução de problemas de forma visual. Nem todo mundo é bom em apenas falar sobre seus relacionamentos – vê-los desenhados é uma ferramenta muito eficaz e convincente.

O Método dos Círculos de Família requer que os indivíduos desenhem ou construam um diagrama esquemático das suas vidas – compostos por família, amigos, interesses e paixões. Ele mapeia de modo espacial os relacionamentos, pessoas e interesses não revelados nos genogramas. Fornece uma descrição gráfica e visual das atuais pressões da vida, permitindo que a pessoa e o profissional de saúde destaquem áreas específicas de problemas, identifiquem estratégias para mudar e considerem as implicações da mudança. Dessa forma, a pessoa e o(s) problema(s) apresentado(s) estão sendo colocados em contexto, abrindo, assim, outra forma de visualizar relacionamentos e como eles ajudam ou atrapalham sintomas e doenças. Na prática, pede-se que a pessoa desenhe círculos, e círculos dentro de círculos.

DESENHANDO CÍRCULOS

Uma pessoa pode criar um círculo de família até mesmo em três minutos. Uma vez que o método foi explicado, deixa-se ela trabalhar com a tarefa de representar sua vida no papel. Dependendo das circunstâncias, existem diversas maneiras pelas quais podemos introduzir o Método dos Círculos de Família:

- "Por alguma razão, não consigo chegar ao núcleo do seu problema, então talvez ajude se tentarmos um caminho diferente."
- "Não sei como ajudar você neste momento, então gostaria de sugerir que tentássemos uma nova abordagem e que olhássemos para as coisas a partir de uma perspectiva diferente."
- "Seu problema parece envolver várias pessoas. Talvez devêssemos tentar entender como todas elas estão conectadas a você."
- "Antes de rotularmos isso como um problema psicológico (ou antes de chamarmos de 'gastrite' ou de 'esclerose múltipla'), pode ser válido investigar a possibilidade de que isso tenha a ver com relacionamentos."
- "Talvez devêssemos investigar se algo em sua vida, neste momento, contribui com isso."

O médico de família/enfermeiro, então, desenha um grande círculo em uma folha de papel, e dá as seguintes instruções para a pessoa:

> Estou interessado em você, sua família e o que é importante para você. Vamos imaginar que este círculo represente sua vida como ela é agora. Eu gostaria que você desenhasse alguns círculos menores para representar todas as outras pessoas importantes para você – familiares, amigos, inimigos, vizinhos, quem você quiser. As pessoas podem estar dentro ou fora desse grande círculo, podem estar tocando umas às outras, sobrepostas ou bem separadas. Podem ser pequenas ou grandes, dependendo do quanto elas são importantes para você. Qualquer um que você acha que deveria estar nesse pedaço de papel, vivo ou não, família ou não – simplesmente coloque-o aqui. Lembre-se de colocar você mesmo também.

Coloque também outras áreas importantes da sua vida, como trabalho, *hobbies*, seu Deus, ou cachorro, ou o que for. Coloque uma inicial em cada círculo, de forma que você possa identificá-lo depois. E também, isso é importante, coloque a doença – ou seus sintomas – no círculo, onde quer que você ache que eles devam estar. E não se preocupe em como você faz isso – não existem círculos certos ou errados, só faça da maneira que você achar que é melhor. Por que você não usa três minutos para fazer isso, sozinho, e depois nós podemos olhar juntos?

Pede-se, então, que a pessoa complete os círculos sozinha. O profissional de saúde não deve observar enquanto a pessoa está engajada nesta tarefa, mas deve executar alguma atividade menos relevante como trabalhos administrativos, entregar-se à saúde preventiva, revisar se algo mais "precisa" ser feito para esta pessoa em algum outro momento, ou assinar algumas prescrições. Isso sinaliza à pessoa que é trabalho dela concluir a tarefa. É útil dar um limite de tempo que tende a ser curto (no máximo de 3 a 5 minutos). O resultado é que a pessoa é mais espontânea, em vez de ficar editando cuidadosamente o que ela deve ou não colocar no papel.

TRABALHANDO COM OS CÍRCULOS

A primeira coisa a lembrar é que isso não é um teste de projeções, em que o médico de família/enfermeiro faz interpretações inteligentes sobre o que ele(a) acredita que a imagem revela. Em vez disso, este método deve ser visto como um bilhete de entrada, uma maneira concebida para fazer a pessoa pensar e falar sobre a própria vida.

Para este fim, primeiro pede-se que a pessoa explique a imagem ("Você gostaria de me dizer quem é quem e o que é o quê?"). Algumas pessoas acham isso mais fácil do que outras. Elas podem apenas dar nomes aos vários círculos e pessoas e não falarem muito mais do que isso. Neste ponto, não há necessidade de intervir. Se a pessoa está muito hesitante, talvez seja necessário estimular mais elaboração ("E quem ou o que está neste círculo?"). Geralmente, as pessoas não são relutantes para falar sobre elas mesmas e suas vidas, mas elas podem precisar de um pouco de orientação e sondagem em um primeiro momento. O profissional de saúde, entretanto, precisa permanecer em posição de ouvinte, estimulando a pessoa a contar a história dela sobre os círculos. As pessoas, às vezes, hesitam inicialmente. Elas podem parecer tristes ou felizes ao falarem sobre um círculo específico; às vezes, quase falam demais. Tudo que o profissional de saúde faz neste momento é escutar com interesse, fazendo anotações mentais daquilo que soa como informação importante. Isso abre espaço para algumas perguntas que podem ser feitas em um momento posterior.

CONTINUANDO A INVESTIGAÇÃO

Uma vez que a pessoa fez o relato, podemos prosseguir: "Você se importa se eu lhe fizer algumas perguntas sobre este círculo?" Isso é uma abertura para fazer perguntas sobre aspectos específicos do desenho. Por exemplo, é possível questionar se o fato de alguns círculos serem maiores do que outros tem algum significado – ou o fato de que vários círculos estavam sobrepostos. Estas perguntas experimentais e investigativas podem desencadear pensamentos, sem querer dizer que "sabemos" de alguma coisa que a pessoa não tem consciência. A frase "Eu não sei o que sei, até que escute eu mesmo dizê-lo" é um tanto reminiscente. Ou, nesse caso: "Eu não sei o que penso, até ver desenhando". As respostas oferecem uma imagem de alguns aspectos da vida da pessoa, das demais pessoas dentro dela e dos vários interesses – ou falta de interesses. Podemos, então, perguntar sobre o espaço entre as pessoas, a relativa proximidade e distância de certos relacionamentos, sobre como o trabalho e outros aspectos da vida podem afetar vários relacionamentos.

Uma forma de prosseguir a partir daqui é fazer uma pergunta aberta: "O que você acha desta imagem? Você está feliz com ela?" Isso convida a pessoa a refletir sobre a imagem como um todo e também a fazer comentários sobre coisas específicas. Muitas pessoas dizem que acharam muito útil fazer esse exercício, e acharam que possuem uma vida muito rica e completa. Outras expressam surpresa sobre como a vida delas parece cheia ou vazia. Em vez de voltarem-se apenas aos detalhes dos círculos, elas podem fazer algumas declarações mais gerais sobre elas mesmas, suas vidas e quem está envolvidos nelas. Isso pode ser uma mudança de perspectiva terapêutica.

Há pessoas que imediatamente querem mudar o que desenharam. Elas dirão que as coisas estão "erradas" ou que "não é verdade". Isso talvez seja evidência de que um processo de pensamento foi desencadeado. Também pode ser um sinal de uma tendência ao perfeccionismo, ou de uma postura de nunca estar feliz com o que fez. Podemos modificar isso: "Eu percebo que você não está bem satisfeito com o que fez. Isso é uma exceção, ou você se encontra com frequência desejando mudar as coisas?" Dependendo da resposta da pessoa, podemos dar continuidade perguntando o quanto é fácil ou difícil para a pessoa fazer mudanças na vida dela.

Existem várias outras maneiras de estimular a reflexão: "Olhando para esta figura agora, há algo que o surpreende?" "Estou observando que este círculo está muito próximo daquele – você pode falar sobre isso?" "Parece haver bastante espaço entre o círculo A e o círculo C – será apenas coincidência, ou você gostaria de falar sobre isso?" As pessoas podem responder que um círculo específico "não era para ser tão grande" ou "tão pequeno" e podem pedir ao médico de família/enfermeiro que não faça muitas leituras do desenho. Precisamos aceitar o que elas dizem, e não contestar. Não é objetivo do Método dos Círculos de Família convencer as pessoas da existência de alguns conflitos de relacionamento desconhecidos até então, ou dinâmicas de família específicas, mas possibilitar que elas mesmas façam essas conexões, descobrindo sozinhas, em vez de serem interpretadas por um "especialista".

Uma vez que a pessoa tenha começado a falar sobre os vários círculos, e como e por que existem certos espaços e sobreposições entre eles, por que um é maior do que o outro, por que alguns são próximos e outros podem até estar fora do grande círculo principal, pode ser útil repetir a pergunta: "Quando olha para esta figura, você está feliz com ela? Tem alguma coisa que gostaria de mudar – não só na figura, mas talvez também na sua vida? Como você gostaria que fosse diferente? Como poderia fazer isso acontecer?"

INVESTIGANDO RELACIONAMENTOS

Nesse método, o desenho é usado como uma metáfora – a pessoa é estimulada a pensar de forma mais ampla sobre questões de relacionamento e como fazer mudanças. Algumas pessoas fornecem respostas espontâneas. Outras caem no silêncio e parecem perplexas, e então o médico de família/enfermeiro pode usar perguntas circulares para fazer com que a pessoa reflita sobre as mudanças e suas implicações.

> Posso lhe fazer uma pergunta: o que aconteceria se você se aproximasse mais da sua mãe? E se você dissesse à sua mulher que ela deveria falar menos com a mãe dela? Como isso mudaria esta figura?

> Notei que você colocou dois círculos fora do círculo grande. Você pode falar sobre isso? Houve um período em que você teria colocado esses círculos dentro do grande? O que aconteceu? Será que poderá haver um momento em que esses círculos voltarão para dentro? O que teria de ser diferente?

Enquanto a pessoa e o médico de família/nfermeiro olham para o desenho, o profissional pode apontar para vários círculos e seguir as conexões entre várias pessoas: "Então, se esse relacionamento mudasse – o que aconteceria com aquele?" "Se o relacionamento da sua mulher com a mãe dela fosse menos próximo – o que isso faria com o relacionamento da sua mulher com você? O que ela pode esperar de você?"

Se o médico de família/enfermeiro e a pessoa examinarem o desenho juntos, ambos olham para a vida da pessoa a partir de outra perspectiva. É provável que a partir da perspectiva de visão ampla, a pessoa verá coisas que não havia notado antes. Por exemplo, pode ser revelado que, se um relacionamento muda, outro talvez também tenha que mudar.

INVESTIGANDO A DOENÇA

Se as coisas se tornarem muito desconfortáveis ou intensas para a pessoa, o médico de família/enfermeiro pode voltar-se à investigação do sintoma ou da doença e seu impacto na família. Se a pessoa não desenhou o local da doença, podemos dizer:

> Sei que você está sendo incomodado por essa doença há muito tempo. Se você tivesse que colocar a doença (sintoma) nesta figura – onde você poderia colocá-la? Quem é mais afetado pela doença? Que relacionamentos ela atrapalha? Se ficasse maior ou pior, que relacionamentos a doença afetaria?

Voltar o foco da pessoa para a figura e alocar um "lugar" para a doença pode, com frequência, tornar a força e a influência da doença muito claras. Perguntas com alusão à mudança farão a pessoa pensar mais sobre a doença e seus efeitos.

> Vamos imaginar que, por algum passe de mágica, conseguíssemos encolher a doença para torná-la muito menor, muito mais fraca. Que coisas ou pessoas se tornariam maiores na sua vida? Que relacionamentos poderiam tornar-se mais próximos – ou mais distantes?

A "externalização" do sintoma, problema ou doença (veja também os Capítulos 3 e 4) é uma técnica que faz com que estes ganhem vida como atores ativos na vida das pessoas. Dessa forma, a doença se torna um "parceiro", afetando não apenas aquele que sofre, mas também outras pessoas. A doença tem vida própria. Além de fazer com que as pessoas considerem os efeitos da doença em vários relacionamentos, também é útil enfocar outras áreas da vida: "Se houvesse menos dessa doença, o que você faria mais (apontando para vários *hobbies* e atividades no desenho)? Você faria mais jardinagem? Veria amigos? Passaria mais tempo no escritório? Desistiria da Igreja?"

INVESTIGANDO O TEMPO

O tempo é um contexto importante que afeta a vida das pessoas. O Método dos Círculos de Família permite investigação sobre mudança ao longo do tempo. Olhar para um desenho específico e perguntar como ele poderia ter sido diferente antes da doença acometer a pessoa pode fazer conexões significativas. Perguntas sobre o "antes" e o "depois" (descritas no Capítulo 4) permitem que cenários do passado e do futuro hipotético sejam investigados.

> Se tivéssemos nos encontrado dois anos atrás, antes de você ter esses sintomas, e eu tivesse pedido para você fazer esse desenho – como você o teria desenhado? Você pode me mostrar nesse desenho o que teria sido diferente – ou você pode fazer um desenho completamente novo.

Muitas pessoas acham esta tarefa fascinante. Não precisa ser focada na doença – poderia observar relacionamentos específicos antes e depois de outro evento significativo, talvez a chegada de um novo bebê, o rompimento de um casamento ou a morte de um membro mais velho em uma família. Olhar para sua vida por meio desta lente abre novas perspectivas. Algo muito semelhante pode ser feito com relação ao futuro:

> Como você gostaria que essa figura parecesse daqui um ano? Como você reorganizaria os círculos para fazer essas mudanças? Se existisse uma coisa que você gostaria que fosse diferente, uma pequena mudança que você pudesse fazer aqui, neste pedaço de papel, o que seria? Qual é a primeira coisa que você precisa fazer para avançar nesse sentido? Então, quando e como você vai se ocupar disso?

A maioria das pessoas gosta de brincar fazendo certos círculos maiores e percebem que, ao mesmo tempo, alguns outros círculos terão que ficar menores – para que então a vida deles – ou pelo menos a imagem dela – não fique superlotada.

- "Noto que, se você fizer essas mudanças, haverá bastante espaço na sua figura, aqui. O que vai ocupar este espaço?"
- "Este círculo, seu filho(a) – você o desenhou de forma que está entre você e o seu marido. Isso causa problemas ou é assim que você quer?"
- "Existe um grande vazio na sua vida ali. O que isso significa? Você sente que quer fazer alguma coisa sobre isso?"
- "Vejo que o trabalho toma a maior parte da sua vida. É assim que você quer? Se tivesse menos trabalho, qual desses círculos se tornaria maior?"
- "Parece que seus filhos estão em uma idade na qual em breve eles todos terão saído de casa. Que diferença isso irá fazer para a figura?"
- "Vejo que sua mãe é importante, ela está ficando mais velha e está doente. Como os círculos irão mudar quando ela morrer?"
- "O que teria de mudar nessa figura para possibilitar que alguns dos seus sonhos para o futuro se tornem realidade? Mostre-me apenas onde você pode querer começar?"

O Método dos Círculos de Família pode ser usado para identificar e estabelecer metas específicas. Ele permite que pessoas olhem para si de novas formas. Não é o profissional de saúde que identifica disfunções ou problemas, mas é pelo caminho reflexivo no qual a entrevista é conduzida que a pessoa se torna mais consciente do potencial de mudança na sua própria vida e no sistema familiar. As próprias pessoas são estimuladas a compreenderem os desenhos. Se alguém tiver que "interpretar" os desenhos, este alguém é a pessoa e não o médico de família/enfermeiro. A maioria das pessoas vai sair de uma consulta desse tipo sentindo que algo, ou talvez tudo, tenha se conectado.

Até agora, explicamos a utilidade desse método ao empregar um desenho. Outra forma de fazer algo bem semelhante é pedir que a pessoa coloque objetos (p. ex., conchas de tamanhos diferentes, pedrinhas, botões) em um pedaço de papel no qual o médico de família/enfermeiro desenhou um grande círculo. A vantagem dos objetos, tais como botões, não é apenas que eles têm tamanhos ou cores diferentes, mas que podem ser movidos no papel. Isso é muito dinâmico, e o médico de família/enfermeiro consegue demonstrar que quando uma peça se move, outras com frequência têm de fazer o mesmo por necessidade.

> Suponha que eu pedisse que você substituísse este grande botão marrom, que você me disse representar o seu trabalho, por este pequeno botão brilhoso, como a vida pareceria para você? E o que pode ocupar o lugar dele? Como a figura muda se eu tirar esse botão (que você disse que é a sua irmã, que é tão exigente) para fora do centro e colocá-lo em um lado? Mostre-me como sua vida ficaria. Só mova os botões relevantes.

O Método dos Círculos de Família pode se encaixar organizadamente em uma consulta de 10 a 20 minutos. Entretanto, é pouco provável que todas as questões levantadas possam ser discutidas dentro dessa escala de tempo. De fato, muitas vezes não é sequer necessário fazer isso. A pessoa pode continuar a investigação na próxima ocasião. Isso pode até garantir que algumas das reflexões estimuladas tenham continuidade entre as consultas. Com frequência, o trabalho mais útil acontece quando não estamos presentes – a "vida real" se encarrega. Dessa forma, as pessoas podem dar a si o crédito por fazerem conexões e por descobrirem coisas. A pessoa também pode levar o desenho para casa e partilhá-lo com um membro da família próximo. Isso também oferece continuidade, e assim o trabalho iniciado na consulta continua depois.

O próximo, por favor...

A Sra. C, uma mulher solteira com pouco mais de 30 anos de idade, consultou com o médico de família porque se sentiu deprimida após uma histerectomia devido a mioma. Ela falou sobre a perda de seu útero e também sobre o fato de não poder ter filhos, e o que isso significava para sua própria imagem como mulher. Enquanto estes foram todos reconhecidos como possíveis fatores relacionados com a atual depressão, a Sra. C sinalizou que havia alguma outra coisa sobre a qual ela queria falar. O questionamento direto não funcionou, e o médico de família, quando ficou com dúvidas sobre que rumo dar à consulta, introduziu o Método dos Círculos de Família.

O médico perguntou sobre os círculos, e comentou que a mãe parecia muito grande, enquanto o pai estava muito pequeno. Após um pouco de reflexão, ela disse que ele era, de fato, o padrasto. O médico de família perguntou como havia sido a experiência de ser criada por ele, e ela revelou que o havia desenhado pe-

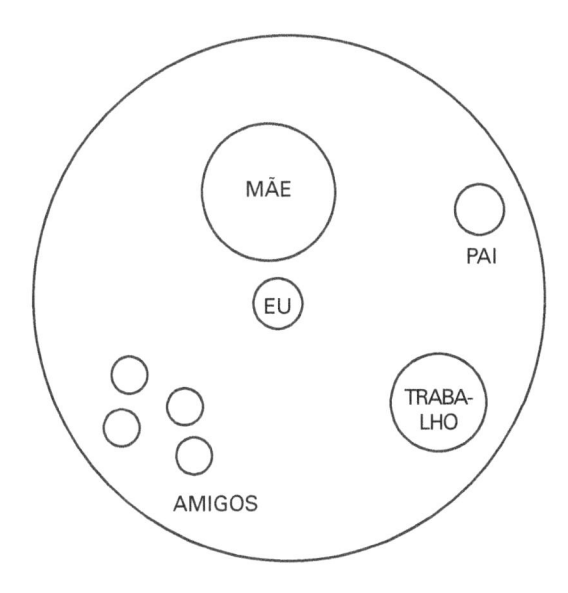

Figura 6.1

queno e distante dela e da mãe porque queria esquecê-lo. Sem precisar fazer mais perguntas, ela disse que o padrasto havia abusado sexualmente dela por anos. A cirurgia havia trazido de volta essas memórias vividamente, sobretudo porque ela ficou com seus pais pela primeira vez em 10 anos enquanto se recuperava. O médico de família perguntou como ela se sentia ao contar a ele tudo aquilo e ela respondeu que estava muito aliviada, pois nunca havia contado a uma única pessoa sobre isso. Mais uma consulta foi marcada, por solicitação da Sra. C, para a semana seguinte, e ela disse ao médico que se sentiu melhor por ter contado a alguém sobre suas experiências passadas. A possibilidade de buscar ajuda especializada foi discutida, mas a Sra. C recusou. Durante o ano seguinte, ela compareceu à unidade de saúde diversas vezes, na maioria delas com indisposição física. Seu estado geral era bom e a depressão não havia voltado.

O próximo, por favor...

A Sra. D, de 38 anos, compareceu repetidas vezes à unidade de saúde reclamando sobre sintomas de ansiedade e depressão. O genograma revelou que ela era mãe solteira de uma filha adolescente. Ela estava preocupada com a filha, que ela suspeitava estar usando drogas. Além disso, a Sra. D parecia excessivamente preocupada com o despertar da sexualidade da filha. Como o seu estado mental geral permanecia inalterado, o médico de família decidiu tentar a técnica dos círculos. O questionamento logo se focou em uma pessoa desenhada do lado de fora do grande círculo. A Sra. D referiu-se a ele como um "possível" namorado e a conversa voltou-se para como transformar essa pessoa em um namorado "real" na prática, se era isso o que ela queria. A Sra. D planejou algumas ações concretas que ela precisava tomar e, ao mesmo tempo, investigou os impactos destas no relacionamento com a filha. Ela logo se sentiu menos ansiosa e, no geral, mais positiva. Um ano mais tarde, ela havia se casado com esse "possível" namorado.

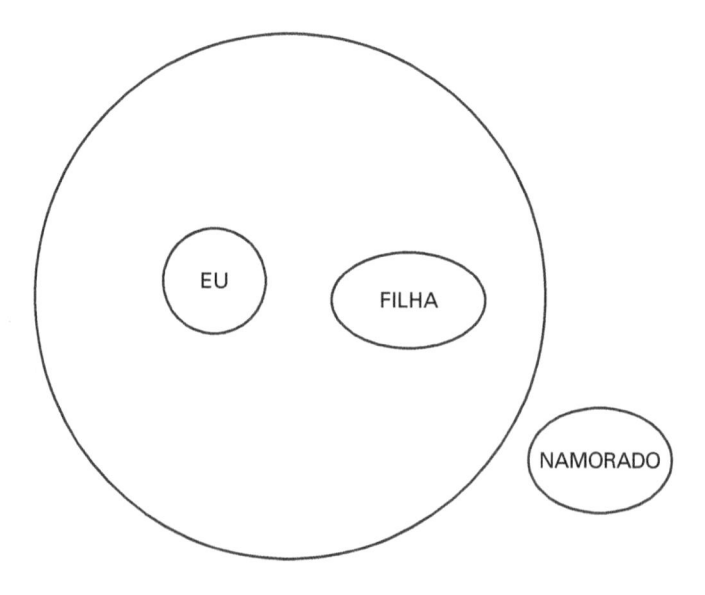

Figura 6.2

O próximo, por favor...

O Sr. W, de 55 anos, consultou a equipe de atenção primária devido a sérios problemas de sono. Ele também disse que tinha que "ficar embriagado" para conseguir dormir. Ele reconheceu que, com frequência, sentia-se muito para baixo. A enfermeira sabia que ele tinha dois filhos adolescentes e que a esposa havia morrido poucos anos antes, de um tumor maligno. Durante a consulta, a enfermeira pediu que ele desenhasse círculos. Ele colocou-se no meio, com a família claramente agrupada ao redor dele. Bem no alto, estavam os avós maternos, e bem embaixo, no canto direito, uma amiga. Então transpareceu que a mulher era sua amante, uma mulher católica que era casada. O Sr. W disse que se sentia preso porque ela não iria se divorciar e também se sentia culpado, pois era um membro ativo da Igreja (protestante) e vinha de uma família bastante religiosa (conforme a representação dos avós nos círculos). Observar tudo isso de fora possibilitou que o Sr. W visse sua vida e seus sistemas de crenças em perspectiva. Ele começou a falar sobre os prós e contras de ficar em um relacionamento com uma mulher casada e adepta ao que ele via como uma fé diferente. Ele pensou sobre todas as respostas da sua família de origem se descobrissem seu relacionamento secreto. O desenho também mostrou que o padre da sua Igreja era muito importante para ele. O Sr. W achou que deveria falar com o padre como um primeiro passo. A enfermeira viu o Sr. W algumas semanas depois. Ele contou a ela que havia tomado uma decisão após a última consulta. Ele se viu envolvido em muitos conflitos morais e reais e precisava terminar aquele relacionamento. Ele relatou que, desde que havia tomado a decisão, seu sono havia começado a melhorar e que ele não precisava mais de excessivas quantidades de álcool para "apagar".

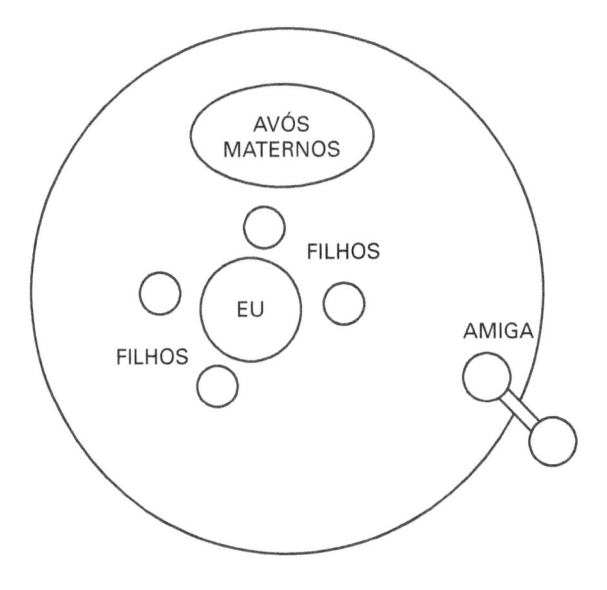

Figura 6.3

O próximo, por favor...

O Sr. K, de 64 anos, professor de escola prestes a se aposentar, consultou repetidamente com dores difusas na cabeça e na coluna. O genograma não revelou nada surpreendente, mas quando ele desenhou os círculos, ficou muito surpreso com o tamanho e a centralidade espacial de um dos círculos. Revelou-se que este círculo representava o seu trabalho. O Sr. K riu e falou sobre estar precisando de uma "redução". Quando foi estimulado a pensar sobre como ele mesmo poderia reduzir o tamanho do monstro, ele apresentou várias soluções práticas. As próximas consultas concentraram-se cada vez menos nas dores físicas. Em vez disso, ele começou a pensar sobre os efeitos da aposentadoria no relacionamento com a esposa e os filhos.

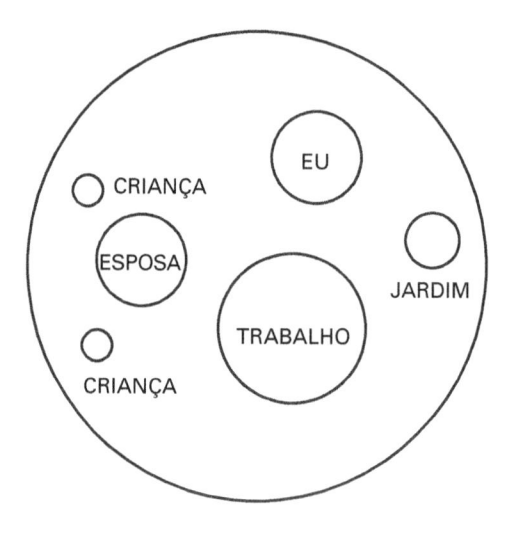

Figura 6.4

O próximo, por favor...

O Sr. S, de 40 anos, consultou a equipe de atenção primária durante meses com o que ele descrevia como uma "dor de pontada no coração". Depois de várias tentativas de diferentes investigações, nenhuma causa física para as dores recorrentes foi encontrada. O Sr. S não gostou da sugestão do médico de família de que ele estaria deprimido ou preocupado – ele insistiu que os problemas eram físicos. O médico de família, em desespero, pediu a um colega que tomasse conta do Sr. S, que, por sua vez, disse que ele "não estava louco". O outro médico de família respondeu que ele aceitava que havia algo errado com o coração do Sr. S e que seria bom saber mais sobre isso. Ele desenhou um grande coração em uma folha de papel e pediu que o Sr. S colocasse todas as pessoas e todas as preocupações que ele tinha dentro do contorno do coração. O Sr. S parecia perplexo, mas fez o que foi pedido. Logo o desenho foi preenchido com muitas preocupações e algumas pessoas. Era literalmente impossível fazer o Sr. S parar de falar sobre cada uma das preocupações, pois o coração dele estava literalmente transbordando. Ele retornou para mais quatro sessões e não houve mais consultas sobre as suas dores no coração com nenhum membro da equipe de atenção primária subsequentemente.

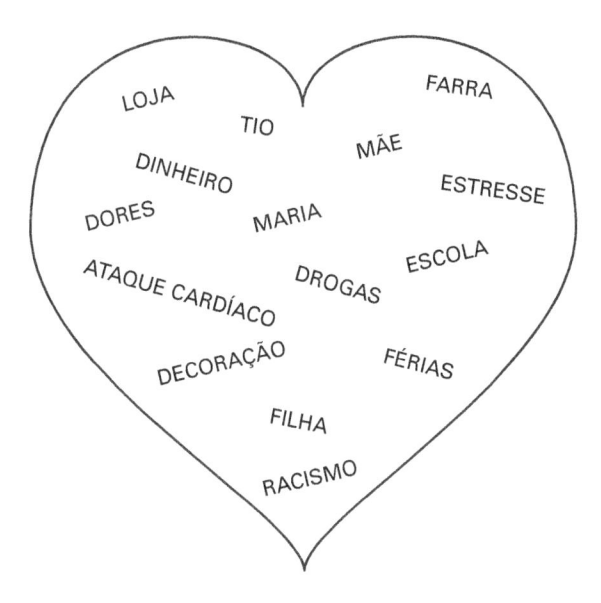

Figura 6.5

O próximo, por favor...

A Sra. T teve dois filhos que foram encaminhados para adoção, pois ambos nasceram quando ela era muito jovem e ela não teve nenhum apoio da sua mãe alcoolista. Os filhos tinham pais diferentes, e a enfermeira muitas vezes pensou que o departamento de serviço social havia descartado a Sra. T para sempre, por ser uma mãe ruim. A Sra. T estava grávida novamente. Os relacionamentos ficaram tensos ao seu redor. Ela não era muito inteligente, mas tinha uma qualidade de resiliência que fez a enfermeira persistir e desenhar um círculo familiar. A Sra. T recusou-se a segurar a caneta porque não sabia escrever, mas deu instruções que seu namorado novo e os pais dele estavam no meio com suas duas crianças adotadas dentro do círculo e o bebê no meio da nova família. Ela colocou a enfermeira muito perto dela, assim como o médico de família, que ela consultava para monitorar a asma. Ela colocou a assistente social (ASo) fora do círculo, dizendo enfaticamente que esta teria se desenhado dentro do círculo e entre ela e o bebê. A enfermeira perguntou: "O que teria que acontecer para você conseguir manter a assistente social fora do círculo? De quem você precisa para ajudá-la a fazer isso acontecer? O que ele(a) pode dizer ou fazer?" Juntos, eles elaboraram uma lista de diferentes comportamentos que a assistente social precisaria ver: a Sra. T criando vínculos com seu novo bebê, respondendo mais calmamente à assistente social, e que os seus novos sogros pudessem se unir ao grupo central da família, pois eles pareciam ser um verdadeiro bem para ela.

A Sra. T muitas vezes se referiu a este círculo como sendo um momento essencial. Ela viu o que ela tinha de fazer. Ela também se sentiu fortalecida porque conseguiu remover a assistente social da família dela na imaginação, e ver o que ela tinha de fazer para mantê-la fora. Ela também viu o valor da sua nova família. A enfermeira viu a importância da sua avó materna, sobre quem ela nunca tinha falado, mas que havia dado à Sra. T um bom exemplo de maternidade a ser seguido. A Sra. T também falou sobre manter sua mãe (que vivia com um réu primário) claramente na margem do círculo, para manter o novo bebê seguro.

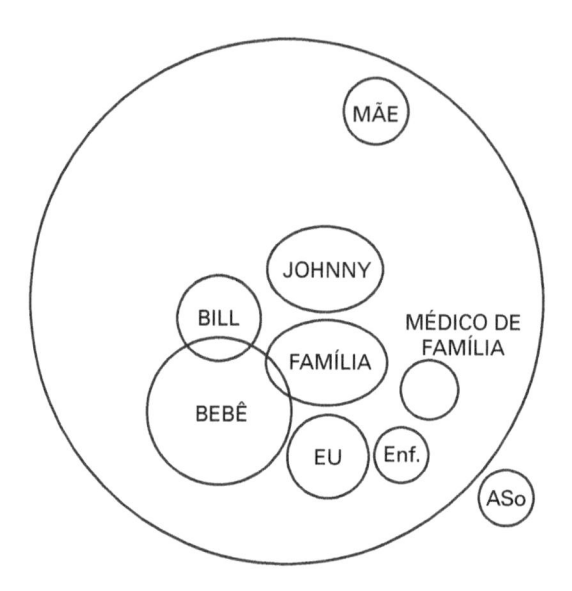

Figura 6.6

O próximo, por favor... a equipe de atenção primária como paciente

Uma médica que trabalha meio turno decidiu conversar com o psicólogo da unidade de saúde, pois ela sentiu que estava sendo excluída pela equipe desde a chegada de um novo médico mais jovem e que trabalhava em turno integral. O psicólogo a ajudou desenhando um círculo de família para observar os padrões de mudanças nos relacionamentos causados pela nova chegada e o trabalho que a unidade de saúde precisava fazer para negociar esta transição. Ele, então, fez as seguintes perguntas:

- "Dentro da equipe atual, quem entrou na unidade de saúde primeiro?"
- "E quem entrou depois?"
- "E depois?"
- "Como os relacionamentos foram alterados com cada nova adesão à equipe?"
- "Você inclui enfermeiras dentro ou fora do círculo?"
- "Como os relacionamentos mudam quando alguém sai da equipe?"
- "Se o gerente da unidade de saúde e os médicos de família tiverem várias reuniões juntos e ficarem mais próximos dentro do círculo, o que acontece com os relacionamentos dos enfermeiros e recepcionistas?"
- "Existem pessoas que saíram da equipe e que deveriam ser incluídas no mapa?"
- "Quais são os diferentes padrões de relacionamentos existentes para pessoas que trabalham meio turno ou em turno integral na unidade de saúde?"

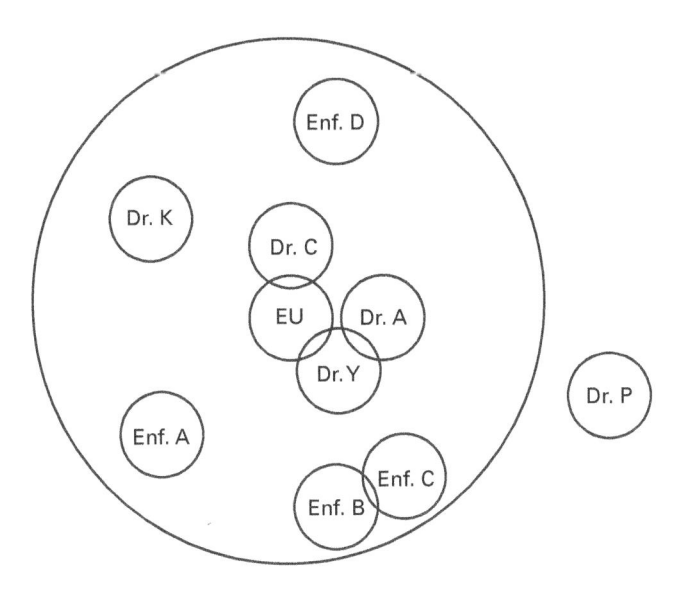

Figura 6.7

DESENHOS SIMULTÂNEOS DE CÍRCULOS DE FAMÍLIA

É possível que vários membros de uma família façam seus desenhos de círculo de família simultaneamente. Isso se aplica tanto para casais quanto para famílias com filhos. Crianças pequenas (que provavelmente conseguem fazer isso a partir dos 3 anos) raramente se atêm aos círculos e, no entanto, fornecem imagens e informações interessantes, que com frequência surgem como grandes surpresas aos pais. As instruções dadas são muito semelhantes àquelas descritas anteriormente, apenas adicionando que os membros da família podem olhar os desenhos de cada um depois. Uma vez que cada um tenha completado seu círculo, o médico de família/enfermeiro pode perguntar quem quer começar. A discussão sobre os círculos é diferente quando outros membros da família estão presentes, e muito provavelmente irão comentar sobre o que está sendo falado. Não é rara a ocorrência de discussões acaloradas, com cônjuges ou outros membros da família contestando um ao outro sobre suas respectivas percepções a respeito de relacionamentos familiares. Considerando que em muitas famílias as crenças sobre várias questões nunca são realmente examinadas, o Método dos Círculos de Família tem um enorme potencial para explodir esses mitos familiares em um espaço muito curto de tempo.

É possível, também, pedir a dois membros da família que imaginem os círculos que seu parceiro (ou pais/filhos) desenhariam, e depois estimulá-los a fazerem o desenho. Se cada um desenhar o espaço familiar imaginado e os relacionamentos do outro, pode-se pensar em conjunto sobre essas versões dos desenhos. Isso oferece *insights* fascinantes para cada membro da família, examinando suas suposições e recebendo respostas.

TRABALHANDO COM A FAMÍLIA INTEIRA

Existe outra maneira na qual os círculos de família podem ser usados. Pode-se pedir que uma família inteira – ou, de fato, um casal – faça isso, mas somente na mesma grande folha de papel. Fazer uma imagem da família exige muita comunicação e discussão; também requer compromisso e tomada de decisão. Pode ser muito divertido – e caótico.

O Método dos Círculos de Família permite que as pessoas visualizem como diferentes partes das suas vidas estão conectadas. Levanta a questão que, se uma coisa muda, outras áreas da vida também têm que mudar, com efeito cascata em todo o entorno. Relacionamentos significativos e sistemas de apoio podem ser identificados, e as implicações da mudança são levadas em consideração. Ironicamente, dessa forma, o Método dos Círculos de Família ajuda as pessoas a se soltarem e não continuarem dando voltas e voltas em círculos.

AVISO SOBRE O ENTUSIASMO DOS AUTORES (VEJA TAMBÉM NO CAPÍTULO 12)

Neste, e em outros capítulos, incluímos muitos exemplos clínicos. Estes, com frequência, exemplificam intervenções, perguntas, genogramas, círculos que "funcionam" – quando ocorre mudança e o momento da descoberta. Fizemos isso porque queremos que você experimente essas coisas, que você fique entusiasmado e intrigado o suficiente para fazer algo diferente! Mas, é claro, especialmente dentro da limitada margem de tempo com que trabalhamos, não será sempre assim. Pode ser que você tente um círculo apenas para descobrir que você não chega a fazer mais que uma pergunta interessante quando o tempo limitado, ou as datas vermelhas do calendário piscando no computador, ou o olhar vazio do paciente roubam a sua coragem e você cai de volta no: "Bem, talvez devêssemos mudar o antidepressivo?"

Não é de se preocupar, pois isso é assim para nós também! Às vezes, não existem conexões mágicas, nem saltos gigantes. São pequenos passos vacilantes. Muitas pessoas e muitas situações não são receptivas a grandes mudanças. Mas não desista, só tente novamente em algum momento quando você tiver espaço livre para experimentar de novo.

Seu próprio círculo de família

1. Desenhe seu próprio círculo de família como você o vê agora. Peça que um amigo ou colega faça o mesmo. Entrevistem um ao outro sobre os desenhos. Evite ser muito "inteligente" – faça perguntas, não especule ou projete suas próprias ideias no desenho. Anote as perguntas que você acha especialmente difíceis ou úteis. Pergunte ao seu amigo(a) o que ele(a) achou útil.
2. Agora faça o mesmo novamente, mas desenhe os círculos da forma como cada um de vocês gostaria que a vida estivesse daqui a um ano. Discuta sobre as diferenças e especule sobre quais os simples passos que cada um de vocês poderia dar para que isso acontecesse.
3. Peça que a próxima pessoa que atender com depressão moderada ou sintomas psicossomáticos desenhe o círculo de família dela e coloque a doença na figura.
4. Desenhe um círculo de família para a sua equipe de atenção primária à saúde. Como você imagina que outros membros da equipe desenhariam a visão deles sobre a equipe? Que três perguntas você poderia levantar para uma potencial discussão dentro da equipe?

7
Transições familiares

> **Este capítulo abrange:**
> - Fases da família e momentos de transição
> - Ciclos de vida da família

Até aqui, introduzimos as principais ideias do trabalho sistêmico, situamos esse trabalho em múltiplos contextos e despertamos o seu interesse (assim esperamos) para várias maneiras de gerar novas perspectivas para a pessoa dentro do contexto familiar. Essas maneiras incluíram o questionamento por meio de perguntas circulares e reflexivas, genogramas e círculos familiares. Durante todo esse tempo, você foi estimulado a desenvolver a curiosidade sobre o que "pode estar ocorrendo" com a pessoa dentro do contexto dela. Enquanto você está tentando gerar novas hipóteses, é útil ter estruturas às quais recorrer. Essas estruturas não são fatos sobre famílias; são construções que, como os estereótipos, têm utilidades e limitações. Uma estrutura como essa é a noção das fases da família ou dos estágios do ciclo de vida.

Toda família passa por diferentes fases na sua vida, e cada nova fase apresenta um desafio à organização e ao equilíbrio. Quando um bebê recém-nascido entra no mundo, o pai da mãe dele, do dia para a noite, vira avô, a filha de repente é mãe, e a sogra passa a ser avó! Não apenas cada membro da família possui um novo papel, mas a família como um todo também inicia uma transição em seu desenvolvimento.

Isso requer que vários ajustes sejam feitos. Três, se não quatro gerações diferentes precisarão se adaptar aos ciclos de transição da vida simultaneamente. Para alguns, estas adaptações podem ser imperceptivelmente pequenas e, para outros,

> **O ciclo de vida da família**
>
> O conceito de ciclo de vida da família (Carter e McGoldrick, 1989), que descreve uma família passando por várias fases de desenvolvimento e mudança, é uma ideia importante, embora não haja consenso sobre quantas fases deveriam ser reconhecidas, especialmente devido à enorme variação em culturas diferentes e às visões culturalmente mediadas do "eu" e da "individuação". É útil ter a palavra "transição" em mente, pois a mudança requer que tarefas práticas e emocionais sejam feitas.

incalculavelmente grandes. Enquanto as famílias passam pelas várias fases, assim também o fazem seus membros individuais, inventando e renegociando seus relacionamentos com pais, cônjuges, irmãos e outros. Novos membros da família chegam por meio do nascimento, adoção, decisão judicial ou casamento, e partem com separação, divórcio ou morte – mas nem sempre! Mesmo que as pessoas tenham partido fisicamente, elas ainda podem permanecer muito presentes – mesmo se apenas como "fantasmas" nas vidas das suas famílias, embora urnas e túmulos e lembranças de parentes ainda ocupem espaços físicos nas vidas de muitas famílias.

Estes padrões de fases do ciclo de vida se apresentam com problemas previsíveis e manifestações comuns no cenário da Atenção Primária à Saúde (APS). A consciência sobre as fases do ciclo de vida da família e seus potenciais pontos de crise permite que os médicos de família/enfermeiros gerem hipóteses. Também oferece oportunidades para ação preventiva. Em muitos serviços de saúde existem cursos pré-natal, clínicas de menopausa e projetos específicos de aconselhamento. O conhecimento sobre questões relativas ao desenvolvimento familiar – se combinado com a compreensão sobre os recursos e os sucessos da família em administrar as fases anteriores do ciclo da vida – leva a orientações antecipadas sobre os desafios a serem enfrentados.

OS SINTOMAS COMO UM SINAL DE PRESSÃO EM MOMENTOS DE TRANSIÇÃO

O estresse na família com frequência ocorre em momentos de transição de uma fase do ciclo de vida familiar para outra, e os sintomas irão provavelmente aparecer quando há interrupção no ciclo em andamento, ou se uma família está passando por duas ou três transições ao mesmo tempo. Lembra como estávamos entusiasmados para que você anotasse as datas quando você fez a árvore de família no Capítulo 5? Era por essa razão – para identificar as transições múltiplas ou aquelas sem sucesso. Por exemplo, problemas conjugais que acontecem no início do casamento podem refletir dificuldades dos cônjuges de se separar da sua família de origem, e isso será agravado se um dos pais do casal desenvolver uma doença crônica e precisar de cuidado adicional.

Há enorme variação em como os ciclos de vida da família se desenvolvem, com a cultura tendo um papel principal. Não existem caminhos "certos" ou "errados" para negociar a jornada, pois as diferentes culturas possuem diferentes ritos de passagem. Além disso, ainda na mesma cultura encontramos enormes variações, baseadas na composição da família, nas diferenças de classe, nas concepções sobre gênero, nos costumes sociais em mudança, nas realidades econômicas e outros fatores. O conceito do ciclo de vida da família pode oferecer uma orientação clínica útil, mas apenas se for examinado criticamente e modificado de acordo com os contextos aos quais se aplica. Para o crescimento e o amadurecimento continuarem nas famílias, cada estágio do ciclo de vida precisa ser negociado. O sucesso ou a falha em fazer isso são determinados pela maneira como as fases anteriores foram administradas. No momento em que a família é incapaz de se adaptar a uma nova situação, um de seus membros pode desenvolver algum sintoma que o leva a procurar a equipe de atenção primária. Para se chegar a uma nova compreensão sobre as reclamações da pessoa, pode ser útil investigar as recentes transições no ciclo de vida da família.

Experiências antigas tendem a ressoar com novos eventos, como o nascimento de um filho. Usar a estrutura do ciclo de vida da família pode ajudar a colocar essas histórias em um contexto histórico e a abordá-las no presente. No caso apresentado a seguir, ajudou a evitar mais sofrimento, não apenas para a pessoa-alvo, mas para a família como um todo.

O próximo, por favor...

O Sr. J consultou com seu médico de família repetidamente com dores no peito e abdominais. Após várias investigações, não foram encontradas causas orgânicas para as suas reclamações aparentemente moderadas. Quando questionado em mais detalhes sobre a história das reclamações, o Sr. J revelou que os sintomas haviam começado cerca de três meses antes, logo depois do nascimento do seu primeiro bebê. Quando perguntado sobre os efeitos que esse importante evento de vida tinham lhe causado, ele respondeu inicialmente dizendo como isso o fazia feliz e preenchido.

O médico de família perguntou, depois, se o nascimento do bebê havia gerado algum "efeito colateral não desejado". (Observe como esta é uma maneira eficiente de provocar gentilmente, ao mesmo tempo sem desqualificar o comentário inicial do Sr. J). O Sr. J hesitou antes de responder que isso fez com que "eu me sentisse deslocado". Ele adicionou que não havia falado sobre isso com a esposa porque "faria eu parecer um pouco infantil. Eu não sou o tipo ciumento." Quando perguntado se ele achava que poderia existir uma conexão entre as suas reclamações somáticas e o nascimento do seu filho, o Sr. J respirou fundo e disse: "Meu pai morreu quando eu era bebê... dizem que foi de ataque do coração." O médico de família perguntou se a esposa do Sr. J sabia disso e qual poderia ser a resposta dela se o Sr. J falasse sobre a possível conexão entre as presentes reclamações dele e a experiência passada. O Sr. J achou que talvez esse fosse um caminho a ser seguido e retornou para uma consulta de acompanhamento duas semanas depois, sentindo-se muito melhor – tanto física quanto emocionalmente.

Na próxima sessão, vamos examinar vários estágios diferentes de ciclos de vida familiares e descrever questões comuns que podem surgir durante esses estágios, que podem ser abordadas em cenários de atenção primária. É bastante arbitrário em que ponto entramos no ciclo – ou círculo. Então, por que não começar formando um par: "menino conhece menino" ou "menino conhece menina" ou "menina conhece menina" – ou é ao contrário?

O próximo, por favor...

Bill, 55 anos, e John, 41, viviam juntos havia 10 anos. Para os amigos, eles eram um casal feliz e comprometido. Os pais de Bill eram falecidos, mas os pais de John estavam vivos e muito bem – e eram muito católicos. A ideia de que o filho deles pudesse ser homossexual parecia impensável. John estava muito consciente disso, e escondia com sucesso o relacionamento com Bill por quase uma década. Como moravam na Irlanda, os pais de John costumavam ir para o sul da Inglaterra uma vez por ano, forçando o casal a fazer um teatro: Bill tornava-se o colega de apartamento, John acampava no quarto de visitas e alguns móveis eram trocados de lugar estrategicamente. Foi quando os pais deixaram de cair nessa encenação que um dia John consultou seu médico de família devido a sintomas de ansiedade.

TORNANDO-SE UM CASAL

Quando dois adultos decidem viver juntos e formar uma parceria, ambos precisam começar a negociar muitas questões. Estas incluem quanto tempo passar junto, onde morar, quando dormir, fazer sexo, comer e discutir; quando e onde trabalhar, como tirar férias e quem lê o jornal primeiro – e se o jornal precisa ser passado depois que ele leu... Decisões relacionadas às finanças, sair com amigos e lavar a louça não são mais determinadas individualmente, mas em conjunto. Cada um do casal pode ter herdado algumas receitas e dicas de sobrevivência das suas respectivas famílias de origem, mas o casal terá de decidir quais das bagagens do passado irá precisar jogar fora para dar o passo inicial que seja conveniente para os dois, e obviamente ambos se apoiam com determinação em comportamentos que parecem muito arriscado perder.

Os familiares têm muitas formas de aceitar ou rejeitar o parceiro do seu amado "filho" adulto. E esses "filhos" possuem suas próprias maneiras de convidar – ou excluir – os seus próprios pais e outros membros importantes da família. Não é de surpreender que este é um momento de provável tensão que pode testar a lealdade de cada parceiro. Aqueles que encontraram no casamento o único meio de escapar das suas famílias de origem podem continuar emocionalmente muito envolvidos com suas famílias mesmo depois de terem ostensivamente formado um casal. Uma mistura de culpa e ressentimentos com frequência leva a desenten-

---

Estágios do ciclo de vida

Estude a lista de estágios e problemas do ciclo de vida de família (Quadro 7.1).

1. Pense sobre em que fase você acha que você (e sua família) estão – e como esse esquema se "enquadra". Alguma mudança ou problema familiar?
2. Observe a coluna dos "problemas de apresentação comum" e considere todas as pessoas que você atendeu hoje. Quantas apresentavam esses problemas ou sintomas? O que você sabe sobre a fase dos ciclos de vida delas?
3. Agora pense sobre as limitações desse quadro. A que culturas ele não se enquadra? Quais podem ser os perigos de promover modelos eurocêntricos?
4. Agora faça uma cópia desse quadro e deixe-o com todas as suas orientações e protocolos em cima – ou embaixo – da mesa do seu escritório. Não, pensando bem, deixe-o em algum lugar onde você pode usá-lo para gerar mais ideias!

dimentos entre os cônjuges, com a solicitação de que os sogros parem de "interferir". Outros casais cortam seus pais ou outros membros das famílias de origem – de novo, muitas vezes, com sentimentos divididos. Porém, mesmo colocando milhares de milhas e um oceano entre eles e seus pais, isso pode não trazer a separação que alguns esperariam.

A maioria dos casais testam o que aprenderam nas suas respectivas famílias de origem: assim, descobrem rapidamente que é possível transferir as brigas que costumavam ter com seus pais diretamente para o parceiro. O contrário também é verdadeiro, pois não há razão para não replicar experiências positivas, e muitos parceiros têm sucesso em selecionar aquelas receitas já testadas e que tiveram sucesso nas suas respectivas famílias. Apesar disso, ainda pode haver algum conflito sobre que roteiro de família (de qual dos membros do casal) deve ser usado no relacionamento atual. Alguns indivíduos sentem-se tão superconectados com suas famílias de origem, que talvez excluam a sua outra metade daquela importante parte das suas vidas, estimulando, com isso, relacionamentos exclusivos que estão destinados a produzir problemas, mais cedo ou mais tarde. Poderia ser dito que esses adultos parecem estar "casados" com seus pais, em vez de com seus cônjuges. Isso pode, às vezes, levar a ter seis pessoas na relação conjugal, em vez de apenas duas! E existem os chamados "adultos" que escolhem os parceiros para lidarem com a família por eles, uma solução que talvez funcione inicialmente, mas que muitas vezes cria vários problemas a longo prazo, com o parceiro ficando cada vez mais enredado em dinâmicas familiares adversas.

Convenções religiosas e culturais são, com frequência, de grande significado. Em famílias que migraram da cultura oriental para a ocidental, pode-se ver o surgimento de conflitos quando as expectativas dos pais com relação a casamentos e laços de sangue entram em conflito com aquelas com as quais seus filhos se deparam na cultura que os recebe. Por exemplo, se a expectativa de ter casamentos arranjados pelos pais é frustrada pelos filhos adultos, é provável a ocorrência de conflitos que podem se manifestar por meio de sintomas físicos – tanto em um dos membros do jovem casal como nos pais decepcionados. As famílias podem esforçar-se, tentando bloquear aproximações aparentemente inapropriadas, sejam elas por meio de barreiras raciais ou de classe social ou por questões religiosas ou de estilos de vida, ou ligadas a posicionamentos fortes sobre relacionamentos homossexuais. Se a próxima geração está preparada para manter as expectativas ou prescrições dos mais velhos, isso é outra questão: aceitação estoica ou rejeição violenta às expectativas dos pais podem ser igualmente problemáticas para uma pessoa jovem e resultar em comportamento problemático em todos os lados.

Apresentações comuns em atenção primária durante esta fase do ciclo de vida incluem problemas sexuais, infertilidade e reclamações somáticas não específicas.

O próximo, por favor...

O casamento de Ana havia sido arranjado por seus pais. Ela pareceu feliz com a escolha de seu marido. Ele era 25 anos mais velho e um distinto membro da comunidade. Foi três anos após o casamento que ambos consultaram o médi-

QUADRO 7.1
Fases e problemas do ciclo de vida da família "ocidental"

Fase	Tarefa	Mudanças familiares necessárias	Problemas de apresentação comum
Formar um casal	Compromisso um com o outro e com familiares	Concordar em papéis e objetivos, negociar intimidade, realinhar relacionamentos dentro e fora da família	Problemas sexuais, infertilidade, dores de cabeça, dores no peito ou na coluna
Tornando-se pais	Integrar um novo membro	Ajustar de uma dupla para um trio, negociar o papel dos pais: esposa, mulher e/ou mãe? Homem, marido, pai? Restringir a vida social	Choro, problemas de sono e alimentação, melancolia pós-parto, tensão entre casal e casos amorosos, rejeição e abuso do filho
Criando filhos	Criar	Equilibrar as exigências de casa e do mundo externo, praticar a separação entre pais e filhos	Comportamentos descontrolados dos filhos, enurese, encoprese, cacoetes, ciúmes e brigas entre irmãos, dores abdominais
Convivendo com adolescentes	Estabelecer novos limites	Equilibrar o controle e a independência, permitindo o movimento para dentro e fora da família, estimular a diferença e a experimentação	Ficar na rua até tarde, fugir de casa, recusar e faltar à escola, violência doméstica, problemas com drogas e álcool, parassuicídio
Filhos saindo de casa	Partir e desprender-se	Preencher o "ninho vazio", os pais estabelecem uma nova relação um com o outro – e com o filho que sai de casa, separação e independência	Comportamento psicótico ou excêntrico daquele que sai de casa, problemas conjugais, crise da meia-idade
A família na vida futura	Enfrentar perdas e mudanças de papéis	Administrar a doença e a morte de pais/avós, desenvolver o papel de avós, ajustar-se à viuvez	Luto e reação de tristeza prolongada, depressão, doença, doença física e problemas de conformidade

co de família devido ao que eles chamavam de problemas de "infertilidade". A segunda consulta revelou que o casamento deles não havia sido consumado. A Dra. K sentiu-se um tanto fora da sua área para lidar com essa questão. Seu primeiro ímpeto foi convidar a enfermeira para a próxima consulta. As duas notaram que Ali, o marido, sentiu-se muito desconfortável com isso. O próximo ímpeto foi convidar um colega do sexo masculino para "ter uma conversa em particular" com Ali. O passo seguinte foi convidar o Imam[*] para ter uma conversa entre homens. Ana parecia sentir-se bem com isso, mas a Dra. K e a en-

---
[*] N. de T.: Líder religioso muçulmano.

fermeira não se sentiam assim. Oito semanas depois, Ana anunciou que estava grávida. Nunca saberemos o que realmente aconteceu.

TORNANDO-SE PAIS

A mudança de uma dupla para um trio pode mexer com o equilíbrio não apenas do casal, mas também das famílias de origem. Por enquanto, privacidade e intimidade ficam em segundo plano, muitas vezes incomodando pelo menos um, se não os dois membros do casal. O novo bebê com frequência anuncia o retorno dos sogros, com todos os seus aspectos positivos e problemáticos. Muita ajuda pode ser vista como problema. A participação financeira dos avós pode carregar a implicação de que isso lhes dá a permissão de orientar, se não de ditar, "o que é melhor para todos". Quando a formação do trio é resultado de fertilização assistida ou de criação ou adoção, então um conjunto de comportamentos diferentes, talvez menos previsíveis, se apresenta. Como os avós se relacionam com bebês que não possuem parentesco sanguíneo, ou pais, ou casais de filhos que não possuem ligações genéticas?

Consultas repetitivas com o bebê, por motivos menores, podem ser um sinal de que a jovem família não esteja conseguindo lidar com as transições necessárias para se adaptar a esta nova fase no seu ciclo de vida. Problemas com choro, alimentação e de sono são mais do que conhecidos para todos os membros da equipe de APS. A mãe pode reclamar por estar se sentindo "para baixo" e, em uma investigação mais detalhada, revelar que ela se sente pouco atraente e sem apoio do marido, que alega que precisa muito dormir para conseguir manter-se no emprego. Quanto mais ele se afasta, mais a esposa fica exausta e mais o marido sente que a mulher não está interessada nele. Esse é o momento no qual um caso extraconjugal parece a "única solução" para muitos homens. (As mulheres terão a sua vez mais tarde, quando se recuperam da criação dos filhos, como vocês irão ver. Mas lembrem-se, todos vocês, pessoas com sensibilidades para a diversidade, que estão se revirando desconfortáveis nas suas cadeiras de leitura, tudo isso é apenas um conjunto de histórias sobre o que pode acontecer. Existem muitas outras possibilidades – é apenas uma questão de abrir os seus "canais de pensamentos" sobre o que pode estar acontecendo!).

Ao trabalhar com famílias jovens em APS é importante perceber qualquer sinal de alerta o mais cedo possível. É crucial que o casal seja atendido junto, pois há uma grande possibilidade de que os dois afetem um ao outro intensamente – e ao bebê. Os profissionais podem auxiliar o casal a conversar um com o outro sobre como resolver problemas específicos (veja o Capítulo 9), normalmente relacionados a como lidar com o bebê e às pressões no relacionamento do casal como consequência por terem se tornado três. Tornar-se pais inevitavelmente coloca muita pressão nos casais e, portanto, não é surpresa saber que uma proporção muito alta de relacionamentos ou casamentos é rompida dentro de um ano após o nascimento do bebê. O apoio aos pais nessa fase pode evitar a separação de casais. Isso com frequência exige uma abordagem de equipe. Dez minutos podem ser suficientes para identificar os problemas e avaliar a urgência destes, mas não serão suficientes para resolvê-los.

FILHOS EM CRESCIMENTO

Os bebês crescem, viram pequenas crianças,[*] entram na escola e nunca param de fazer as aparentemente intermináveis exigências aos pais: o caminho desde os "terríveis dois anos" ao "adolescente infame" é feito de muitos prazeres – e dores. No início dessa jornada longa, e geralmente recompensadora, os pais estarão preocupados com a "domesticação do monstro". Isso envolve ensinar a criança de 1 a 3 anos a comer a comida "certa" na hora "certa", a ir para a cama na hora "certa", a dizer as coisas "certas" na hora "certa", a colocar os excrementos no lugar "certo" – e assim por diante. É de surpreender que essas pequenas crianças tornem-se monstros, tendo que obedecer a todas as exigências sem razão dos seus pais controladores? Uma coisa que todas as crianças pequenas parecem ter em comum é que elas rapidamente tornam-se campeãs mundiais em derrotar os pais. Além disso, elas também parecem ter poderes mágicos para fazer os pais discordarem um do outro sobre o que é a coisa "certa" a ser feita.

> ### O próximo, por favor...
>
> Laura, 28 anos, grávida pela primeira vez, apresentou-se à consulta. A enfermeira havia lido os registros e descoberto que Laura havia tido aconselhamento com a psicóloga da unidade sobre dificuldades conjugais e sexuais. Ela tinha um relacionamento muito difícil com sua mãe e não podia contar com a ajuda dela após o parto. Laura também já tinha tomado antidepressivos. A enfermeira decidiu que Laura precisava se reunir com a psicóloga e com o médico de família para discutir sobre como evitar um possível colapso no relacionamento do casal e como lidar com um parto possivelmente difícil devido ao vaginismo. A equipe desenvolveu uma compreensão comum da necessidade de pensar sobre os indivíduos, os três novos relacionamentos diádicos, e seus familiares. Eles observaram com cuidado a questão dos limites dos seus respectivos papéis e como eles podiam expressar preocupações. Eles concordaram em um plano de ação com Laura e o marido, Mike. Ao longo das próximas duas semanas, Laura e Mike teriam que reservar "consultas" diárias de 10 minutos um com o outro. Durante a consulta, cada um tinha cinco minutos para falar sobre qualquer preocupação ou inquietação, e o outro estaria em mera posição de ouvinte. No final da "consulta", Laura e Mike não podiam falar um com o outro pelos próximos 10 minutos, mas poderiam continuar fazendo as suas coisas.
>
> No encontro seguinte com a enfermeira, Laura disse que pela primeira vez no relacionamento ela sentiu que o marido a escutava. Mike também estava positivo por estar entendendo melhor a esposa – embora ele tivesse dito que achava difícil falar por cinco minutos...

---

[*] N. de T.: A expressão "pequena criança" refere-se à palavra *toddler*, que, em inglês, é o termo utilizado para a criança que começa a caminhar, indo geralmente até os 3 anos de idade.

> **Dois exercícios**
>
> Aqui estão dois exercícios que você pode experimentar. Sim! Sabemos que damos muitos exercícios, e você talvez queira ignorá-los e seguir com a boa leitura, mas lembre-se – fazer exercícios coloca a aprendizagem naquele pedaço do seu cérebro com uma meia-vida mais longa!
>
> 1. Escolha duas pessoas na sua agenda de hoje (ou tome a decisão de pensar sobre duas pessoas que você vai ver amanhã) e tente descobrir o quanto você puder sobre onde elas podem estar dentro do ciclo de vida. Qual é a transição mais próxima pela qual elas passaram ou irão passar? Anote qualquer pensamento interessante sobre o que está se passando e se isso poderia ter alguma ligação com a consulta de hoje.
> 2. Pense sobre qual é o estágio do ciclo da vida em que você está. Qual foi a última transição e qual é a próxima que está por vir? Pense sobre o que é importante (se é que há algo) sobre essas transições e se há conexão com a sua própria saúde ou a dos outros. Como algo adicional, tente imaginar como seria o seu estágio de ciclo de vida se você estivesse em um tipo de relacionamento diferente, homossexual ou não, com filhos biológicos ou adotivos, ou o filho de pais adotivos, etc. O que muda e quais são algumas das questões mais universais que precisam ser negociadas ou percorridas?

A apresentação mais frequente em APS, com famílias sentindo-se presas nesta fase específica do ciclo da vida, são a exaustão (e irritação) dos pais e comportamentos "fora de controle" dos filhos. Com frequência, os pais não concordam em como lidar com as explosões das suas crianças pequenas, com um dos pais sendo caracteristicamente "muito mole" e o outro, inevitavelmente, "muito duro". Enurese, encoprese, dormir entre os pais na cama do casal (ou, uma variação comum, a criança pequena dorme com a mãe na cama do casal e o pai dorme na cama do filho no outro quarto), ciúmes e brigas contínuas entre irmãos – são todos cenários muito comuns nessa fase da família.

Se esses cenários são vistos como problemas, e por quem, é obviamente uma das questões. Médicos de família/enfermeiros, como sempre, devem ser sensíveis ao que os participantes percebem como problemas e não ao que eles, como profissionais (mas também muitas vezes como pais), entendem como problemas. "É assim que você gostaria que fosse, Lynsdey/Francis/Farooq?"

Fornecer atenção adequada nesta fase do ciclo da vida usando as equipes mais amplas vinculadas à atenção primária pode ser desconcertante. Será que esta mãe precisa de um psiquiatra para ela, ou que o médico de família lhe forneça antidepressivos? Quem cuida da saúde mental materna? Se o pai está com problemas, quem ele deveria consultar?

O próximo, por favor...

O Sr. R consultou seu médico de família parecendo acanhado e com vergonha. Ele pediu ajuda para controlar a sua irritabilidade, pois havia "tratado as moças com um pouco de brutalidade". Ela ameaçou deixá-lo e levar consigo a filha deles, de 2 anos. O médico de família sentiu-se ansioso com a questão de proteção infantil que estava envolvida nesta consulta, pois o Sr. R tinha duas condenações por ataque físico. O médico de família considerou as seguintes intervenções, embasadas em uma perspectiva de ciclo de vida e em como isso poderia ser feito em consultas de 10 minutos:

- Observar os padrões familiares com um genograma (o pai do Sr. R havia o abandonado quando ele tinha 2 anos)
- Ajudar a família a desenvolver "estratégias para se manterem seguros" (veja no Capítulo 9)
- Conversar sobre os ingredientes para a boa paternidade e sobre o que o Sr. R fazia bem, apesar da sua criação – dar atenção aos pontos fortes
- Fortalecer a identidade do casal como um casal, e não apenas como pais
- Negociar permissão para falar com a parceira do Sr. R e verificar questões de segurança
- Partilhar a ansiedade com outros membros da equipe

CONVIVENDO COM ADOLESCENTES

Para muitos pais – e para um número considerável de profissionais – a adolescência não é apenas um estágio do ciclo de vida, mas uma doença em seu próprio direito! Alimentação, dinheiro, sexo, amigos, escola, Deus(es) – quase tudo pode se tornar problemático. Adolescentes passam por várias crises de identidade abertas e fechadas, e eles podem arrastar as famílias para cima e para baixo no decorrer de longos períodos de estresse. Tudo parece estar dentro do fluxo, oscilando entre exigências de autonomia e acusações por não se importarem suficientemente com ele (o adolescente). Os pais flutuam entre estimular seus jovens a serem independentes e, ao mesmo tempo, ser supercontroladores: em um minuto pedem ao adolescente para "desaparecer e nunca mais voltar", apenas para instantes depois implorar ao jovem que "volte para casa de novo". O "intervalo de 4 anos de idade" é o fenômeno dos pais percebendo seu filho(a) com dois anos a menos do que ele(a) de fato tem, e o filho(a) sente-se pelo menos dois anos mais velho(a) do que a sua idade biológica. Uma das tarefas que os profissionais enfrentam é tentar reduzir esta diferença de idade virtual entre as gerações, de forma que possa haver mais entendimento mútuo.

Os pais às vezes comparecem juntos, às vezes sozinhos, às vezes começam em algum outro lugar, mas terminam reclamando amargamente sobre os comportamentos provocativos e irresponsáveis dos filhos, que ameaçam desestabilizar a família. Os problemas incluem uso de drogas, falta às aulas, violência, distração geral na escola e em casa, comportamento sexual exibicionista, autorrejeição e autoflagelo, transtornos da alimentação, relacionar-se com más companhias, e assim por diante. É raro que o adolescente em questão acompanhe os pais à unidade de saúde, o que parece enfatizar ainda mais o argumento dos pais de que seu filho ou filha está além do controle. Os próprios pais podem apresentar sintomas físicos ou emocionais de estresse, seja dor de cabeça, dor na coluna, estados de ansiedade ou de depressão. É claro que todas essas coisas são familiares e óbvias quando você sabe que elas estão acontecendo. A questão é, obviamente, descobrir essas manifestações quando você não sabia que a pessoa atendida tinha um adolescente gótico vivendo em um quarto roxo escuro, com a persiana fechada e um cheiro curioso emanando por baixo da porta, ou uma menina de 13 anos, de minissaia, bebendo refrigerante misturado com bebida alcoólica, dançando *hip-hop* e começando a discutir com o novo namorado da sua mãe sobre que horas ela tem que voltar para casa a cada noite! É nesse ponto que a terceira consulta sobre períodos menstruais ou dores de cabeça ou insônia começa a fazer mais sentido.

O próximo, por favor...

John, 16 anos, compareceu à consulta acompanhado de sua mãe, queixando-se de dores de cabeça por dois meses e de ter uma preocupação porque se sentia tão mal que achava que não ia conseguir fazer suas provas simuladas da escola. Ele estava muito ansioso e tinha frequentes episódios de hiperventilação. A mãe estava ansiosa quanto ao que ele deveria dizer, pois, na opinião dela, ele já tinha idade para ir ao médico sozinho. Ela mencionou que ele havia começado a beber um pouco mais do que ela gostaria. Depois que algumas das ansiedades maternas começaram a se acomodar e que a mãe deixou de imaginar que ele estava morrendo de tumor cerebral, as perguntas a seguir, dirigidas a John, foram úteis para oferecer um novo foco:

- "Quem mais na sua família é muito nervoso?"
- "Como outros membros da família enfrentam a tensão?"
- "Quais são as vantagens e desvantagens de ser uma pessoa altamente nervosa?"
- "Ao pensar em sentir-se ansioso no futuro, uma das formas com a qual homens jovens administram a ansiedade, estresse e preocupações é bebendo álcool, mas eles com frequência não estão conscientes da razão por que estão bebendo, então a bebida torna-se um problema em si. O que você acha disso? Com essa conversa de hoje, na presença da sua mãe, você gostaria que ela observasse os seus níveis de ansiedade ou você quer fazer a sua própria observação e tomar conta de si mesmo?"
- "Em que idade você se preocupará consigo mesmo?"

Pode ser difícil encontrar o equilíbrio entre respeitar a opinião dos pais e dar ao jovem a sensação de ser ouvido e respeitado no seu próprio direito. Nem sempre acertamos.

FILHOS SAINDO DE CASA

O "ninho vazio" é uma perspectiva que algumas famílias cultivam, pois anuncia um período de mais liberdade, com a possibilidade de retomar *hobbies* renegados há tempos ou desenvolver novos interesses. Outras famílias temem esta fase e tentam protelá-la, preocupadas em como preencher o(s) espaço(s) deixados pela "criança" que cresceu. Se os casais ainda vivem juntos, este é, com frequência, um período para reavaliar o relacionamento deles como casal: talvez considerem "casar de novo" ou se separar. Com frequência, os pais enfrentam exigências simultâneas, tanto dos filhos adultos como dos seus próprios pais. Esta curiosa posição entre as gerações ganhou das pessoas que passam por esta fase o rótulo de "geração sanduíche", pressionadas pelas necessidades dos jovens – que podem ainda ser financeira e emocionalmente dependentes deles – e, ao mesmo tempo, requisitados pelos mais velhos, os novos dependentes. Pessoas jovens crescendo separadas das suas famílias são levadas a descobrir mais sobre si mesmas, de que formas são semelhantes ou diferentes dos seus pais e irmãos, a que expectativas familiares querem corresponder ou não. É um período para experimentações em relacionamentos com colegas, relacionar-se com um contexto de trabalho, talvez enfrentar desemprego ou dificuldades financeiras. Por outro lado, os jovens às vezes flexionam os músculos e declaram independência total, mas logo ficam assustados com a sua própria coragem (Haley, 1979). Em APS, os profissionais com frequência se encontram tendo que lidar com um pai repentinamente de luto – embora ninguém tenha de fato morrido. Também pode ser o casamento "aposentado" dos pais que se apresenta como o problema. Este é um período no qual divórcios tendem a ocorrer com mais frequência, muitas vezes coincidindo com a menopausa. Fadiga mental e física, impotência sexual, estresse com o trabalho, abuso de álcool ou de nicotina são apresentações comuns nesta fase. A perspectiva da aposentadoria pode gerar medos adicionais, especialmente sobre como preencher os espaços vazios.

> **O próximo, por favor...**
>
> A Sra. B consultou seu médico de família devido a vários sintomas de depressão. Um antidepressivo havia falhado, outro também não teve sucesso. Um novo antidepressivo havia recentemente sido introduzido em um mercado já saturado – será que o Dr. L deveria tentar este? Antes de fazê-lo, ele pediu que a Sra. B desenhasse alguns círculos de família (veja no Capítulo 6). Ela desenhou-se no meio de um círculo de "vida" vazio, colocando dois outros círculos distantes dela. Esses eram seus dois filhos que haviam saído de casa. Quando questionada sobre como a figura seria antes da saída dos filhos, ela desenhou um modelo farto de círculos, todos ao redor dela. Quando solicitada a olhar para a primeira figura e colocar "depressão" dentro do círculo, ela sorriu e disse: "Eu suponho que isso é o que ocupou o lugar dos meus filhos". O médico de família, então, pediu-lhe que considerasse de que outras formas ela poderia preencher o espaço que os filhos tinham deixado vazio. Isso foi o começo da substituição da depressão por relacionamentos e atividades mais positivas, fazendo com que mais antidepressivos não fossem necessários.

A FAMÍLIA NA VIDA FUTURA

Ao longo do tempo, o círculo da família é aumentado por novos parceiros e netos. É intrínseco ao conceito de ciclo de vida da família que muitas das fases ocorrem simultaneamente: enquanto alguns membros ficam mais velhos, outros entram na família como bebês. Enquanto partes do maquinário da família são rejuvenescidas, outras partes ficam enferrujadas. Na maioria das famílias, existem períodos de preocupação específica com os membros mais velhos, seu estado físico e seu pedido de ajuda – aberto ou velado. É um momento em que os trabalhadores da APS veem as pessoas apresentando-se com doenças físicas como angina, artrite e diabetes. Os profissionais assistem não apenas às várias indisposições, mas também a como as pessoas lidam emocionalmente com a saúde que está se deteriorando. Além disso, a idade mais avançada é um momento de grandes perdas: emprego, amigos, esposa e outros parentes, dinheiro, condição social, faculdades mentais, e assim por diante. Algumas pessoas com mais idade podem usar as doenças físicas ou os sintomas para envolver seus parentes, com o surgimento de ressentimentos e culpa da parte de todos, e inclusive de sintomas físicos ou emocionais nas gerações mais jovens. Muitas vezes, é o cuidador ou o parente que precisa de ajuda maior, pois este pode estar sobrecarregado com ansiedade ou "depressão do cuidador" e incapacitado para responder às diversas exigências feitas a ele (Asen, 2001).

Existem muitos mitos acerca do processo do envelhecimento, por exemplo, que as pessoas tornam-se mais rígidas e menos capazes de mudar quando envelhecem. De fato, tratamentos por meio de conversas podem funcionar bem, pois o adulto mais velho tem muito mais experiência de vida e resiliência para as quais recorrer. Serviços de aconselhamento para este grupo etário devem mudar o foco, pois a aposentadoria, muitas vezes, joga uma pessoa de mais idade de volta a traumas do passado. As pessoas nos seus 60 ou 70 anos podem atualmente ter pesadelos de serem separadas das suas famílias por evacuação durante a Segunda Guerra Mundial e podem precisar de mais trabalho com foco na questão do vínculo. Para pessoas na faixa dos 80 anos, experiências dos tempos de guerra podem tornar-se vivas, não raro desencadeadas por doenças físicas, com *flashbacks* e o surgimento de sintomas relacionados à ansiedade.

O próximo, por favor...

Uma mulher de 77 anos, aposentada aos 75, raras vezes consultou seu médico. Ela, então, desenvolveu artrite e precisou de uma prótese de joelho. Depois da cirurgia, ficou profundamente deprimida. Seu médico de família a atendeu em cinco ocasiões diferentes para rápidas consultas e soube que ela tinha sido uma adolescente na época da Segunda Guerra Mundial, sendo a mais jovem entre seis filhos. A guerra para ela significou a casa da família bombardeada, um irmão tornando-se esquizofrênico, o noivo da sua irmã morto em ação, o pai dela morto em sua bicicleta durante um corte de energia elétrica, um irmão ferido no trabalho, e ela sendo admitida em um sanatório com tuberculose. Ela parecia ter enfrentado essa sucessão de traumas sempre animada e mantendo-se ocupada. Seguiu carreira em serviço social para melhorar a vida dos outros. Até a aposentadoria, nunca havia passado por um período de inatividade ou convalescença, e não foi de surpreender que ela tenha achado insuportável a luta para lidar com esse aspecto do envelhecimento. Entretanto, durante o curso dessas consultas de 10 minutos, ela conectou o passado com o presente, fazendo o luto sobre as perdas e relembrando vividamente a sua hospitalização na adolescência. Ela levou o marido para as consultas – ele não sabia dos detalhes sobre as experiências traumáticas da esposa. Foi um alívio envolver o marido no seu passado de vida, e ele a apoiou para se mobilizar novamente.

> **Percepções sobre o envelhecimento**
>
> Considere o seguinte:
>
> - Em uma escala de 0 a 10, sendo 0 = nada provável e 10 = muito provavelmente, o quanto você acha que as pessoas idosas são rígidas e fixas em seus modos de ser?
> - Na mesma escala, qual você acha que é a probabilidade de que eles possam ser trabalhados terapeuticamente – e mudar?
> - Que experiências o levaram a chegar a esses números?
> - Em uma escala de 0 a 10, o quanto você acha que mudará suas percepções ou preconceitos quando for mais velho? Ah, e falando nisso, qual é a sua idade?

8
Avaliando, refletindo e conectando

> **Este capítulo abrange:**
> - Avaliações sistêmicas dentro de nove dimensões diferentes
> - A importância da reflexão
> - A utilidade de fazer hipóteses
> - Como formular intervenções

AVALIAÇÃO SISTÊMICA: SE É BEM FEITA, TAMBÉM FAZ PARTE DA MUDANÇA TERAPÊUTICA

Os profissionais da Atenção Primária à Saúde (APS) foram treinados para primeiro conduzir a avaliação da pessoa que atendem, e depois, com base nas constatações, elaborar um plano de tratamento. No campo da medicina psicológica, o processo de avaliação é, com frequência, o início do tratamento ou, para colocar em termos mais sistêmicos, avaliação e tratamento estão inextricavelmente ligados: é impossível saber onde um começa e o outro termina. Por exemplo, vimos que fazer uma série de perguntas circulares (veja no Capítulo 4) pode, por si só, ser visto como uma intervenção, com a pessoa tornando-se cada vez mais autorreflexiva e, gradualmente, talvez até questionando a sua própria história sobre a doença. Esta "entrevista de intervenção" é, com frequência, o início do processo de mudança.

Neste livro, temos enfatizado repetidamente como o fato de questionar o sintoma ou o problema presente – e os efeitos que este tem nos outros, suas respostas e a "dança" em torno disso – abre novas perspectivas. O problema que se apresenta é normalmente um bom ponto de partida, mas existem muitas outras áreas que poderiam ser beneficiadas por mais aprofundamento – ou se fossem pensadas sistem(at)icamente. É possível gerar um esquema de pensamento e ação mais geral que poderia ser chamado de "avaliação sistêmica" – embora em atenção primária isso possa parecer um título longo para o que se pode realisticamente alcançar em consultas de 10 minutos.

Os profissionais sistêmicos, durante décadas, lançaram toda uma variedade de modelos de avaliação, e nós os adaptamos para o propósito deste livro. Aguarde as nove diferentes dimensões (PPRACTICE,* após Christie Seely, 1984)! Em-

---

* N. de T.: O termo *PPRACTICE*, em maiúsculas, representa as iniciais de cada uma das dimensões do sistema, no original em inglês, descritas no Quadro 8.1.

bora, na prática clínica, dentro dos limites de tempo e das pressões da APS, não possamos fazer avaliações sistêmicas longas e amplas, um esquema geral de avaliação pode nos guiar e tornar possível escolher uma ou duas dimensões em cada consulta (Quadro 8.1). Se você está travado, pode consultar o esquema e ver se existe alguma área sobre a qual poderia ficar curioso e se isso poderia inspirar o seu trabalho com uma pessoa que atende, ajudando-a a formular hipóteses e, talvez, até a elaborar intervenções adequadas.

O Quadro 8.1 dá uma versão resumida das diferentes dimensões de uma avaliação sistêmica. O texto a seguir descreve cada uma das dimensões em mais detalhes. Assim como muitas das ideias e ferramentas deste livro, não se espera que você utilize tudo de uma vez só. Sabemos como vocês todos são responsáveis e autocríticos! Apenas mergulhe para dentro e para fora – utilize-a para estimular uma ideia nova – não todo o tempo, somente quando você se encontra sendo levado para o modo de piloto automático (a menos que você precise ficar em piloto automático por motivos de autopreservação).

O PROBLEMA QUE SE APRESENTA

Geralmente, cada consulta começa com uma descrição do(s) problema(s). Se existe mais de uma pessoa envolvida, então também poderá haver várias descrições diferentes. Você poderá descobrir que, para a pessoa com uma doença, a história da doença e a dor física ou psicológica é que são o problema. Para o parceiro, o efeito da doença no relacionamento poderá ser o mais urgente. Profissionais sistêmicos não estão apenas interessados na história da pessoa sobre a doença, mas também na narrativa de outras pessoas e em uma compreensão geral sobre o lugar do "problema" ou da "doença" na família e na rede mais ampla de convivência. Já descrevemos técnicas para questionar o problema em capítulos anteriores, inclusive a técnica de "colocar o problema na cadeira".

RESOLVENDO O PROBLEMA

Pode ser importante descobrir e avaliar como a pessoa-foco, a família e o sistema mais amplo são capazes de solucionar – ou re-solucionar – os problemas. Quando a família se depara com um problema, ela entra em pânico? Apenas uma pessoa toma as decisões, com todos os outros o seguindo cegamente (e relutantemente), ou diversas abordagens são tentadas? Ocorre paralisia geral e um apelo aos profissionais? O sistema profissional é estimulado a agir – ou é contaminado pela paralisia?

A solução de problemas pode ser dividida em várias fases distintas, adaptadas de D'Zurilla (1986), entre outros:

- Identifique o problema
- Discuta sobre o problema

QUADRO 8.1
As nove dimensões do PPRACTICE

Dimensão do sistema	Descrição	Intervenções do médico de família
Problema (**P**roblem)	A doença em si, a natureza, a duração O resultado da doença O significado da doença O efeito da doença na família ou na comunidade	Escutar o problema Destacar os efeitos em todos na família Possibilitar que membros da família falem uns com os outros
Resolvendo o problema (**P**roblem solving)	Identificar o problema Discutir sobre o problema Tentar soluções Discutir sobre as reações	Possibilitar que os membros da família usem suas próprias habilidades de solução de problemas
Papéis, regras e responsabilidades (**R**oles, rules and responsabilities)	O papel da doença O papel do cuidador O papel do provedor Autoridade Os papéis e responsabilidades dos pais e irmãos Os papéis de gênero Responsabilidades de segurança Os papéis dos profissionais	Conversar sobre a mudança do papel da pessoa-foco Considerar novos papéis de cada membro da família Esclarecer estrutura de poder Considerar novas regras para períodos de mudança Abordar questões sobre mudança Coordenar reuniões de rede
Afeto (**A**ffect)	Próximo Distante Envolvimento diário Respostas de emergência Estratégias de enfrentamento Administração da irritabilidade e da tristeza	Mostrar empatia Possibilitar que uma variedade de sentimentos seja expressa Descobrir sobre os padrões familiares para enfrentamento e expressão das emoções Rever as estratégias
Comunicação (**C**ommunication)	Direta ou indireta	Facilitar comunicação aberta e clara Desafiar a conspiração do silêncio/questões inconclusas Desafiar coalizões veladas ou "triângulos"
Momento no ciclo de vida (**T**ime in life cycle)	Transições Efeito da doença nas transições	Discutir questões eminentes de mudança para toda a família Discutir cenários alternativos
História da Doença (**I**llness history)	Crenças/medos sobre doença Padrões de doença ao longo das gerações Relacionamentos com profissionais de saúde Conexões com roteiros, crenças e mitos	Falar sobre medos e crenças e as suas relações com experiências passadas Falar sobre como obter o que há de melhor dos serviços
Recursos da comunidade (**C**ommunity resources)	A família estendida – forças e fraquezas Engajado/desengajado com a comunidade Estruturas de apoio social	Identificar recursos úteis na família e na comunidade e como usá-los Contestar crenças de que a família faz tudo ou que a comunidade tem que oferecer tudo

(continua)

QUADRO 8.1
As nove dimensões do PPRACTICE

Dimensão do sistema	Descrição	Intervenções do médico de família
Ambiente (**E**nvironment)	Origens étnicas Crenças religiosas Classe social Trabalho e lazer Discriminação financeira e de moradia	Considerar que a família sofre discriminação Considerar os efeitos da pobreza e do racismo Reunir-se com outras agências

- Troque ideias sobre possíveis soluções
- Escolha e teste uma solução
- Discuta os resultados

Isso é a teoria – porém, na prática clínica, as coisas não são sempre tão simples e objetivas. Por exemplo, uma família com um segredo, como abuso sexual ou violência doméstica, pode nem sequer ser capaz de identificar o problema, muito menos de discuti-lo. Outra família com alto nível de hostilidade e comentários críticos, em situações como divórcio, pode conseguir identificar o problema, mas não ter estratégias para sentar e discuti-lo.

Podemos identificar a habilidade de um casal ou família de solucionar problemas perguntando:

> Como vocês, enquanto família, costumam administrar ou solucionar problemas? Problemas como limitações financeiras, quem deve limpar a bagunça que outra pessoa fez, como lidar com o esquecimento da mãe, com a dor nas costas do marido ou com um adolescente que cheira cola? Ou mesmo com problemas mundanos como que filme assistir ou para onde ir nas férias?

Isso é um primeiro passo. Se a pessoa ou a família não apresentam espontaneamente algum problema concreto, o profissional irá pedir exemplos, preferen-

Praticando o PPRACTICE

- Faça uma cópia deste quadro com o esquema de avaliação.
- Coloque-o na mesa do seu consultório ou digitalize-o e armazene-o no seu computador.
- Na próxima vez que você estiver "travado" em uma consulta, escolha apenas uma dimensão para começar a pensar sobre ela em relação a uma pessoa e família.
- Em outra ocasião, escolha outra dimensão e faça o mesmo.
- Faça algumas anotações breves sobre o que você descobrir.
- Revise todas as suas anotações algumas semanas depois.

cialmente recentes. É possível usar o modelo de cinco estágios de solução de problemas com um rígido limite de tempo: dois minutos para identificar e concordar sobre o problema; mais dois minutos para discuti-lo; mais dois minutos para trocar ideias sobre possíveis soluções ou estratégias – e depois, em outros dois minutos, tomar uma decisão e planejar sobre como e quando a solução ou estratégia será implementada. Temos que controlar o tempo rigorosamente! Em uma consulta de acompanhamento, uma vez que a solução tenha sido experimentada, ocorre, então, uma discussão sobre o que aconteceu e quais foram os resultados. Ao levar em conta o *feedback*, pode-se seguir – ou modificar – "mais da mesma" solução.

Com frequência se fala em terapia de solução de problemas em relação a pessoas individualmente (Mynors-Wallis et al., 1995). Acreditamos que é possível obter soluções de maior sucesso quando se envolve a perspectiva de mais de uma pessoa. Um dos problemas com os esforços das pessoas na solução de problemas é que elas se tornam muito dedicadas às suas próprias soluções. E se essas não funcionam, o problema fica ainda maior, pois culpa-se outra pessoa ou simplesmente tenta-se a solução preferida com mais esforço: a abordagem do "se você não entende a minha língua eu vou apenas falar de novo em tom de voz mais alto"! Perguntas ao indivíduo como: "O que você acha que o seu parceiro pensaria sobre essa solução em específico?", "Se a sua filha estivesse sugerindo as soluções e não você, o que ela poderia dizer?", "Existe alguma outra solução sugerida por outros e que você não estaria disposto a mencionar?" podem ajudar na busca por novas soluções.

PAPÉIS, REGRAS E RESPONSABILIDADES

Um episódio de doença grave pode mudar os papéis de um dia para o outro. Por exemplo, se a mãe é repentinamente hospitalizada, o pai poderá ter que assumir tarefas de cuidado dos filhos que ele evitou por anos. Além disso, em casos de doenças agudas sérias, o sistema de atenção médica pode desempenhar importantes papéis da família, muitas vezes conflitando com os papéis dos pais. Crianças hospitalizadas, em especial, têm de enfrentar um novo sistema de regras imposto a elas, que pode combinar ou não com aquele usado em casa, causando, assim, mais conflito. Algumas famílias acham difícil competir com a atenção de enfermaria ininterrupta que os hospitais oferecem. Como consequência, a família pode ficar tentada a deixar uma pessoa idosa no hospital ou em casa geriátrica por muito mais tempo do que o necessário.

O próximo, por favor...

A Sra. F disse ao médico de família que o seu marido estava "sempre" a colocando para baixo e que isso fazia ela se sentir "cansada o tempo inteiro". O Sr. F disse que as contínuas "implicâncias" da esposa o deixavam sem outra escolha que não fosse responder negativamente às "intermináveis reclamações". O médico de família passou alguns minutos com o casal identificando o problema como "discussões constantes". Ao conversar sobre isso, cada um disse que se sentia "incompreendido" pelo outro. A troca de ideias sobre possíveis soluções para abordar os desentendimentos que levavam às discussões resultou em vários cursos de ações possíveis. Os dois concordaram em experimentar o seguinte:

- Decidir ter uma "discussão constante" em um momento específico do dia e guardar as coisas para aquele momento.
- Tratar cada "discussão constante" como se fosse uma pista para um jogo de palavras cruzadas que possui uma resposta certa, e ser curioso sobre todos os lados possíveis da história, inclusive as opiniões dos amigos e família.
- Identificar o que eles costumavam fazer quando não tinham "discussões constantes" e fazer mais disso.
- Relembrar como eles haviam solucionado problemas no passado e como outros na família solucionam problemas.
- Decidir ter uma discussão por dia na qual tentam ver o lado engraçado do que estão fazendo.

Após algumas semanas, o médico de família perguntou a eles: "De todas essas possibilidades, qual vocês acham que tem mais chances de sucesso? E se tiver sucesso, como vocês poderão repeti-la para que isso se torne parte de uma forma contínua de ter sucesso? Qual solução seria a mais difícil para vocês tentarem? Qual vocês querem experimentar primeiro?"

Avaliar papéis, regras e responsabilidades de diferentes membros da família – e profissionais – pode dar uma nova perspectiva sobre como famílias e outros sistemas se organizam. Além disso, pode ajudá-los a questionar como estão administrando o estresse e a mudança.

Dr. Homeostato

Enquanto é impossível para o médico de família não desenvolver um papel importante nas fases iniciais de uma doença, a participação a longo prazo pode ter efeitos colaterais não desejados. O envolvimento do médico em demasia pode levar ao excesso de dependência, com a família contando decisivamente com esse profissional, como se ele fosse o regulador ou o homeostato da família. Às vezes, pode parecer que o médico de família ganhou um título de "membro honorário da família". Desejar renunciar a esse título e tornar-se menos disponível à pessoa e à família resulta no aumento das demandas feitas ao Dr. Homeostato, por exemplo, com uma repentina deterioração aparente do estado da pessoa, que parece exigir mais envolvimento intenso do profissional de atenção primária. Você reconhece esse fenômeno? Você consegue lembrar de uma família específica na qual você talvez desempenhe um pouco deste papel? Como você sai disso? Que tal o que segue:

> Tenho consciência do quanto estou envolvido na vida da família de vocês. Estou preocupado que a continuidade da minha participação pode não trazer efeitos

tão bons a vocês: quanto mais eu os atendo, mais vocês podem acreditar que não conseguem resolver as coisas sozinhos. E quanto menos vocês conseguem lidar com as coisas sozinhos, mais eu atendo vocês. É como um círculo vicioso. Talvez exista outra forma de trabalhar nisso em conjunto. Os problemas de vocês são um desafio, mas eu sei que vocês têm todos os tipos de forças e recursos para se apoiarem [liste alguns]. Em nosso próximo encontro, eu gostaria de saber sobre as soluções que vocês estão encontrando para vocês mesmos.

É bem curioso, mas muitas vezes acho que posso ser mais útil para famílias entre as crises. Eu acho que a razão para isso é que, quando a "poeira baixou", é mais fácil conversar e se preparar para a próxima crise, e depois a crise será muito mais administrável em função da preparação para ela.

O próximo, por favor...

O Sr. G, 30 anos, desenvolveu artrite reativa e não pode trabalhar. Sua mulher teve de assumir a responsabilidade de sustentar a família, enquanto ele tem dificuldades para cuidar dos filhos, um de 2 anos e um enteado de 8 anos. Eles não têm família morando próximo, embora a Sra. G tenha uma grande rede de amigos. O menino de 8 anos teve que crescer e assumir papéis como carregar o carvão e a madeira para dentro de casa. Ele também ajuda com as compras, colocando as sacolas no carro. Os professores dizem que ele é um tanto desordeiro, mas que o administram. O Sr. G sente-se completamente devastado pela perda de seu papel e da sua rede de amigos do trabalho. Juntos, ele e a esposa pensam em alternativas acerca disso. Ela sabe que ele está com inveja das amizades dela desde que ele desenvolveu artrite. O filho de 2 anos parece ter o papel de fazer todos sorrirem.

Em outras ocasiões, você pode querer reconhecer o seu papel e buscar simplesmente controlar qualquer aumento deste, negociando, insistindo ou estabelecendo que você terá uma parte menor na trama da família.

Estruturas de família

Escolha uma pessoa e sua família e observe como os papéis e funções são alocados.
- Quem antecipa ou vivencia pressões nos papéis?
- Quem assume a responsabilidade por questões de segurança, como medicação, obediência, irritabilidade ou violência?
- Qual é a estrutura de poder na família?
- Quem toma as decisões na família?
- É difícil para os homens assumirem o papel de cuidador das mulheres?
- Como os membros da família concordam sobre fazer as coisas de maneira diferente?
- Qual é o papel do sistema de ajuda?
- Como isso ajuda ou bloqueia o sentido de responsabilidade da família?

Você pode usar esse conjunto de perguntas como um recurso de memória na sua mesa.

AFETO

Existem consideráveis diferenças pessoais e culturais em relação a quanta emoção as pessoas demonstram e como elas o fazem. A expressão de afeto não pode ser simplesmente medida em decibéis, mililitros ou megabytes. Em muitas culturas, a doença aguda grave é com frequência acompanhada de uma fase inicial de negação confusa, que é depois seguida de ansiedade, desejo e medo, e muitas vezes ressentimento em relação ao doente. É muito importante que esta sequência de estados afetivos seja reconhecida, e que os membros da família consigam falar sobre esses sentimentos contraditórios – principalmente se eles estão em diferentes estágios da sequência de sentimentos. Você pode ter uma forte sensação de que, por baixo dos sentimentos de animação borbulhando na superfície, há uma profunda tristeza. Você pode notar que um "é claro que eu amo você, querido(a)" é dito em tom muito chateado e de desamor, ou que a linguagem corporal dos membros da família simplesmente não combina com os sentimentos falados.

O próximo, por favor...

A Sra. J tem quatro filhos (entre 10 e 16 anos) que estão todos lutando com as dificuldades da vida de um jeito ou de outro: asma, dores de cabeça, infecções respiratórias recorrentes, provas. Ela os leva com frequência à unidade de saúde para a sua consulta com um "Ah, já que estou aqui com eles posso perguntar sobre..."

O médico de família observa que, sempre que faz uma pergunta, todos os filhos olham para a mãe. O médico sabe que eles se tornaram uma família de mãe solteira no último ano, depois que o pai saiu de casa para viver com outra mulher. Quando ele pergunta sobre como eles se sentem com o fato de que o pai não está em casa, e se isso tem alguma influência no estado deles, todos intensificam os esforços para que a mãe responda por eles.

Médico de família: "Eu noto que quando faço perguntas sobre sentimentos difíceis vocês todos se voltam para a mãe de vocês, como se ela fosse um tipo de

---

Emoções

Escolha uma pessoa e sua família, e observe como o afeto e as emoções são administradas.

- Quem é o painel de controle emocional da família?
- Quem é mais/menos capaz de falar sobre sentimentos?
- Todos os membros da família conseguem expressar tanto emoções positivas como negativas?
- Existem sentimentos que não são expressos abertamente?
- A família oferece apoio emocional apenas em momentos de crise mas não com as questões do dia a dia?

Anote estas perguntas e use-as para ajudá-lo a relembrar durante a próxima avaliação.

painel de controle emocional da família. Eu imagino que a mãe teve que assumir muitas responsabilidades desde que o pai de vocês foi embora. Imagino que foram muitos sentimentos difíceis, alguns de vocês sentindo falta dele, alguns zangados com ele, alguns felizes porque ele não está mais em casa para repreender vocês ou chatear a mãe. Está tudo bem se as crianças falarem sobre essas coisas?"

COMUNICAÇÃO

"Tudo é comunicação" e "você não pode *não* se comunicar" são frases conhecidas usadas por teóricos da comunicação (Watzlawick et al., 1967). Embora estas afirmativas possam ser verdadeiras, o que nós fazemos com isso em prática? Apenas observamos e avaliamos "tudo"? Onde começamos – e onde terminamos? Aqui estão algumas dicas pragmáticas para profissionais confusos:

- Quem fala com quem e quem fala por quem?
- Quem fala mais e quem fala menos?
- Que assuntos silenciam quem?
- Existe um "operador do painel de controle" por meio de quem todas as linhas de comunicação correm?
- Quais são os padrões de interrupções, bloqueios, desvios, criação de nebulosidades?
- Quem se une com quem e contra quem – e sobre quais assuntos?

Qualquer uma dessas observações pode ser realimentada diretamente de volta ao casal ou à família: "Observo que, sempre que você fala sobre isso, seu marido dá de ombros e a interrompe. O que você acha disso? Isso é útil?" Ou "Vejo o que quando você fala sobre sua mãe, sua filha fica totalmente em silêncio e parece olhar fixo para o vazio." Estas e outras observações sobre comunicação e padrões de metacomunicação entre membros da família são, é claro, intervenções mínimas por si só. Chamar a atenção para o que o profissional observador (ou construtor de observações) "vê" exige que os membros da família reajam – mesmo que seja apenas nas suas próprias mentes. Nesse sentido, a intervenção do profissional é uma metacomunicação em sua própria capacidade.

MOMENTO NO CICLO DE VIDA

Conectar o problema, sintoma ou doença que se apresenta com a posição do paciente no ciclo de vida da família pode ser uma forma de compreender mais. As doenças graves e crônicas têm efeitos diferentes na família, em momentos diferentes no ciclo de vida, e têm mais probabilidade de ocorrer em determinados períodos. Por exemplo, crianças pequenas estarão expostas a riscos de infecção quando entrarem na escola; a doença coronariana é mais provável em períodos de estresse múltiplo (crise da meia-idade) e as doenças agudas são mais frequentes na frágil idade avançada. Entretanto, isso é apenas uma dimensão – e uma dimensão um tanto superficial. No capítulo anterior, descrevemos como as transições em ciclos de vida são pontos de potencial e provável ocorrência de crises para indivíduos, casais e famílias. Usar esta base pode ajudar a criar uma nova perspectiva a partir da qual se pode ver um problema específico e as dinâmicas em torno dele.

HISTÓRIA DA DOENÇA

Como as famílias veem a doença varia muito, refletindo experiências individuais e narrativas de família, bem como valores e bases sociais e culturais mais gerais. Tudo isso, por sua vez, afeta as estratégias de enfrentamento individuais e familiares. Existem, por exemplo, pais que ficam extremamente aflitos com o mínimo sinal de que seu filho está ficando doente, sempre suspeitando que é meningite ou alguma outra doença fatal. Quais são as experiências passadas, ou histórias que levam a essas ansiedades – ansiedades que outros pais simplesmente não têm? Como é que outros pais estão aparentemente desatentos a qualquer sinal de sofrimento do seu filho?

Os significados que as famílias dão aos sintomas podem ser investigados ao se examinar as crenças e os medos de cada membro da família sobre doença – e como a doença se espalha. Uma investigação dos padrões de saúde e doença em gerações prévias pode ser feita com o auxílio de um genograma. Algumas vezes também é importante extrair de cada pessoa a experiência de relacionamentos presentes e passados com profissionais de saúde.

É comum que a história de doença de cada membro da família seja diferente, pois existem várias pré-concepções sobre as causas prováveis, o curso e o prognóstico da condição. Será transmitida geneticamente? O que isso diz de nós como pais? É punição por algumas sinas passadas? Se o "contador de histórias" é uma criança em idade pré-escolar, o relato poderá ser colorido pelo mundo dos contos de fadas, habitado por bruxas do mal, feitiços e curas mágicas.

Altschuler (1997) resumiu ideias sistêmicas e técnicas que podem ser usadas ao investigar a "história da doença". Estas incluem:

- Partilhar a história da doença
- Reduzir o ritmo
- Normalizar o impacto da doença
- Examinar e reemoldurar as narrativas da doença
- Abordar as dificuldades de comunicação
- Abordar perdas e ganhos
- Preparar para o futuro

> **O próximo, por favor...**
>
> Jade C era, mais uma vez, não esperada na manhã da unidade de saúde. Sua mãe, uma mulher solteira com quatro filhos, chegou parecendo esgotada e se justificando ao mesmo tempo. Jade, agora com dois anos e meio e completamente à

> **Comunicação e metacomunicação**
>
> Os pioneiros do trabalho sistêmico (Bateson et al., 1956; Watzlawick et al., 1967) estudaram e destacaram a influência das sequências de comunicação nas famílias. Eles concluíram que existe um nível superficial de comunicação que é qualificado por um outro, um nível de ordem mais alta: o da metacomunicação. Por exemplo, no nível da superfície pode haver uma comunicação verbal (pai: "Eu gosto muito do seu namorado novo, Jane"), o que, em um nível paraverbal ou não verbal está em contradição (o pai ignora o namorado da filha e faz ruídos hostis sempre que ele fala). Além disso, esses pioneiros apontaram que a forma como damos sentido a qualquer comunicação também é determinada por aquilo que queremos ouvir ou compreender – e pelo contexto de relacionamento no qual ocorre a troca de comunicação. Esta requer um emissor e um receptor, ambos com suas próprias maneiras de contar e ouvir histórias. Nesse sentido, a comunicação não é apenas uma mensagem, mas também um ato e interação.
>
> Virginia Satir (1972) foi outra terapeuta com muito a dizer sobre padrões de comunicação em famílias. Uma das suas várias ideias úteis foi a da comunicação congruente ou incongruente.
>
> Ela identificou quatro tipos principais de comunicação incongruente. O tipo *Apaziguador* sempre é bom para os outros, mas não diz o que realmente sente – "Qualquer coisa que você quiser, está bem". O *Acusador* encontra defeitos e fala mais alto, e não reconhece a perspectiva do outro – "Você nunca faz nada certo". O *Computador* (super-racional) é razoável e lógico, mas falha em reconhecer suas próprias emoções – "Se alguém observasse com cuidado". E finalmente, o *Distrativo*, com frequência se estende sobre assuntos irrelevantes de maneira atrapalhada, mas não está, de fato, presente – "Blá Blá Blá!".
>
> Em contraste com isso, o comunicador congruente está ciente de si e dos seus próprios sentimentos, consciente dos outros e de seus pensamentos e sentimentos e consciente do que o cerca e da adequação de diferentes níveis de comunicação.

vontade no consultório, esteve queimando em febre e tossindo. A mãe e a médica de família sabiam que a Sra. C havia tido uma experiência horrível três anos antes, quando o bebê dela morreu de meningite. Não havia nenhum culpado, mas ela achava difícil recuperar qualquer senso de confiança na sua capacidade de julgar doenças em seus filhos desde então. Dessa vez, a médica de família decidiu usar alguns minutos extras: "Eu sei como é difícil para você se sentir confiante desde que você perdeu a Abie, três anos atrás. Existe alguma coisa, ou alguém, que você sente que poderia lhe ajudar a recuperar a confiança?" A Sra. C pareceu um tanto insegura por um tempo. A médica de família olhou para a árvore de família e mostrou a ela: "Existe alguém aqui que poderia ajudar você a recuperar a sua confiança?" "Bem, minha avó poderia, mas ela morreu ano passado." A médica de família não sabia disso. Elas falaram sobre como a avó poderia ajudá-la: "Se ela estivesse aqui, como você acha que ela poderia ter lhe ajudado?" Estas especulações e outras duas sessões, nas quais a agente de saúde fez os exames de rotina, ajudaram um pouco. As crianças cresceram e a Sra. C, embora ainda ansiosa, aparecia com menos frequência na unidade de saúde.

O próximo, por favor...

O Sr. E, 48 anos, havia sido diagnosticado com câncer de pulmão fazia um tempo. Nos últimos dois anos, ele tinha sobrevivido à quimioterapia e à cirurgia.

Foi depois de mais uma infecção pulmonar e um pouco de perda de peso, há cerca de seis meses, que seu filho John, de 14 anos, desenvolveu uma tosse crônica. Nenhuma medicação parecia curá-la e o médico de família estava convencido de que era uma "tosse de fundo nervoso".

Dar este diagnóstico a John não ajudou. Ele e os pais pediram que o atendimento fosse transferido para outro médico "mais solidário", Dr. S. O Dr. S solicitou que toda a família comparecesse "para que eu possa ter uma ideia geral sobre o que todos pensam sobre esta tosse." Os pais compareceram à consulta, além de John e sua irmã Betty, de 5 anos. Dr. S perguntou o que cada membro da família pensava sobre as causas da tosse persistente do John. O Sr. E falou sobre "um resfriado prolongado que ficou preso na garganta do John". A mãe dele comentou que as "tosses são comuns na família". Betty disse que achava que era porque John estava fumando escondido, "bem como o pai". O Sr. E parecia alarmado e negou que estivesse fumando durante os dois últimos anos. Foi quando chegou a vez de John falar e, ao começar a chorar, ele disse: "Pai... Eu vejo você fumando, lá no alto da chaminé, quando ninguém está olhando." Neste exato momento, o Sr. E teve um ataque de tosse. Quando ele parou, a Sra. E virou-se para ele e perguntou: "Isso é verdade?" O Sr. E admitiu, envergonhado. Todos olharam para o chão. Houve um silêncio mortal. De repente, John começou a tossir. A Sra. E disse: "Eu acho que você está tossindo porque ninguém se atreve a falar sobre a tosse do pai." Então revelou-se que a família nunca havia conversado em conjunto sobre o câncer do Sr. E. O Dr. S se reuniu com a família em mais três ocasiões, todas em consultas com tempo em dobro. Lentamente, todos falaram sobre seus medos e expectativas, preparando-se para o futuro. O Sr. E parou de fumar e a tosse de John parou ao mesmo tempo.

RECURSOS DA COMUNIDADE

As pessoas e suas famílias não vivem em um tipo de vácuo – embora alguns profissionais os tratem como se esse fosse o caso. Vivemos em bairros, com mercearias e centros comunitários. Visitamos templos, sinagogas, mesquitas ou igrejas. Nossa rede de apoio social inclui amigos, escolas, grupos de jovens e outros cenários. Os membros da equipe de APS normalmente possuem bom conhecimento sobre os recursos locais, sejam os grupos de mães ou de crianças, ou as iniciativas locais como Newpin ou Surestart.* Podem existir centros de família, grupos de encontro para idosos no horário do almoço ou grupos para pessoas com problemas especiais. Profissionais que pensam em "sistemas" podem preferir estes recursos em vez de medicação ou aconselhamento formal.

Também é útil descobrir das pessoas o que elas consideram seus recursos locais, e o Método dos Círculos de Família (Capítulo 6) proporciona esse tipo de investigação:

---

* N. de T.: Programas do governo britânico de apoio a pais e bebês, no que se refere à assistência à infância, educação e saúde, baseados na rede de serviços dentro da comunidade.

Eu gostaria de descobrir com você que apoios você tem na sua vida, se são os amigos, vizinhos, parentes, comerciantes, clubes locais – ou o que quer que seja. Por que você não escreve sobre eles por alguns minutos, colocando-os neste círculo?

Há momentos em que saber sobre os recursos disponíveis e acessíveis na comunidade pode ser muito útil. Um episódio de doença grave pode exigir cuidado intensivo em casa ou hospitalização. A rede de apoio da família irá determinar até que ponto a situação da pessoa pode ser administrada no ambiente de casa. Nesse caso, a família e os amigos têm um papel importante, e o profissional precisa avaliar os laços sociais e os sistemas de apoio da família.

FATORES DO AMBIENTE

Deve ser óbvio que o ambiente no qual a pessoa e a família vivem é um fator importante para a saúde deles. Sabemos que a pobreza, má nutrição e moradia precária são todos fatores de risco importantes para a saúde física e emocional das pessoas. Para pessoas com deficiências físicas, modificações no ambiente são, com frequência, cruciais para a melhoria da qualidade de suas vidas. Os profissionais de APS estão diretamente envolvidos nos aspectos práticos de certas questões e se encontram escrevendo cartas para departamentos de habitação e agências de benefício social. Todavia, "pensar famílias" significa também "pensar nos sistemas mais amplos", como, por exemplo, considerar como os contextos social, cultural e político estão atingindo a saúde da família. Parar de intervir neste âmbito pode significar que uma "patologia" da família é confirmada inadvertidamente em vez de se examinar como as patologias da sociedade contribuem para o sofrimento da família. Mas então, onde terminam as responsabilidades do médico de APS? Talvez cada leitor tenha de encontrar sua própria resposta sobre quão políticos os médicos podem e devem ser.

Entrando no campo político

Selecione, ao acaso, três pessoas que você atendeu em um dia. Faça as seguintes perguntas a você mesmo:
- O que eu sei sobre as condições de vida reais da pessoa?
- Qual é a situação financeira desta família – e como cada pessoa é afetada por ela?
- Como o ambiente de moradia é adaptado à deficiência da pessoa?
- Se eu fosse o representante do governo para este paciente, qual seria minha reivindicação em nome desta pessoa?
- Se existisse uma mudança social ou política que eu pudesse fazer para melhorar a saúde da pessoa, qual seria esta mudança?

Discuta suas constatações com um amigo radical!

Avaliar as pessoas que atendemos por meio de várias dimensões diferentes pode produzir muitas ideias novas, não somente para nós, como médicos, mas, ainda mais importante, para as pessoas e suas famílias. Mas às vezes, antes de agir com base em algumas dessas ideias, é útil encontrar algum tempo para reflexão, o momento no qual você privilegia o pensar sobre o fazer. Há oportunidade para mais trabalho sistêmico antes ou depois do atendimento à pessoa. Os 10 minutos que oferecemos para elas – ou 20 minutos, quando reservamos uma consulta com o dobro do tempo – muitas vezes não permitem nenhum "intervalo" para a reflexão sistêmica. Quando deparados com a exigência intensa de uma pessoa, e sentindo-se sob muita pressão para "desempenhar", o pensamento criativo do clínico pode ficar bloqueado e práticas antigas de consulta voltarão à tona.

DA AVALIAÇÃO À REFLEXÃO – MUITO ALÉM DO ESPELHO

Então, você leu muito na primeira metade do livro – e agora chegou o momento para refletir. Aqui está uma estrutura para reflexão sistêmica. A reflexão é provavelmente a atividade mais importante e menos valorizada em cenários de APS. Este é um mundo reagente. Se há pessoas para atender, então fim do intervalo, fim do horário do café, fim do almoço – vamos atendê-las. Mas, sem reflexão, é improvável que possamos aprender. Então, precisamos achar tempo para isso.

Tempo disponível

O tempo é o maior problema para muitas pessoas que trabalham com APS. Ele organiza muito do nosso pensamento e comportamento. Com frequência, o tempo é citado como uma razão para não se conseguir oferecer consultas de forma diferente. No último capítulo, vamos analisar barreiras à mudança na consulta, mas por enquanto vale a pena refletir sobre algumas das evidências sobre a duração da consulta.

Existem, atualmente, boas evidências de que a duração da consulta pode ser usada como um agente de qualidade, e que normalmente isso está diretamente correlacionado com o número de problemas, questões ou tópicos identificados e abordados (Howe, 1996).

Acreditamos que investir tempo adequado, especialmente à "parte dianteira" dos problemas, quando eles são mais novos e não foram praticados e arraigados por muito tempo, gera dividendos. Identificar e abordar a somatização cedo poderá economizar muito dinheiro e sofrimento à pessoa, à família dela, a você e ao sistema. O mesmo é frequentemente verdadeiro naquelas estranhas consultas em "círculos", quando você acaba sentindo que não chega a um encontro com a pessoa, a uma compreensão comum sobre o que está se passando. Vale a pena usar o tempo tentando resolver as coisas, antes que outras seis consultas improdutivas tenham se passado.

Há uma vasta literatura sobre como usar melhor o tempo, mas recomendamos que você comece pela conversa com outros profissionais que acharam tempo para refletir – descubra como eles conseguiram isso.

Em capítulos anteriores, rasgamos elogios a uma abordagem questionadora e eternamente curiosa. Descrevemos como as pessoas atendidas se "contaminam" com isso e como uma busca mútua por novas soluções pode começar, envolvendo tanto ela como o médico. Descrevemos várias técnicas sobre como construir, pouco a pouco, uma figura da pessoa e da família (normalmente invisível). Essas técnicas incluem o uso de genogramas em uma consulta e círculos de famílias em outra. Com o tempo, mais informações novas surgem, e o médico consegue ir das impressões para a formulação de hipóteses.

Considerando-se o *feedback* e informações mais detalhadas, novas hipóteses são desenvolvidas e hipóteses antigas são descartadas. Partilhar ideias com as pessoas que atendemos envolve-as na montagem do que pode ser visto como um quebra-cabeças gigante.

A elaboração de hipóteses e tentativas de corroborá-las é uma atividade importante em medicina física e psicológica e em outras áreas da investigação científica. Também é importante em atenção primária. Auxilia no processo de diagnóstico e na formulação de um tratamento ou plano de administração. Entretanto, com muita frequência, o envolvimento ativo da pessoa é excluído do processo. Obviamente, é possível ter ideias – mesmo que elas sejam "desordenadas" ou "embasadas" – *antes* da consulta com a pessoa. O profissional irá se organizar por perguntas como: "Por que ele marcou outra consulta para hoje se eu o atendi ainda ontem?" Ou: "Eu vi a avó há dois dias, a filha ontem e agora eles estão trazendo o neto com algum problema mínimo – o que, afinal de contas, está acontecendo com esta família?" O profissional pode tentar responder essas perguntas especulativamente, sabendo que quaisquer hipóteses que surjam não são "verdades". Elas são ferramentas de trabalho que enfocam a investigação, que precisam ser testadas e que precisam ser modificadas – ou completamente eliminadas – dadas as informações que surgem. Novas hipóteses podem ser lançadas e guiar mais investigação.

De fato, já trabalhamos bastante com a questão de formular hipóteses em capítulos anteriores, estimulando você a utilizar as diferentes perspectivas geradas para explorar diferentes hipóteses. O que se quer fazer agora é ampliar e adicionar complexidade à sua elaboração de hipóteses! Vá em frente, acreditamos que você está pronto para isso. Queremos olhar mais detalhadamente para uma cultura, raça e gênero.

AMPLIANDO A FORMULAÇÃO DE HIPÓTESE

Considere o seguinte exemplo de caso, que pode ser examinado a partir de toda uma variedade de ângulos diferentes, com base no modelo PPRACTICE, gerando, assim, muitas, demasiadas, hipóteses. Aqui, vamos nos concentrar em apenas algumas dimensões.

O próximo, por favor...

A Sra. D é uma mulher de 45 anos, da Jamaica, que mora na Inglaterra há uns 20 anos. Ela tem quatro filhos, de três pais diferentes – entre 2 e 24 anos de idade. A filha mais velha, Jenny, foi praticamente criada pela mãe da Sra. D. Atualmente, Jenny é mãe solteira e tem dois filhos. Os dois filhos adolescentes da Sra. D, Billy e Ella, cresceram com o segundo parceiro dela, que morreu repentinamente quatro anos atrás. Ambos estão, agora, passando por uma adolescência cheia de vida. A mãe deles manifestou que quer retornar para a Jamaica permanentemente, pois o pai do filho mais novo, Jô, mora lá. A Sra. D, Jenny, Billy e Ella são todos consultadores assíduos, apresentando, principalmente, reclamações psicossomáticas. Recentemente, houve uma grande quantidade de consultas com vários membros da família. O médico de família está lutando para lidar com isso, e está claro que Billy está infeliz no momento.

Uma breve olhada no modelo de prática revelaria a seguinte avaliação geral:

- *Problema:* Billy infeliz, médico "travado".
- *Resolvendo o problema:* problema identificado, mas não houve discussão ou troca de ideias dentro da família. O médico de família aguarda discussão do caso.
- *Afeto:* familiares próximos demonstram alguma angústia.
- *Momento no ciclo de vida:* luto significativo e adolescentes enfrentando uma possível mudança.
- *Doença:* somatização das angústias.
- *Comunidade/cultura:* família jamaicana na Inglaterra.
- *Ambiente:* possíveis problemas de pobreza e racismo.

O médico de família conclui que, entre essas áreas, valeria mais enfrentar as questões referentes ao momento no ciclo de vida e aquelas relativas a cultura, raça e comunidade. Um auxílio nestas áreas atenderia às necessidades, da família e do médico, de se "destravar".

Cultura e gênero I

- Especule sobre quais poderão ser os problemas nesta família.
- Considere como sua própria raça, cultura, gênero, experiência de vida e contexto social podem ter influenciado seus pensamentos com relação a esta família.
- Que preconceitos você tem?
- O que você sabe sobre a cultura afro-caribenha?
- É apenas uma cultura ou será que, por conveniência e estereótipo, nós agrupamos muitas culturas diversas sob o mesmo guarda-chuvas?
- A situação desta família é "típica" dentro desse contexto – ou é "anormal"?
- Qual o papel das mulheres e a posição dos homens naquela cultura?
- O que você sabe sobre especificidade cultural em padrões de criação de filhos?
- Como os indivíduos de diferentes culturas somatizam questões psicológicas?
- Como as expectativas que eles têm de serviços médicos se diferenciam?
- Como eles poderiam responder às nossas perguntas que são talvez baseadas em diferentes expectativas de normalidade?
- Como você procede quando uma família cuja cultura você conhece muito pouco se apresenta para você?

Todos nós somos cheios de crenças e práticas culturais, sexistas, racistas e de classe – conscientes ou não. Nós todos? Com certeza não você, prezado leitor! Bem, é por isso que estamos pedindo que você faça as perguntas desses dois quadros a si. Vários autores (McGoldrick, 1998) argumentam que nossas crenças e práticas discriminatórias não apenas definem o que fica rotulado como "problema", mas também as respostas dadas pela sociedade.

Elaborando hipóteses contextuais e formulando intervenções – mais algumas ideias

Esta seção trata da prática reflexiva: às vezes, pensar sobre as questões mais complexas – embora isso possa levar 10 minutos – economiza tempo a longo prazo. Para chegar a ideias mais abrangentes, os clínicos podem fazer a si mesmos várias questões, que irão guiar a investigação.

Qual é a configuração da família e o estágio do ciclo de vida? Que relacionamentos estão iniciando ou passando por uma transição?

Na família da Sra. D, temos filhos de três idades diferentes e transições de ciclo de vida: uma saiu de casa, dois estão engajados em comportamentos adolescentes e um bebê encantador. Essas informações permitem a elaboração de uma série de diferentes hipóteses.

- *Hipótese 1:* A morte do pai dos filhos adolescentes foi um importante evento de ciclo de vida da família, deixando a Sra. D com as responsabilidades de uma mãe solteira.

Cultura e gênero II

- Como a curiosidade sobre a dimensão cultural pode ajudar você a compreender os sintomas e comportamentos desta família?
- Como uma família jamaicana que vive na Inglaterra há 20 anos é diferente de uma família inglesa vivendo na Inglaterra?
- Como uma família branca inglesa vivendo na Jamaica é diferente de uma família jamaicana negra vivendo na Jamaica?
- Se um dos pais dos filhos da Sra. D fosse inglês e branco, como essa dimensão teria sido incorporada na nova história da família?
- Como as suas respostas profissionais são organizadas com relação a apresentações culturais e de outros contextos?

- *Hipótese 2:* A chegada de um novo homem e um bebê criou um desequilíbrio na família. Há preocupação na família de que esse novo homem irá criar separações entre eles. Isso não pode ser discutido e, portanto, é apresentado por meio de sintomas físicos.
- *Hipótese 3:* A família está tendo que lidar com a adolescência em um período no qual ainda faz luto pela perda do pai. Isso pode ter o efeito de postergar a saída de casa, pelo menos por enquanto.
- *Hipótese 4:* A estrutura familiar é a de uma família jamaicana comum, reagindo ao luto com a saída de casa de outros membros da família. Eles se consideram "normais".

Essas hipóteses, que são diferentes mas, ao mesmo tempo, complementares, guardam crenças sobre adolescência que são mediadas pela cultura. Por exemplo, na maioria dos contextos norte-americanos e do norte da Europa, o individualismo e a individualidade são conceitos importantes com os quais as pessoas vivem e estruturam suas vidas. A tomada de decisão individual, o amor próprio e a autoestima pessoal, a responsabilidade pessoal e os direitos humanos individuais são todos expressões de uma forte crença no "eu" – e esta noção afeta muito os objetivos que os clínicos têm para trazer mudança aos pacientes e às famílias atendidas.

Esforços terapêuticos tradicionalmente procuram fortalecer o "eu" da pessoa, auxiliando-a a se "individualizar". Estas intervenções podem estar bastante deslocadas para pessoas que vêm de culturas familiares comunais e coletivistas, nas quais perguntas relacionadas ao seu "eu" são, muitas vezes, vistas como intrusivas, insensíveis e grosseiras (Waldegrave, 1998). Por exemplo, ao perguntar a uma pessoa de Samoa: "O que você acha sobre isso?", essa pessoa vai ter dificuldade de responder diretamente. Em vez disso, ela irá pensar: "O que minha mãe pensa? O que minha avó pensa? O que meu pai pensa? O que meu tio pensa? O que meu irmão pensa? Qual é o consenso desses pensamentos? Sim, isso deve ser o que eu penso" (Waldegrave, 1998).

Ao fazer perguntas em um contexto de família, questões de respeito intergeracional podem ser proeminentes em culturas específicas e afetar os significados atribuídos a tais perguntas. A Sra. D disse que foi criada por seus pais e avós para ter profundo respeito por eles e não contestar as opiniões deles. O médico de família a entrevistando pode começar perguntando sobre a visão dela a respeito do comportamento dos seus filhos adolescentes e, uma vez que essa informação foi obtida, dirigir-se aos filhos Billy e Ella e perguntar: "Vocês dois ouviram o que a mãe de vocês falou sobre vocês. Qual é a visão de vocês sobre o que ela pensa sobre o comportamento de vocês?"

Solicitar o comentário dos filhos sobre as observações da geração dos pais individualiza o adolescente. Isso pode ir contra convenções culturais. Além disso, estimular adolescentes a manifestarem suas opiniões e diferenças pode ser visto pelos pais ou mais velhos como desrespeito. Médicos de família/enfermeiros que não estão familiarizados ou não são sensíveis a tais máximas culturais irão inadvertidamente quebrar tabus culturais e estar sob risco de criar um confrontamento entre duas gerações.

Como os problemas que se apresentam refletem padrões culturais?

Em culturas individualistas, o desenvolvimento saudável é normalmente associado com a saída de casa, diferenciação e individuação da família de origem, permitindo a formação de relacionamentos "externos" com um parceiro. Os profissionais que empregam essa estrutura tendem a ver a dependência vitalícia e a ligação com os pais como "problemática". Apesar disso, existem várias sociedades e minorias sociais cujas condições de vida e realidades econômicas fazem com que a relação entre pais e filhos seja mais importante e estável do que a parceria ou o vínculo conjugal (Falicov, 1998). Por exemplo, o "eu familiar" dos japoneses e indianos contrasta fortemente com o "eu individual" dos americanos típicos. A ligação emocional e o envolvimento duradouro com a família de origem são um valor fundamental. Manter a reputação e a honra da família de origem parece mais importante do que cultivar e manter relacionamentos com "pessoas de fora". Além disso, em muitas famílias coletivistas, a liderança e a autoridade tendem a estar localizadas na geração mais velha, muitas vezes com privilégios patriarcais, com homens tendo autoridade pública sobre as mulheres (Falicov, 1998). Mas existem, também, famílias matriarcais singulares, nas quais o homem parece ser relegado ao papel de doador de espermatozoides.

Já se observou que as mensagens dadas a homens e mulheres afro-americanos negros sobre papéis de gênero e expectativas são com frequência contraditórias e confusas (Boyd-Franklin e Franklin, 1998). Uma mensagem para mulheres negras é que não sejam dependentes de homens negros, pois eles não são confiáveis para ficar com as mulheres e prover as famílias. Outra mensagem simultânea é que o objetivo da mulher é encontrar um homem negro que cuide dela. A ligação resultante dessas mensagens muitas vezes leva a problemas complexos de relacionamento. Os homens negros também recebem, com frequência, mensagens confusas das suas famílias de origem: "Seja assertivo, produtivo e dominante... mas não seja muito agressivo, ou muito dominante, porque os homens brancos irão eliminá-lo". Homens negros aprendem a ser "legais", com frequência escondendo quaisquer conflitos emocionais internos por trás de uma máscara de compostura (Boyd-Franklin, 1989; Majors e Billson, 1992).

Então, como os profissionais podem enfrentar essas complexas questões relativas a cultura, etnia e raça? A posição do clínico de "desconhecimento informado" é útil. Ela representa uma aspiração de ser tão informado quanto possível sobre aqueles que percebemos como diferentes de nós e, por consequência, sobre nós mesmos e sobre nossas crenças e preconceitos. É possível obter essas informações de várias fontes diferentes: livros, viagens, amigos, televisão e rádio, e o mais importante, das pessoas. Também precisamos estar cientes dos perigos dos estereótipos culturais e lembrar que há muita diversidade dentro de um mesmo grupo. Nunca se pode presumir que existam conjuntos de significados comuns dentro de um grupo. De fato, estar ciente do contexto cultural mais amplo ao qual a pessoa pertence ajuda a fazer a pergunta: "Como é a cultura *desta* pessoa? Como informados desconhecedores, a partir de uma posição de "incerteza segura" (Mason, 1993), temos que ouvir "radicalmente".

Então, onde fica a nossa formulação de hipóteses com relação à família da Sra. D? Quais foram e quais são os sistemas de crenças sobre quem cuida de quem e por quais períodos de tempo? Existem muitos desafios para o profissional que trabalha com a Sra. D, seja ele branco, de classe média e nascido em Surrey, ou, como a Sra. D, nascida e criada na Jamaica e agora levando a vida em uma Inglaterra do século XXI. Um dos problemas é, obviamente, o da somatização e dos frequentadores assíduos. Não será possível para todos os médicos de família/enfermeiros tornarem-se profissionais de destaque e culturalmente informados ou saberem os detalhes de múltiplas culturas diferentes. Mas a diversidade de pessoas atendidas na APS britânica está crescendo o tempo todo, e então algumas habilidades de sensibilidade cultural são necessárias. Talvez o mais útil a fazer seja adotar a posição de Shapiro, de "não saber".

As frases a seguir são, muitas vezes, úteis:

- "Sra. D, a senhora pode ser minha professora nesta pergunta? O quanto a senhora sente que seus filhos são influenciados pelas suas origens na Jamaica e o quanto eles são influenciados pelas vidas deles aqui no Reino Unido? Na minha experiência, muitos jovens têm sintomas físicos quando suas mentes estão infelizes ou não estão relaxadas. A senhora tem um pensamento semelhante?"
- "Se eu fosse o médico do Billy na Jamaica, o que a senhora imaginaria que eu diria sobre o atual comportamento dele?"
- "Posso perguntar ao Billy o que ele pensa?"

Trabalho em grupo sobre a família de origem (FDO)

"Conhecer a si mesmo" é um pedido exigente e uma tarefa para a vida inteira. Existem múltiplas ferramentas que podem ajudar a obter algum nível de *insight* sobre si próprio em relação aos outros, sejam eles parceiros ou pessoas que atendemos. Uma das formas que achamos útil é reunir um pequeno grupo de colegas em um grupo de FDO. Esta é a versão sistêmica de um grupo de seminário de Balint (Balint, 1957; Salinsky e Sackin, 2000). A contribuição de Balint foi esclarecer que tanto o médico como as pessoas que ele atende são sujeitos ativos no consultório. O clínico não é neutro e objetivo, suas próprias narrativas, experiências e preconceitos estão presentes e abertos a transferências e a todos os outros processos psicológicos. O que a perspectiva sistêmica faz é estimular mais investigação sobre a família de origem entre os membros do grupo. Observar as crenças, origem cultural, ordem de nascimento e vários outros contextos organizacionais que fazem o que somos nos auxilia a compreender como nos comportamos. Grupos de FDO trabalham no ponto de encontro entre as pessoas que atendemos, histórias e nossas próprias vidas. É fascinante a frequência com que uma análise do genograma do profissional, no contexto de uma conversa sobre um paciente preocupante, ajuda a esclarecer por que o profissional está preocupado.

- "Se sua mãe estivesse sentada conosco, o que ela teria dito sobre o comportamento do Billy?"

Como a situação social afeta os sintomas?

A situação social compreende toda uma variedade de contextos, que vão da vizinhança a outros cenários e grupos, definidos por geografia, trabalho, religião ou etnia. Experiências de sofrer racismo, exclusão social devido a pobreza ou preconceito, são todos problemas que poderiam atingir o bem-estar de qualquer membro da família da Sra. D. Para muitas famílias negras afro-caribenhas, a Igreja e a congregação possuem um papel fundamental na identificação, esperança e apoio: recrutar a ajuda do representante religioso pode ser a intervenção mais adequada e efetiva.

Qual é a função do sintoma como estabilizador da família? E como a família (e cada membro) funciona estabilizando o sintoma?

A família da Sra. D apresenta mais do que apenas um problema: de fato, diferentes membros da família apresentam variados sintomas psicossomáticos. Talvez esta seja a única maneira pela qual os indivíduos dessa família consigam comunicar-se uns com os outros sobre seus sofrimentos. Qualquer conversa sobre a perda do pai, ou sobre a possível "perda" da mãe para o futuro marido à espera, é um tabu. Isso significaria reviver muitos momentos dolorosos do passado e medos de abandono no futuro. O sintoma, múltiplas visitas ao centro de saúde, estabiliza a família ao manter a caixa de Pandora da família firmemente fechada. Mas o preço é alto, pois cada pessoa tem que estar doente para estabilizar a família.

TRANSFORMANDO ESPECULAÇÃO EM AÇÃO

Combinar todas essas ideias não apenas consome tempo, mas também pode ser muito confuso: por onde começar? A maioria dos clínicos não tem tempo para sentar e pensar sobre as várias possibilidades que surgem das perguntas mencionadas anteriormente. Mas, então, talvez estejamos gastando nosso tempo de forma não econômica. Em nossos esforços para encontrar soluções, estamos lutando para ouvir histórias complexas, examinando o que não precisa ser examinado, prescrevendo o que nós sabemos que não vai ajudar, e cruzando os dedos para que alguma mágica aconteça antes que tenhamos de ver a pessoa novamente. Terapeutas sistêmicos que trabalham em ambientes especializados, com coterapeutas, vídeos ou telas de sentido único, fazem intervalos com colegas para discutir sobre as famílias. Estas instalações raramente estão disponíveis para médicos de família, mas, ocasionalmente, é muito eficiente usar cinco minutos do tempo antes, durante ou depois de uma consulta para pensar. Será que as pessoas estariam mais ou menos satisfeitas se o médico de família dissesse o seguinte:

> Este problema parece muito difícil para mim, e preciso pensar sobre isso sozinho por alguns minutos. Gostaria de interromper esta consulta por, vamos dizer, cinco minutos para que eu possa ter um tempo para refletir sobre algumas das questões que foram levantadas, e depois nos reuniremos novamente.

O médico de família pode sair do consultório ou pedir que a pessoa vá para a sala de espera da unidade. Fazer um intervalo é, muitas vezes, útil e, ironicamente, resulta em consultas mais curtas.

No próximo caso, o Sr. e a Sra. I têm um problema (P) no sentido de que os dois estão doentes. Eles não pensaram, de fato, que têm um problema para solucionar (P). Eles estão confusos em seus papéis (R), mas na verdade têm muito afeto (A) um pelo outro. Eles parecem se comunicar (C) por meio dos recorrentes problemas de saúde do Sr. I. Eles estão em um momento (T) de transição de aposentadoria. A doença (I) é uma peça central no cenário. Eles não acessaram a família ou os recursos (C) da comunidade adequadamente. Sabemos pouco sobre o ambiente (E) de moradia deles – se é adequado – e se eles possuem benefícios sociais.

O próximo, por favor...

O Sr. I tem 60 anos e sua esposa também. Ele parou de trabalhar 10 anos atrás, desde que teve uma lesão no pescoço. Ela tem reclamado do coração há cinco anos, então ele tem que fazer mais na casa. Eles têm quatro filhos já adultos que moram perto. O Sr. I faz todo o trabalho doméstico, exceto o preparo das refeições. Ele parou de dirigir devido à dor no pescoço ao virar a direção. Ele também tende a trabalhar muito em casa e fica com muita dor. Suas consultas com o fisioterapeuta não tiveram sucesso porque os exercícios não fizeram a dor desaparecer. Ao discutir sobre a dor, o Sr. I diz que a vantagem de trabalhar bastante é que ele não nota a dor na hora, as coisas são feitas, e ele tem uma certa sensação de orgulho. Ele diz que algo está faltando na sua vida desde que parou de trabalhar. O trabalho doméstico levanta a sua autoestima. A Sra. I o elogia, assim como o fazem outros membros da família. O Sr. I diz que as desvantagens são que ele não dorme bem por se preocupar sobre como ele vai conseguir fazer tudo, e também por entrar em pânico pensando sobre o futuro. Ele fica exausto a cada dois ou três dias, tornando-se irritável, e sua esposa fica triste com ele, sentindo-se indisposta e desmoralizada. Durante a consulta com o Sr. I, revelou-se que um dos bloqueios que o impediam de ter um ritmo eficiente estava relacionado com suas crenças de que os homens têm de prover o sustento da família. Ele falou sobre ser um perfeccionista ("Eu venho de uma família de perfeccionistas"), acreditando que ninguém, especialmente os filhos dele, poderiam fazer as tarefas tão bem. O Sr. I também achava que sua esposa estava presa no pensamento de que iria piorar se ela fizesse esforço, e então, indiretamente, ela estimulava o comportamento dele.

O médico de família desafiou os dois quando os encontrou na consulta seguinte, fazendo as seguintes perguntas:

- "Supondo que vocês se alternassem para levar chá um para o outro na cama de manhã. Como seria isso para vocês dois?"
- "Quais seriam as vantagens e desvantagens?"
- "Supondo que vocês fizessem isso como um experimento, por duas semanas, começando amanhã, como vocês decidiriam quem ganharia chá de manhã?"
- "Suponham que vocês dois quisessem testar o quão prestativos seus filhos são em uma emergência e decidissem ser excepcionalmente travessos e o Sr. I ficasse de cama por três dias dizendo estar doente quando na verdade não está. Qual de seus filhos responderia primeiro? Qual responderia em segundo lugar? E por último?"
- "Supondo que vocês decidiram que os filhos teriam que fazer o almoço de domingo para vocês uma vez por mês, a quem vocês pediriam primeiro? Quais seriam os benefícios e as dificuldades de fazer isso?"
- "Suponha que eu o encaminhasse para a fisioterapeuta novamente, com uma mensagem clara pedindo que ela lhe desse exercícios suaves para melhorar sua condição física geral, para que você possa enfrentar a vida melhor, com mais energia. Eu não acho que ela vai poder fazer muito com relação às dores do dia a dia. Isso seria aceitável?"
- "Supondo que você planejasse sua semana com cuidado para regular tudo o que precisa ser feito (fazer compras, cozinhar, limpar a casa, etc.), o que você teria de fazer? Como isso seria diferente da forma como você organiza sua semana atualmente?"
- "Supondo que vocês mudassem algumas dessas coisas sobre as quais conversamos, quem se sentiria mais ansioso? O que normalmente acontece com esta ansiedade? Quanto tempo ela leva para se acalmar?"

Intervalo para os clínicos

Na próxima vez que você estiver em uma consulta muito difícil:

- Diga à pessoa que você vai precisar de um "intervalo de cinco minutos para pensar sozinho sobre as questões complexas levantadas".
- Peça que a pessoa vá para a sala de espera.
- Finja que você é um observador externo que acabou de presenciar a consulta entre você e aquela pessoa.
- Imagine o que esse observador poderá dizer: primeiro comentários positivos e depois negativos.
- Imagine o que um clínico sistêmico poderá fazer (dê uma olhada em um dos quadros de Frutos que você copiou deste livro, se estiver travado!).
- Quando a pessoa retornar, observe o efeito que sua saída teve no restante da consulta.
- Diga à pessoa que você está "travado" – se você estiver – e peça que ela lhe ajude a ter algumas ideias originais.

O Sr. e a Sra. I sorriram bastante durante esta consulta ante essas perguntas hipotéticas, esforçando-se com as possíveis respostas. Seis semanas depois, eles contaram que agora "partilham o trabalho". Eles haviam reformulado os papéis nas vidas dos dois de maneira diferente.

> **A prática leva à perfeição!**
>
> Ter um CD-ROM que elaborasse hipóteses na sua cabeça seria um belo exemplar de *software*. Manter o esquema do PPRACTICE em mente e adicionar perguntas circulares para obter mais ideias é a segunda melhor coisa – isso também o ajuda a lembrar de áreas muitas vezes esquecidas, como sentimentos subliminares e a condição de renda dos nossos pacientes. A prática leva à perfeição!
>
> P = Problema (**p**roblem)
> P = Resolvendo o problema (**p**roblem solving)
> R = Papéis, regras e responsabilidades (**r**oles)
> A = Afeto (**a**ffect)
> C = Comunicação (**c**ommunication)
> T = Momento no ciclo de vida (**t**ime in life cycle)
> I = História da doença (**i**llness experience)
> C = Recursos da comunidade (**c**ommunity)
> E = Ambiente (**e**nvironment)

9

Trabalhando com casais

> **Este capítulo abrange:**
> - Questões práticas ao trabalhar com mais de uma pessoa
> - Indicações para o trabalho com casais
> - Como reunir o casal
> - Externalização do relacionamento
> - Como lidar com violência doméstica

Médicos de família e enfermeiros de Atenção Primária à Saúde (APS) frequentemente encontram-se em consultas com mais de uma pessoa necessitando de cuidado. Já descrevemos como é possível trabalhar em família e com casais evocando a presença virtual de outros membros da família, por meio de questionamentos e ponderações com o membro da família que está presente. Algumas vezes, a presença de mais uma pessoa na sala pode ser bem-vinda. Esta pessoa que, embora aparentemente tenha vindo apenas "para apoiar", pode também ajudar a "mover" ou mudar a consulta. Você pode ficar fascinado ao descobrir que duas pessoas que você atendeu independentemente são, de fato, da mesma família, ou pode ficar intrigado porque uma pessoa que consulta com você há anos na verdade *tem* um parceiro! Você se pergunta: "Como foi que ele ficou apagado das conversas que eu tive com ela todo esse tempo?" Por outro lado, o que você faz se uma pessoa insiste em trazer o marido? E se um adulto aparece com a mãe? E se um casal decide, sem nenhum aviso prévio, comparecer junto, para que você possa lidar com os problemas conjugais deles? Ou, talvez, você decida que o único caminho a seguir é convidar o casal para a consulta? Então, quem é a pessoa-problema? Como você começa? Como você administra questões de confidencialidade? Como você começa o trabalho com um casal? Talvez pareça que ter mais de uma pessoa no consultório é a última coisa que você quer.

Este capítulo trata sobre as questões práticas e as várias indicações e recompensas em atender casais em cenários de atenção primária, independente do fato de você querer ou não vê-los juntos! A maioria desses casais tende a ser parceiros conjugais, mas há ocasiões em que duplas formadas pela "criança adulta" e seu pai ou mãe podem se apresentar com dinâmicas muito semelhantes. Em linhas gerais, este capítulo aborda as duplas adulto/adulto em vez de adulto/criança. Alguns podem se preocupar que nós estejamos oferecendo um curso rápido para médicos de família de sobre como fazer terapia de casal. Acreditamos que não há distinção rígida entre terapia e "não terapia". É uma sucessão de habilidades. Tudo o que oferecemos aqui são alguns pensamentos sobre como aumentar a efetividade terapêutica dos médicos de família/enfermeiros nos ambientes de atenção primária, e é por isso que estamos falando em trabalho com casal em vez de terapia de casal.

INDICAÇÕES PARA ENVOLVER O PARCEIRO

Sessões de casais em atenção primária podem ser iniciadas pelo médico de família/enfermeiro, por um ou pelos dois integrantes do casal. Vamos observar algumas das situações nas quais pode ser apropriado que o médico de família/enfermeiro considere convidar o parceiro a participar da próxima consulta pessoalmente.

- A pessoa dá repetidas dicas de que tem um "problema de duas pessoas" – definido como conjugal, sexual ou comportamental.
- Consultas frequentes, separadas ("paralelas") por diferentes membros da família.
- Problemas de concordância ao trabalhar com pessoas que possuem uma doença crônica.
- Crises familiares graves (morte repentina, melancolia pós-parto, parassuicídio, uso indevido de drogas por um membro da família).
- Pessoas com o "coração entristecido" (O'Dowd, 1988) e consultas "travadas".
- Depressão de um dos parceiros.
- Comportamentos de saúde – deixar de fumar ou hipertensão.

Terapia ou consulta?

Esta ideia de terapia como algo distinto de consulta é interessante. Parece que a própria ideia de decidir vir (ou, em alguns casos, não vir) ver o médico de família pode ser terapêutica. Terapia vem da palavra grega para comparecimento – o terapeuta é alguém que atende a pessoa doente. Os terapeutas com foco em solução prestam muita atenção para as mudanças que já começaram a ocorrer antes mesmo do cliente chegar. Eles as veem como evidências válidas das forças e habilidades para mudar, que o próprio paciente traz consigo.

Dentro de uma simples consulta de 10 minutos, grandes mudanças podem ocorrer. Cada pergunta é uma intervenção ao trazer novos pensamentos e possíveis formas de pensar e sentir. É como deixar um campo limpo à frente da pessoa quando ela entra na sala e esperar pela primeira palavra; isso pode ser um desafio, mas um desafio recompensador (Neighbour, 1987).

Começar a consulta com as palavras "Então, o que vamos fazer hoje?" indica um modo colaborativo de trabalho e pode também gerar possibilidades diferentes e mais úteis do que o mais comum "Então, o que eu posso fazer por você?", que é uma abertura centrada no médico.

Pense apenas sobre como nós definimos terapia de uma forma centrada na profissão: é algo que terapeutas fazem! Será que não libertaria tanto a nós mesmos, como às pessoas que atendemos, pensar que terapia é algo que todos nós talvez façamos de tempos em tempos?

AS VANTAGENS DE TRABALHAR COM CASAIS

Como você pode ter adivinhado, acreditamos que muitas oportunidades são oferecidas quando se tem mais do que apenas uma pessoa no consultório. Com frequência, há uma vantagem a partir da perspectiva da pessoa também: surpreendentemente, muitas na verdade gostam de ter alguém da sua própria vida envolvido nas consultas. Faz total sentido para elas, mas muitas vezes elas não são consultadas. Um pequeno estudo (R. Bothelho, comunicação pessoal) descobriu que pelo menos 50% dos clientes trouxeram ao menos mais uma pessoa à sala de espera. Muito poucos as trouxeram à sala de consulta, mas 50% disseram que gostariam de tê-lo feito se tivessem permissão.

Outra pessoa sempre amplia o campo de observação e oferece outra perspectiva sobre o "problema", sintoma ou doença. Além disso, os médicos de família podem observar as interações do parceiro "ao vivo" e ter uma ideia sobre quais são as dificuldades. Você já notou como algumas pessoas se apresentam de maneira diferente quando acompanhadas de um parente, em comparação a quando estão sozinhas? Depois de ter atendido dois indivíduos, aquilo que você ouviu lhe faz pensar que existe o "casamento dele" e o "casamento dela", porque eles parecem ter descrito o "mesmo" relacionamento de forma completamente diferente. As in-

---

Pôster em unidade de saúde

Há pouco tempo, não era raro (e provavelmente ainda ocorre em alguns lugares) encontrar avisos em salas de espera que diziam coisas como: "Por favor não traga mais ninguém para a consulta com você", ou "Cada consulta é para uma pessoa somente – por favor marque outra consulta se necessário". Estes são exemplos clássicos de ideias centradas no médico, no serviço, ou no profissional.

Aqui está um texto que você pode expor em um pôster na sua unidade de saúde:

Você tem consulta com seu médico(a), enfermeiro(a) ou agente de saúde?
Sinta-se à vontade para trazer um parceiro, cônjuge ou amigo
para a consulta se você sente que isso pode lhe ajudar.

Tradicionalmente, médicos e pacientes pensavam que era melhor ter apenas os dois no consultório. Entretanto, muitas vezes pode ser útil trazer alguém com você:

- Quando você sente que precisa de apoio, ou de alguém para "lembrar o que o médico ou enfermeiro disse".
- Quando outra pessoa pode ajudar a compreender o problema, ou, mais importante, talvez possa ajudar a pensar sobre a solução.
- Quando o problema pode ser discutido como problema conjunto.
- Quando simplesmente lhe parece certo.

Família e amigos são sempre muito importantes e úteis e sempre estamos felizes em vê-los com você. É claro que isso não significa que possamos resolver todos os problemas da família em uma consulta de 10 minutos! Mas ajuda, às vezes, a pensar em VOCÊ!

tervenções podem ser elaboradas para abordar os comportamentos e estilos de comunicação observados diretamente no momento da consulta.

ALGUMAS DAS PREOCUPAÇÕES SOBRE CONSULTAS COM TRÊS PESSOAS

Em diversas ocasiões, não pensamos que três pessoas são muita gente. Mas você e, em algumas situações, as pessoas que atende podem não achar que isso seja uma boa ideia. E podem existir boas razões para isso. Você pode estar preocupado com o tempo, com as habilidades que irá precisar, ou sobre a confidencialidade. As pessoas podem partilhar essas e outras preocupações. Elas podem sentir que estabeleceram uma boa relação de confiança com o médico de família e acreditarem que trazer o parceiro pode prejudicar essa relação. Além disso, algumas pessoas podem ter coisas confidenciais sobre as quais seus cônjuges não sabem, talvez conversar sobre um caso amoroso ou outro "segredo" do passado. Questões de confidencialidade podem ser complexas, levantando grandes dilemas: se um dos parceiros é a pessoa conhecida, será que o outro integrante do casal irá ver o médico de família/enfermeiro como tendencioso? Como isso poderá impactar no estilo de entrevista? Se o médico de família/enfermeiro tentar ser neutro, a pessoa pode se sentir desapontada? Afinal, a pessoa pode ter arrastado o parceiro para a consulta – "só para que ele possa escutar isso do médico!" Com base no conhecimento prévio, sobre quais aspectos da vida da pessoa o médico de família pode ou não falar? Como pode saber, ou mesmo lembrar quais das informações são supostamente "sigilosas", e quais não são? E se o médico de família/enfermeiro for colocado em uma posição em que se torna aparente que a pessoa está mentindo ao parceiro – e a pessoa sabe que o clínico sabe? E se os dois cônjuges consultam com o médico de família com frequência e cada um partilhou, em particular, segredos ou outras informações sensíveis? Neste caso, cada um dos cônjuges sabe que o médico de família conhece esses segredos particulares, e provavelmente os dois também suspeitam que o médico de família sabe um pouco mais do que aquilo que ele ou ela revelam. Intencionalmente ou não, o clínico pode se ver no meio de uma complexa "guerra de casal" e receber severas críticas. Atender casais em APS traz algumas dificuldades potenciais, e é compreensível que muitos profissionais evitem esta ideia. Mas, como você verá, existem meios para administrar a oferta de "manter um segredo" e respeitar confissões.

Médicos de família/enfermeiros também acreditam, corretamente ou não, que eles não possuem as habilidades necessárias para trabalhar com casais. Alguns conseguem reconhecer isso e optam por adquirir essas habilidades. Outros podem pensar que é necessário encaminhar a um especialista em terapia de casal. Infelizmente, muitos desses encaminhamentos não trazem resultados, pois a formalidade de tal encaminhamento dramatiza o problema do casal, tornando-o "oficial", e as pessoas, muitas vezes, dizem que "as coisas não estão tão mal". Às vezes, os médicos de família/enfermeiros estão corretamente preocupados que pedir ao parceiro para vir fará com que as coisas piorem subsequentemente, com ações punitivas – até violência – posteriores à consulta. É importante manter esta possibilidade em mente e observar ou perguntar sobre isso. Há situações, muito ocasionalmente, nas quais o trabalho com casal deveria ter um Alerta de Saúde.

Médicos de família/enfermeiros também podem temer que um dos resultados negativos seja que o casal se separe subsequentemente. Isso de fato é possível – embora seja mais raro do que se pensa. Mas será que os clínicos realmente têm tanto poder? Mesmo se um clínico quisesse "prescrever" uma separação, não há evidência de que as pessoas seguem este "conselho médico". As pessoas geralmente tomam suas próprias decisões, ainda que exista uma tendência a culpar os outros pelo que aconteceu de errado. O rompimento nem sempre é um mau resultado para casais em sofrimento. Muitas pessoas têm uma visão de "cuidados terminais" sobre o rompimento de relacionamentos, em vez de vê-lo como possibilidades para uma "completa remissão" dos sofrimentos da vida. Pode ser bom estar tão adiantado sobre esta questão quanto você estaria em relação a outras áreas da vida das pessoas, e questionar tanto os conceitos culturais dominantes quanto os seus próprios. Os profissionais podem investigar:

> Supondo que vocês dois decidissem fazer uma separação muito bem feita – uma da qual pudessem ficar orgulhosos – como vocês alcançariam isso? Como seria o relacionamento de vocês daqui a dois anos? Como os filhos de vocês ficariam? Como poderiam possibilitar um bom resultado para eles? Como lidariam com os parentes para fazer eles se sentirem orgulhosos do que vocês atingiram? Como seria uma administração eficaz da separação financeira de vocês?

E, ao mencionar aquilo que parece que não deve, aqui estão algumas possíveis aberturas:

> Vamos apenas supor que, como resultado de todas essas dificuldades, você decide se separar. Quais seriam as vantagens e desvantagens para vocês dois?

> Às vezes, o pensamento de um real rompimento conjugal é tão assustador que não é algo de que se fala, e funciona como um grande peso no casamento. Então, uma das coisas que muitas vezes ajuda os casais a resolverem suas dificuldades no presente é olhar de forma imaginária para o futuro, e olhar para os problemas de agora a partir da posição em que vocês dois estariam vivendo separados. O que vocês pensam e sentem sobre esta situação hipotética?

Trabalhar com mais de uma pessoa, especialmente com o parceiro da pessoa que busca ajuda, pode ser imensamente recompensador e eficiente. Quando as questões anteriores são tratadas, elas podem ser superadas, abrindo novas avenidas para lidar com sintomas ou problemas aparentemente incuráveis que cresceram no contexto do casal.

O próximo, por favor...

A Sra. D está se sentindo para baixo há meses. Consultas prévias revelaram o quanto a depressão dela está ligada ao comportamento do marido, um homem que ela repetidamente descreveu como *workaholic*. Perguntas circulares e reflexivas estabeleceram como a depressão dela atinge o marido e como as respostas dele não a ajudam a ficar menos deprimida. O médico acredita que é importante envolver o Sr. D na próxima consulta. Entretanto, a Sra. D acredita que não conseguirá persuadi-lo.

COMO FAZER O PARCEIRO JUNTAR-SE A VOCÊ

Nesta história de caso, primeiro o médico precisa discutir com a Sra. D sobre como ela pode fazer o marido comparecer à próxima consulta. Além disso, o médico de família também precisará levantar a hipótese de que talvez a Sra. D esteja relutante em trazê-lo. Uma forma de investigar essas dinâmicas é colocar uma série de perguntas:

> O que você poderia dizer ao seu marido para fazê-lo vir? Diga-me que palavras você de fato usaria? E se ele dissesse isso, o que você poderia responder? Então, se você prevê que ele daria uma resposta negativa, como você poderia fazer a pergunta de maneira diferente, que ficasse mais difícil para ele dizer "não"?

Os profissionais podem ensaiar, por meio de miniteatros de "pergunta e resposta", várias formas de palavras, as possíveis respostas, e como estas poderiam, em troca, ser respondidas. Esses miniensaios não apenas possuem valor pragmático, mas podem, algumas vezes, também revelar a resistência da própria pessoa, neste caso, de trazer o marido. Mais investigações e garantias podem ser necessárias:

- "Quais seriam as maiores desvantagens da vinda do seu marido aqui?"
- "Qual seria o pior resultado?"
- "Quais seriam as vantagens?"
- "Se você tivesse que pesar os prós e contras da vinda do seu marido aqui, para que lado a balança se inclinaria?"
- "Você está preocupada que isso poderá mudar o seu relacionamento comigo (ou com ele)?"

Também é importante conferir as chances de violência e risco.

- "Existe algum risco de que discutir essas coisas poderá levar à violência ou que o seu parceiro machuque você?"
- "Você e seu parceiro podem começar a brigar quando estão conversando ou discutindo?"

Apenas com o consentimento da pessoa é que uma consulta conjunta com um casal tem chances de ser um passo útil a seguir. É aquela velha ideia de concordância novamente – dizer às pessoas para trazerem mais alguém é raramente eficiente se antes não se investigaram um pouco os riscos e benefícios disso. As pessoas precisam analisar os seus medos e esperanças antes de mergulharem naquilo que pode ser um encontro de confrontamento. Para algumas pessoas, é aparentemente mais "fácil" culpar o parceiro na ausência dele. Elas podem estar preocupadas em perturbar o *status quo*, temendo mexer em um "ninho de vespas". Tais medos precisam ser investigados respeitosamente, em primeiro lugar. Às vezes, o simples ato de explorar os prós e contras sobre "trazer o parceiro para dentro" revela, talvez para pacientes e clínicos, o que está realmente acontecendo.

- "Bem, na verdade, enfermeiro(a), acho que chegamos ao final da linha. Eu não tenho certeza, para ser honesta, se quero que meu casamento funcione."
- "Bem, sei que reclamo bastante que ele não me ajuda muito, mas só ao falar em trazê-lo aqui já me faz pensar que talvez eu esteja ignorando as necessidades dele em tudo isso. Acho que preciso conversar com ele sobre isso primeiro."

Mas, lembre-se, se os próprios clínicos não estiverem convencidos de que é importante ter o parceiro em pessoa no consultório, esta dúvida será quase com certeza percebida pela pessoa. As crenças – e medos – dos profissionais claramente são transmitidas às pessoas, que acabam respondendo de alguma maneira a esse tipo de comunicação (muitas vezes não verbal). Então, tenha fé e tente!

TRANSFORMANDO UMA RECLAMAÇÃO INDIVIDUAL EM UM ASSUNTO DO CASAL

Qual é o possível rumo do aconselhamento a esta mulher? Falar enquanto indivíduo certamente a ajudaria a enfrentar, mas não ajudaria muito para abordar alguns dos prováveis problemas entre ela e o marido. Certamente não abordaria nenhum dos problemas que ele possa ter para ser um bom provedor para a família, ter sucesso, e as preocupações com a esposa. A tarefa é, portanto, investigar, na breve consulta, se é preferível ver a dificuldade desta mulher no contexto dos relacionamentos dela, ou em relação a ela mesma como indivíduo que precisa "ser fortalecido": será que a "depressão" dela deveria ser construída e tratada de maneira *intra*pessoal ou *inter*pessoal? Aqui estão alguns pensamentos e perguntas que podem guiar esta discussão.

- "Se o seu marido estivesse escutando esta conversa, como ele responderia agora?"
- "Se víssemos esse problema como algo que não pertence somente a você, mas a vocês dois, como isso a ajudaria a decidir qual seria o próximo passo?"
- "Vamos supor que você tenha um papel no seu relacionamento, de ser um termostato para tensões familiares, qual é a melhor maneira para você comunicar suas preocupações ao seu parceiro?"
- "Seu parceiro entende o seu papel no relacionamento como um termostato? Se compreendesse, ele poderia se comportar de forma diferente?"

O próximo, por favor...

A Sra. P tem 36 anos e consultou sentindo-se cansada e irritada. Ela acha que não consegue lidar com a família, e principalmente com os dois filhos adolescentes. Ela se mudou seis vezes nos últimos seis anos, sempre seguindo o trabalho do marido. Recentemente, ficou com dor nas costas e a vida parecia ainda mais insuportável. Ela havia tido um relacionamento difícil com o pai, mas sentiu que já havia superado tudo, diferentemente da sua irmã, que estava recebendo aconselhamento. A Sra. P não tem amigos verdadeiros por causa de suas muitas mudanças, e na última vez ela teve de sair de um emprego do qual gostava muito. Ela estava começando a sentir-se ressentida. Ela tinha vindo à unidade de saúde querendo mais um antidepressivo "mágico" e também aconselhamento para ter mais forças para suportar tudo. A impressão da enfermeira era de que a Sra. P estava tentando lidar com muitas coisas.

O mesmo, por favor...

A Sra. P decidiu consultar com o médico de família da unidade de saúde, que trabalha com atendimentos individuais e com casais. Com o propósito de prepará-la para a série de sessões, uma discussão foi aberta para ajudá-la a pensar como usar a primeira.

- "Se você fosse à sessão sozinha primeiro, seria mais ou menos fácil para seu marido comparecer na próxima vez?"
- "Se fossem juntos à primeira sessão, vocês conseguiriam expressar a maior parte do que vocês querem dizer?"
- "Se fosse difícil dizer algumas coisas importantes, como você poderia ajudar para que o conselheiro soubesse? Como seria se você perguntasse ao seu marido se vocês poderiam ter algum tempo separado de consulta antes da sessão ou mesmo durante a sessão?"

A CONSULTA PARA OS CASAIS

Vamos presumir que você e a pessoa atendida conseguiram trazer o parceiro para o consultório. E agora? Ao trabalhar com casais em consultas curtas, é importante ter algumas regras básicas em mente:

- Qualquer um pode sair da sala.
- É aceitável pedir ao casal que pare de discutir na sua frente.
- É muito importante ter uma ideia equilibrada dos dois integrantes do casal sobre a história/perspectiva do problema.

O próximo, por favor...

A enfermeira da unidade de saúde sabia que tinha uma consulta dupla (com tempo de duração em dobro) com a Sra. N, cujo casamento estava em dificuldades. Ela a conhecia havia muitos anos, pois suas duas filhas eram muito asmáticas. A Sra. N telefonou 30 minutos antes da consulta para dizer que estava trazendo o marido também. Ele não era usuário daquela unidade. A enfermeira manifestou sua preocupação com o fato de que ela conhecia a Sra. N, mas não o marido dela, e que então ele poderia se sentir em desvantagem, mas disse que ficaria contente em atender os dois. A enfermeira iniciou a sessão dizendo que eles tinham 20 minutos e que, para fazer o melhor uso do tempo, ela gostaria de criar algumas regras básicas: que era importante para todos terem a oportunidade de dizer o que eles queriam dizer – e para os outros ouvirem respeitosamente. Ele depois adicionou que se qualquer um dos três quisesse um intervalo, a pessoa poderia sair da sala para pensar com mais clareza. Não demorou muito para que o Sr. N revelasse que estava tendo um caso, e o caos se seguiu. A Sra. N já suspeitava disso, e o acusou de ser um "enganador e mentiroso". Ele contra-argumentou da melhor forma que conseguiu. Depois de testemunhar isso por dois minutos, a enfermeira perguntou se a briga era um uso útil do tempo deles. Os dois fizeram uma pausa e concordaram que não era. A enfermeira disse que gostaria que a Sra. N ficasse apenas na posição de ouvinte por dois minutos para que ela pudesse saber qual era a visão do Sr. N sobre o casamento e as razões dele para ter um caso. Ela indicou que pediria que a Sra. N comentasse sobre o que o marido dela dissesse imediatamente depois.

O Sr. N explicou que nunca havia sentido que eles eram um "casal de verdade", porque a Sra. N estava sempre na casa da mãe dela e ele se sentia deixado de lado. Ele acreditava que todo o seu trabalho duro para ganhar dinheiro não era reconhecido. Ele, então, começou a chorar e saiu da sala. Voltou depois de cinco minutos e então passaram uns 10 minutos dividindo o tempo para falar sobre algumas das dificuldades que tinham. A enfermeira concluiu parabenizando os dois por conseguirem participar da consulta juntos, observando que claramente muita discussão seria necessária para eles descobrirem qual seria o futuro do relacionamento. Ela ofereceu uma possibilidade de vê-los novamente para ajudá-los a decidir como eles gostariam de prosseguir. Depois, a enfermeira refletiu brevemente que, embora não houvesse solucionado nada com eles ou para eles, ela teve sucesso em criar uma ligação com o marido da Sra. N, bem como em possibilitar que o casal tivesse uma conversa construtiva, oferecendo-lhes o começo de um plano para tratarem dos problemas.

ORIENTANDO O TRABALHO DO CASAL

Ao trabalhar com casais, é importante orientar a consulta desde o início. Aqui estão algumas sugestões de aberturas:

Obrigado por virem aqui. Você provavelmente sabe que sua esposa consultou comigo várias vezes sobre doenças e sintomas. Eu sugeri que talvez fosse útil reunir vocês dois juntos para ver se isso poderia iluminar a situação.

Sabemos que, se uma pessoa é afetada por depressão, isso pode afetar o parceiro – e as respostas e reações dele podem, por sua vez, afetar a pessoa que está deprimida. É por isso que, muitas vezes, eu gosto de convidar os "próximos e queridos" para que eu possa ver um cenário mais amplo.

Gostaria de deixar claro que NÃO pedi para você vir aqui hoje porque acho que é por sua culpa que sua parceira está se sentindo para baixo. Só estou interessado no seu ponto de vista sobre a doença/problema dela.

Tudo isso pode parecer um excesso de palavras ou, talvez, até um excesso de zelo. Porém, nossa visão é de que, se tomamos cuidado considerável para orientar no início, a consulta é melhor. O primeiro objetivo é ampliar a perspectiva, introduzir algumas novas formas de pensar sobre a pessoa sintomática e envolver o parceiro dela nesta investigação, com a esperança de que isso possa afetar os sintomas. Muitas vezes, os clínicos não têm a permissão para fazer do relacionamento "o problema". O parceiro não deve se sentir culpado e, mesmo que seja evidente para o clínico que existe um "problema de relacionamento", não é inteligente contestar a visão do paciente em uma fase inicial. Claramente, isso é diferente para casais que escolheram ativamente trazer os seus problemas de casal para a consulta. Entretanto, na maioria das situações nós lidamos com apenas uma pessoa identificada e os profissionais, muitas vezes, fazem um esforço a mais para destacar isso, confirmando os papéis estabelecidos – um sendo a pessoa identificada, o outro sendo o parceiro "em sofrimento". Apenas quando um casal está pronto para dar permissão explícita para enfrentar problemas de relacionamento é que o profissional deve começar a trabalhar com isso. Até este momento, os profissionais terão mais sucesso se tratarem respeitosamente o parceiro como alguém que pode fornecer informações valiosas sobre os sintomas, problemas ou doenças da pessoa. É por meio de um processo gradual de fazer perguntas circulares e reflexivas que, ao longo do tempo, a malha de um cenário de interação pode se constituir:

- "E quando ele está deprimido, como isso atinge você e outros membros da família? Como você responde?"
- "Em sua opinião, o que ele acha menos ou mais útil?"
- "Se você quisesse fazê-lo sentir-se mais deprimido – não que você quisesse – o que você teria de fazer?"

UNIR-SE COM CADA PESSOA E ESCLARECER O PROBLEMA

As fases iniciais deste trabalho poderiam ser mais bem descritas como unir-se com cada membro do casal e encontrar formas de se engajar com ambos.

Uma forma segura de iniciar pode ser construindo um genograma em conjunto (veja o Capítulo 5). Isso é especialmente útil se você está atendendo pela primeira vez um casal recém-registrado na unidade de saúde (de fato, esta é uma ótima oportunidade para testar algumas das ideias deste capítulo). Tente garantir que os dois possam ver a árvore de família enquanto você a constrói. Procure, com cuidado, quaisquer comunicações não verbais ou pistas de que novas informações apareceram e que um parceiro não sabia ou não havia registrado antes: "Eu disse para você que meu tio se suicidou – pelo menos eu tenho certeza de que falei – bom, tive a intenção de falar, com certeza." Pistas não verbais podem ser tão sutis como o olhar de desaprovação de um parceiro quando o outro descreve o pai disciplinador que ela teve. "Eu sou de uma família de seis filhos e nós tivemos três pais diferentes. O George é filho único – às vezes acho que isso deve fazer uma diferença enorme."

Seja no contexto de um genograma, ou simplesmente no processo de engajamento, deve-se dar atenção imparcial a cada membro do casal e às suas crenças, bem como aos medos e esperanças de ambos. Portanto, mesmo que estas opiniões sejam contraditórias, ao dar o mesmo peso para cada uma, o médico de família/enfermeiro irá, de uma única vez, comunicar um desejo de compreender cada parceiro, e começará a oferecer sugestões terapêuticas de que mais de um ponto de vista pode ser válido. Esta posição de imparcialidade e a sensação de "estar em sintonia" podem ser comunicadas por meio de palavras (p. ex., linguagem de reflexão usada pelo próprio casal), postura consciente (p. ex., espelhamento) e pelo tom (Jones e Asen, 2000).

É importante verificar continuamente se você compreendeu o que cada pessoa está falando (p. ex., "Deixe-me apenas conferir com você se entendi isso certo."). Assim, a repetição em uma linguagem levemente modificada oferece confirmação de que a pessoa está sendo compreendida, enfatizando o que foi dito. O médico de família/enfermeiro tenta manter uma posição de neutralidade em relação às ideias, e assim não contesta diretamente as afirmações feitas por um ou outro integrante do casal – mesmo que elas pareçam ser afirmações críticas ou negativas. A principal

Culpa e responsabilidade

As noções de culpa e responsabilidade tiveram uma história interessante no campo da terapia familiar. Nos primórdios (veja no Capítulo 3), parecia que os terapeutas estavam quase culpando a família pela doença da pessoa identificada. O trabalho de R. D. Laing pode ter sido visto como defensor dessa posição (Laing e Esterson, 1964). Certamente, esta foi a maneira como algumas famílias em terapia se sentiram. Ideias posteriores afastaram-se de tal posição. Certamente, você poderia ser perdoado por se perguntar se os clínicos pós-modernos, que acreditam que a única realidade é construída na linguagem, acreditam, de fato, que alguém faz alguma coisa "errada". Porém, este pensamento mais novo e supostamente mais "moderno" estimulou os clínicos a serem muito mais interessados em como os casais constroem juntos os problemas que têm. Cada um pode trazer comportamentos específicos, mas os resultados, em parte, dependem da parceria.

A atribuição de culpa raramente será útil para você, como terapeuta. Ela tem a tendência de solidificar a dinâmica do problema. Mas o hábito de culpar ainda permeia o pensamento atual. A frase a seguir pode ser útil: *"Eu raramente acho que atribuir culpa ajuda. Vamos apenas ver quais são as opiniões de vocês dois, e depois ver para onde vamos a partir disso."*

A semente para você cultivar a partir disso é:

Pergunte a você mesmo qual foi a última vez que você estava escutando um integrante do casal e acreditando na ideia de que todo o problema era culpa do parceiro, cujos atos maldosos estavam sendo descritos. Isso com frequência acontece em situações de violência doméstica ou abuso de álcool. Isso é delicado, pois é claro que o comportamento de algumas pessoas é muito inaceitável e a pessoa deve ser responsabilizada por isso. Entretanto, você não está lá para defender ninguém, porque é muito provável que, ao defender alguém, você esteja simplesmente refletindo o que todos os apoiadores daquela pessoa já disseram. Então, está bem concordar que determinados comportamentos são inaceitáveis, mas *depois* o seu trabalho é verificar que novos passos a pessoa na sua frente pode dar.

> ## União
>
> União é um primeiro passo crucial ao trabalhar com casais – e com indivíduos. É o processo de adaptação entre o clínico e o casal, a busca por algum tipo de "ajuste" que será suficiente para permitir investigações em um contexto de segurança (Minuchin, 1974). Também, muitas vezes, refere-se à união como a formação de uma aliança terapêutica e o desenvolvimento de afinidade. Este tipo de união é um processo que precisa ser mantido ao longo do trabalho clínico. Ele tem como objetivo tanto estabelecer engajamento como facilitar mudanças.

técnica de engajamento talvez seja ouvir com solidariedade e sem fazer julgamentos, sinalizando respeito pelo fato de que os casais, apesar de seus melhores esforços, tornaram-se presos a padrões de relacionamentos difíceis. Deve-se evitar contestar prematuramente estas "prisões", ou reenquadrar o parceiro como "parte do problema" já no início, por pelo menos duas razões. Primeiro, é provável que o parceiro não retorne para outra consulta. Além disso, é muito pouco provável que seja tão simples, e um parceiro muitas vezes já vai ter tentado culpar o outro – assumir a postura de um dos parceiros é improvável que ajude! Quando o parceiro não é bem conhecido e a pessoa é uma das suas "consultadoras frequentes", vale a pena prestar ainda mais atenção às opiniões do parceiro. Os relacionamentos com consultadores frequentes raramente são prejudicados por essa postura, e isso transmite a mensagem de que você está interessado em ouvir as opiniões do parceiro, até então em silêncio.

Ao serem entrevistados de forma respeitosa, a maioria dos parceiros veem a si mesmos como fornecedores de algumas informações aparentemente "objetivas". O profissional sistêmico, entretanto, está ciente de que esta é apenas uma versão dos eventos, a narrativa do parceiro que está, ao mesmo tempo, separada e interligada com outras. Alguns familiares entram em longas narrativas sobre os problemas da pessoa (ou, talvez mais precisamente, os problemas deles com a pessoa!). O profissional terá que tolerar um pouco isso, e poderá, então, ampliar a discussão, solicitando repetidamente as visões da pessoa identificada:

Parceiro: "Ela fica muito deprimida e irritada e ninguém consegue se entender com ela... é simplesmente horrível... ela é tão para baixo..."
Clínico: "Sra. S, você gostaria de responder ao que o seu marido acabou de dizer? Você vê dessa maneira também? Você concorda com ele, que isto é o que acontece? Qual é a sua explicação para o fato de ele ver as coisas dessa forma?"

Esta intervenção pode provar-se útil, ao estimular a esposa a responder ao que o marido disse, seja concordando ou discordando. Procurar visões diferentes, inclusive discordantes, e refletir sobre as razões para isso com cada um pode estimular o casal a analisar os problemas juntos. Abordar as diferenças, em vez de negá-las, é um primeiro passo no sentido de aprender a solucionar conflitos.

EXTERNALIZAR O RELACIONAMENTO

Quando há problemas de casal claramente identificados, existem três focos do cuidado no consultório: os dois indivíduos e o próprio relacionamento. Isso talvez explique por que a sala parece tão cheia quando os casais trazem problemas conjugais! Esta noção é útil de muitas formas, pelo menos porque pode começar a afastar a culpa dos indivíduos. Pode ser útil deixar uma cadeira para o casamento/relacionamento sentar ou usar um objeto – um ornamento ou uma pedra, talvez, para representar o relacionamento, pois isso dá ao problema uma característica física e permite algumas conversas interessantes. Aqui estão perguntas que podem, às vezes, possibilitar que os dois parceiros olhem com mais isenção para o seu relacionamento, como algo pelo qual eles são responsáveis em conjunto:

- "Se o relacionamento pudesse falar, o que ele diria que precisa acontecer para que ele se sustente? (Esta é uma ótima pergunta para deixar de lado a questão da culpa – aqui, estamos falando sobre a vida do relacionamento, e não sobre o comportamento do parceiro)."
- "Que medos e esperanças vocês dois tiveram para o relacionamento?"
- "Descreva como você se relaciona com essa coisa chamada seu casamento/relacionamento?"
- "Como os filhos de vocês descreveriam o relacionamento de vocês independentemente de vê-los como pai e mãe?"
- "Que medos e esperanças eles têm para o relacionamento de vocês?"

Uma doença crônica pode, muitas vezes, ocupar a posição tomada pelo relacionamento (veja nos Capítulos 10 e 11). Isso leva a uma angústia enorme, pois o casal se entristece com o advento da doença e com a perda do relacionamento.

> **O próximo, por favor...**
>
> O Sr. G é um homem de 65 anos, cuja esposa tem diabetes com complicações adicionais de doença vascular periférica. Recentemente, ela fez uma cirurgia vascular para desbloquear os vasos ilíacos, e ficou muito deprimida. Ao convidá-los para colocar o diabetes dela em uma cadeira e o relacionamento deles em outra, eles ficaram chocados ao perceber que não havia sobrado relacionamento: "A vida é só doença". O questionamento cuidadoso ajudou-os a pensar sobre pequenas coisas que eles podiam começar a fazer para recuperar o sentido do relacionamento.

Supondo que esta fosse uma técnica de rotina para todos os casais com doença crônica, como a adaptação das pessoas à doença poderia mudar?

INDO AOS FATOS CONCRETOS

Muito deste processo de tentar ouvir de maneira neutra e compreender cada membro do casal ajuda não apenas a formar um relacionamento, mas também a esclarecer as questões que são de maior importância para o casal. É sempre útil tentar mover o problema do seu aspecto vago e abrangente para o específico e o particular – de "Eu acho que ele não me ama mais" a "Quando chego do trabalho, eu realmente gostaria que pudéssemos ter 10 minutos para partilhar o que aconteceu no meu dia e também ouvir sobre o que aconteceu no dia dele". Existem vários "pontos de nós" em um dia na vida de um casal que podem ser úteis de enfocar, embora quais sejam esses nós varie muito, dependendo das circunstâncias específicas do casal:

- Como eles se cumprimentam
- Como eles organizam as refeições
- Como eles planejam e fazem algo juntos
- Como eles decidem sobre as tarefas da casa e o cuidado com os filhos

Enfocar os processos em torno dessas simples interações pode ajudar a esclarecer muitos problemas e a usar o tempo economicamente.

O próximo, por favor...

O Sr. J e a esposa, ambos com idade em torno de 60 anos, foram consultar sua médica de família após terem lido um artigo sobre a síndrome de Asperger, descrita como um possível diagnóstico cada vez mais popular em adultos. O Sr. J tinha certeza de que tinha "isso", e os dois queriam encaminhamento para um terapeuta de casal que pudesse entender a condição. Ele descreveu uma completa falta de consciência sobre o estado emocional dos outros, algo que havia levado sua esposa à distração com o passar dos anos. Ele era um engenheiro muito bom em solucionar problemas práticos, mas inútil na solução de problemas emocionais. A médica de família pediu que eles colocassem o relacionamento deles em uma cadeira. Ela ficou surpresa porque o Sr. J não entendeu o que ela quis dizer. Quando finalmente compreendeu que era para "sentar" metaforicamente a síndrome de Asperger ao seu lado, ele lentamente conseguiu descrever a "coisa" como uma pequena versão de si, sobre a qual sabia tudo e que não era um problema para ele. Sua esposa descreveu a "coisa" como um "enorme emaranhado de arame farpado". O Sr. J ficou surpreso com esta descrição tão diferente e decidiu que era tarefa dele ajudar a desfazer o emaranhado e explicar-se a ela. Ela disse que ajudaria se ele pudesse aprender a compreendê-la. A médica de família comentou que esta compreensão era a essência dos relacionamentos. Se o Sr. J ficou interessado, mostrou que já estava aprendendo sobre habilidades emocionais.

ATUAÇÃO – VER E FAZER ACONTECER NA FRENTE DOS SEUS OLHOS

Às vezes pode ser útil estimular uma simulação direta daquilo que acontece fora do consultório. Esse tipo de representação pode, com frequência, ser um atalho para o que realmente está em jogo. É semelhante à experiência de ver pessoas em casa durante visitas domiciliares noturnas. De alguma forma, o drama do evento grave destaca os problemas. Aqui estão algumas frases que estimulam a interação direta entre o casal na frente do profissional, procurando obter "exemplos ao vivo" de típicos padrões de interação e comunicação:

- "Você gostaria de responder ao que seu marido acabou de falar? E qual é a sua resposta ao que seu marido disse agora?"
- "Se tivesse que responder ao que sua esposa disse, o que você diria? E qual é a sua resposta a isso? Diga e ele! Ele está aqui, e só dizer para ele!"
- "Vocês dois podem falar sobre isso por alguns minutos, porque parece importante. Continuem, isso é entre vocês dois. Ignorem-me por um minuto."
- [Quando o parceiro se volta para o profissional] "Não diga para mim, diga para ele(a). Ele(a) precisa ouvir isso! Ou: Apenas continuem conversando, falem um com o outro sobre isso."

Fazer o casal conversar um com o outro pode, em si, ser muito terapêutico e resolver situações problemáticas. Como isso acontece na frente de uma terceira pessoa, o casal fica mais propenso a ser construtivo, e é nisso que o profissional pode se embasar depois. Nesse sentido, o profissional age como um catalisador, tornando possível uma interação em um formato que não seria muito comum de acontecer. Às vezes, a conversa pode chegar a uma completa discussão, e muitas vezes é uma experiência potencialmente constrangedora para o profissional. Uma forma de parar a discussão é dizer:

> Vejo que vocês dois estão muito irritados um com o outro e parece que têm muita prática em ter essas brigas. Não me importo que façam isso a dois, se é isso que querem fazer. Mas enquanto nós três estamos juntos, gostaria que vocês parassem de brigar para que possamos conversar sobre como não brigar assim – isso, é claro, apenas se vocês dois decidirem que seria uma boa ideia parar com essas grandes brigas.
>
> Então, vamos analisar o que os faz brigar assim: O que ele tem de fazer ou dizer para irritar você? O que ela tem de fazer ou dizer para irritar você? O que você teria que fazer ou dizer para deixá-lo furioso com você? O que você teria que fazer ou dizer para deixá-la furiosa com você?

Este questionamento de intervenção tem dois propósitos. Acalmar a situação se necessário. Na maioria dos ambientes de atenção primária, esta briga "terapêutica" pode não ser aceitável, pois colegas podem se sentir impossibilitados de continuar fazendo suas atividades clínicas e administrativas com uma grande discussão acontecendo na sala ao lado. Da perspectiva do casal, entretanto, o questionamento pode ajudar cada um a localizar seus próprios estopins, bem como os do cônjuge. Como resultado, o casal pode chegar a uma posição na qual começam a perceber seus papéis e posicionamentos duplos: o de reagir e o de provocar novas brigas. Eles começam a dar um passo para trás e se tornam observadores do fenômeno que é o relacionamento deles em ação.

OS LIMITES DO TRABALHO COM CASAIS

Os médicos de família/enfermeiros estão limitados no escopo do trabalho com casais, não apenas em virtude da localização e da habilidade, mas também por causa do tempo. No contexto de uma consulta de 10 a 20 minutos, não há tempo e espaço para obter muitos detalhes sobre as complexidades dos relacionamentos. Isto é, em muito aspectos, uma vantagem em vez de uma limitação. O objetivo do trabalho com casais em atenção primária *não* é resolver os problemas de relacionamento das pessoas. Em vez disso, o objetivo é obter ajuda do parceiro para tratar do sintoma ou da doença com uma perspectiva mais ampla. O parceiro está diretamente envolvido em lidar com a pessoa com a qual ele ou ela vive. Este envolvimento é, muitas vezes crucial, para seguir adiante. Na prática, é útil ter um foco restrito, somente em um problema específico. Quanto mais concreto e descritível for o problema, mais sucesso terá o trabalho. Discutir um termo vago sobre "dificuldades de comunicação" normalmente não leva a lugar nenhum. Por outro lado, problemas concretos como questões de dinheiro, contato com os sogros, resposta a comportamento suicida, administrar uma filha adolescente rebelde, e outras crises domésticas, são todos assuntos que permitem investigação concreta. Além disso, após esta investigação, o casal pode ser solicitado a fornecer visões sobre como resolver aquele problema específico e a desenvolver estratégias para criar mudanças. O trabalho com casais no contexto da atenção primária pode ser visto como trabalho de solução de problema, sendo um dos principais objetivos acalmar o calor das interações (Dallos e Draper, 2000). Médicos de família/enfermeiros podem obter relatos do casal sobre as dificuldades e forças que eles percebem. Pode-se fazer tentativas de esclarecer e negociar uma nova história comum, e trabalhar com o casal sobre os passos que eles podem experimentar ao ensaiar uma nova dança no relacionamento, ou na relação conjunta deles com os sintomas ou a doença.

DEZ MINUTOS PARA O CASAL

Você atendeu a Sra. B na semana passada e convidou-a para marcar uma consulta dupla (de 20 minutos) com o marido. Só imagine que a consulta é hoje, e por en-

> **Avaliação**
>
> Da próxima vez que atender mais de uma pessoa, estimule-as a conversarem uma com a outra sobre um problema que trouxeram. Para obter alguma interação ao vivo no consultório, use frases como: "Você pode falar com ele sobre isso agora"; "Você gostaria de responder isso?!" Mantenha um registro das suas próprias observações sobre a consulta depois e identifique áreas da sua própria competência em conduzir consultas com casais. Avalie a sua própria posição diante do casal e especule sobre de que lado cada um achou que você estava.

gano, ela marcou uma consulta de 10 minutos. O que você pode atingir neste espaço curto de tempo e que tipo de mapa você pode usar como guia? A consulta tem um início, um meio e um fim. No início, você precisa saber um pouco da história; no meio, investigar os problemas, e no final, chegar a algum tipo de decisão com, possivelmente, um acordo sobre um plano de ação. Dor de relacionamento é como qualquer outra dor no corpo. Possui uma história, fatores que a exacerbam e que a aliviam, e afeta outras partes do corpo (nesse caso a família, os amigos e o trabalho). Os casais usam "substâncias" como o trabalho, filhos, álcool, *hobbies*, entre outras coisas, para esquecer a dor. Então, obter a história não deve ser muito problemático, limitar a consulta provavelmente será.

Como ponto de partida, você pode achar útil dizer: "Como nós temos apenas 10 minutos e podemos abordar apenas uma parte do problema, sobre o que vocês dois acham que é mais importante conversar?" Ou talvez: "O que faria vocês sentirem que esta consulta foi útil?" Se eles disserem coisas diferentes, você pode dar continuidade com: "Vocês gostariam de falar sobre os problemas importantes de vocês dois nesta consulta ou algum de vocês tem uma necessidade mais urgente que o outro?" Isso informa você sobre o equilíbrio de poder e as capacidades de solução de problema do relacionamento. Se você sente que a mulher está se entregando para a narrativa dominante do marido: "É comum que sua esposa ceda a você desta forma? Se ela discordasse, ela conseguiria dizer?" Se a sua impressão é de que eles vieram para despejar o problema em você: "Vamos supor que no final desta consulta, hoje, um de vocês não achou que ela foi útil. Com quem vocês falariam, então? O que mais você faria?" Isso dá uma ideia de que pode haver outras pessoas que podem ajudá-los mais, e que o problema pertence a eles.

Se eles começarem uma briga, você pode deixar que ela continue um pouco – mas não mais que dois minutos! Verifique se isso é o que acontece em casa (algumas pessoas só brigam na frente de um árbitro!). Se você acha que isso não está indo a lugar nenhum: "É útil brigar sobre isso agora?" Se sim: "Você pode explicar o que há de útil em brigar exatamente agora?" Se não é útil, sugira que eles parem imediatamente, já que é um desperdício de tempo fazer algo que não ajuda: "Então, se é um desperdício de tempo, como vocês podem, agora, fazer bom uso do tempo? Por favor, discutam sobre isso um com o outro."

Depois, sintetizar o que foi discutido e acordado, e decidir qual é o próximo passo, é território conhecido para a maioria dos médicos de família/enfermeiros.

TRABALHO COM CASAIS E SEGREDOS

Uma circunstância comum que surge em APS é o cenário "Posso lhe contar uma coisa e você fingir que eu não contei". "Eu só queria lhe contar uma coisa importante sobre o Ahmed [marido] antes que ele venha para a consulta com você hoje." Ou: "Você poderia ver a Sra. P? Mas por favor, não diga a ela que eu pedi para você – ela fica irritada se eu me preocupo." Ou: "Posso ter uma rápida conversa em particular?"

Não existem regras fixas para isso, e certamente haverá circunstâncias nas quais o profissional não terá outra escolha além de guardar a informação e não tentar possibilitar comunicação aberta e honesta. Você pode estar envolvido em ajudar separadamente os dois membros de um casal se divorciando. Simplesmente guardar histórias cada vez mais divergentes sobre o que está acontecendo é tanto uma habilidade que temos de ter como uma lição sobre múltiplas "verdades" ou realidades. Porém, estas "oportunidades para dissimular", ou "convites para colaborar" podem, às vezes, tornar-se oportunidades para explorar a natureza do relacionamento e negar-se a fingir ou mesmo a mentir para outras pessoas. Receber pedidos de partilhar segredos sobre os quais depois não se pode falar pode dificultar seriamente a sua capacidade de ser neutro ou de perceber as diferentes perspectivas ou histórias de pessoas em um relacionamento. Se você consegue prever isso ou orientar seu pensamento rapidamente, você talvez queira tentar uma das seguintes reações:

Sra. X: "Eu só queria lhe contar uma coisa importante sobre o Ahmed [marido] antes que ele venha para a consulta com você hoje."

Neste ponto, você precisa reconhecer que alguém usou seu tempo para querer lhe contar alguma coisa (e está interessada em influenciar o resultado do seu futuro encontro com Ahmed), mas você deve tentar chegar ao contexto no qual esta informação lhe está sendo oferecida.

Médico de família: "Estou contente que você queira falar comigo hoje e interessado em ouvir o que tem para me dizer, mas antes que você o faça, posso apenas verificar se o Ahmed sabe que você vai me contar isso? O que ele pensaria se soubesse que você está falando comigo?"

Sra. X: "Ah, não. Você não pode contar ao Ahmed sobre isso. Ele ficaria muito chateado se soubesse que eu lhe contei."

Então este é o momento crítico – você simplesmente aceita que isso faz parte do trabalho, ou vale a pena investigar se talvez exista outra maneira de levar essa informação ao espaço público entre o casal? Partilhar seu dilema com frequência pode ser suficiente.

Médico de família: "Imagino que essa informação seja importante para entender como estão as coisas. Mas eu me sentiria muito estranho em saber disso e fingir que não sei. Você vê meu problema?"

Sra. X: "Bem, sim, suponho que sim. É apenas importante para você saber."

Há muitos caminhos a seguir uma vez que você desacelerou a conversa o suficiente para que a pessoa veja que existem prós e contras se você receber a informação desta forma. A palavra a lembrar é "ritmo". Encontre um modo de usar o tempo e não tomar decisões apressadas:

- "Posso telefonar de volta depois que eu pensar sobre o que você acabou de falar?"
- "Você perguntou ao Ahmed se pode me contar isso, ou explicou a ele por que sente que isso é tão importante que eu saiba? Você perguntou se poderia vir junto com ele para a consulta comigo? O que ele diria? O que, então, você poderia dizer para ajudá-lo a ver seu ponto de vista?"
- "Se você me desse essa informação, e depois contasse ao Ahmed o que fez – qual seria a pior coisa que poderia acontecer? Você pode me ajudar a entender por que o Ahmed ficaria triste se você me contasse? O que ele diria se estivesse ouvindo esta conversa agora? Existem muitos assuntos sobre os quais você gostaria de dizer coisas mas não pode? Você acha que ele também quer me contar coisas mas não quer que você saiba?"
- "Você consegue imaginar como seria se eu atendesse vocês dois juntos?"

Alguns de vocês neste ponto estão pensando: "A vida é muito curta – vamos simplesmente ouvir o que ela tem a dizer e depois ver aonde isso nos leva!" E isso pode estar bem. Você pode temer que esta informação seja sobre algum sintoma importante que iria definir o diagnóstico e você não quer perder a oportunidade de receber a informação. Às vezes, pode não haver problema em correr o risco. Mas reflita sobre o número de ocasiões em que ter aceitado esta informação prejudicou sua capacidade de ouvir o ponto de vista do parceiro, ou mesmo de sentir-se curioso sobre a versão da outra pessoa sobre o problema. Estes "presentes" podem, às vezes, desautorizar você e aliá-lo com um dos parceiros de forma a reduzir suas chances de ficar neutro na dança.

TRABALHO COM CASAIS, MUDANÇAS DE ESTILO DE VIDA E PREOCUPAÇÕES COM SAÚDE

Uma quantidade crescente de tempo em APS está sendo gasta debatendo-se questões relacionadas a estilo de vida, risco e prevenção, como parar de fumar e reduzir peso. O pensamento sistêmico possui várias ideias para oferecer neste campo. No nível mais simples, estamos com frequência perguntando sobre a história de família – especificamente doenças do coração e outras doenças importantes. Registrar estas informações em árvores de família é um meio muito eficiente de capturar dados. Mas não os deixe sempre lá! Ocasionalmente, você pode sentir-se tentado a questionar em voz alta junto com a pessoa sobre que impacto isso teve no modo dele pensar sobre a vida e a morte, sobre o risco, sobre a atitude dele de prevenção ou de mudança de estilo de vida.

Suspeitamos que não há leitor deste livro que nunca tenha ouvido alguma versão da frase: "Bem, meu Tio Chang bebia muito e fumava 30 cigarros sem filtro por dia – mas ele viveu até os 95 anos." Você pode dar um sorriso melancólico e continuar falando sobre os riscos e as mudanças necessárias que a pessoa precisa fazer, ou você poderia ser mais curioso: "Então, você sente que vai ser como seu tio? Existem outros membros da família que tiveram experiências diferentes do Tio Chang? – Qual é o seu entendimento sobre isso?"

Às vezes, estas conversas podem libertar as duas partes da tirania imposta por uma das mais poderosas e dominantes crenças culturais da atualidade – de que o objeto da vida é viver tanto quanto for possível!

Sr. X:	"A bíblia diz que a duração da vida é de 70 anos – então qualquer coisa além disso é um bônus. Estou com 73 agora – então tudo é diversão daqui em diante!"
Médico de família	[com alívio]: "Isso significa que nós nunca mais precisamos falar sobre o fato de você fumar?"

Existem algumas evidências de que trabalhar com casais em vez de indivíduos sobre mudanças de estilo de vida pode ser mais eficiente (Doherty e Campbell, 1988). As pessoas que não conseguem perder peso com frequência têm parceiros que são críticos, principalmente durante as refeições. Isso pode surgir porque o parceiro se sente ameaçado, pensando que se a mulher ficar mais magra ela o abandonará; ou, por outro lado, pode ser por alguma outra razão, como medo de que ele pode ser forçado a entrar na dieta também.

VIOLÊNCIA DOMÉSTICA

A violência doméstica, uma noção curiosamente menos ofensiva para o que esconde, aparece na APS de múltiplas formas, e raramente é tratada. As mulheres podem estar deprimidas e não responder a antidepressivos, podem ter problemas com álcool, sofrer fraturas, e sempre aparecerem para consultas com seus parceiros. Como a violência doméstica muitas vezes aparece pela primeira vez durante a gestação e no período pós-natal, muitas enfermeiras e agentes de saúde atualmente fazem perguntas como:

- "Já ocorreu ou ocorre de alguém que você conhece ou ama machucá-la de alguma forma – física, emocional ou sexualmente? Eu faço essa pergunta porque é muito comum que a violência comece na gestação."
- "Supondo que isso acontecesse daqui a um mês ou dois, o que você faria para manter-se segura? A quem você contaria?"

Para ter coragem e confiança em fazer esse tipo de pergunta, o profissional deve estar familiarizado com os recursos disponíveis localmente. Há trabalho preventivo a ser feito nesta área, para ajudar as mulheres a se manterem seguras e possibilitar que os homens compreendam sua responsabilidade de manter as parceiras e os filhos seguros e também entendam os desafios do nascimento do novo filho para o homem. É claro, existe, também, alguma violência de mulher para homem – estamos simplesmente nos referindo aos cenários mais comuns, e as ideias se aplicam igualmente em outras circunstâncias. Suponhamos que, como médico de família, você visita uma pessoa, sabendo que seu parceiro "foi um pouco bruto" na noite anterior porque um vizinho telefonou para a unidade de saúde para contar. Como você pode falar com a jovem mãe a sós? Mais uma vez, ter clareza e ser objetivo e direto ajuda.

> A Sra. B, da casa ao lado, me informou que ouviu o Jim bater em você ontem à noite. Parte do meu trabalho é garantir que você e o bebê estejam seguros. Eu gostaria de falar sobre isso e achei que ajudaria se você escutasse o que tenho para dizer e depois me dissesse o que pensa.

Explique que a violência doméstica é comum (sem minimizá-la, usando linguagem como ficou um pouco bruto, um pequeno empurrão). Explique como pode ser difícil falar sobre isso.

> Supondo que soubesse que iria acontecer de novo, como você faria para ter segurança? O que tornaria isso difícil? Como você pode se manter em segurança com mais facilidade? Você está segura tendo falado assim comigo?

Além disso, em algum ponto estão as famílias nas quais a violência tem ocorrido há anos, e o médico de família sente-se desesperançoso de que alguma coisa mude. São necessários muitos episódios de violência, muitas tentativas de partir (Goldner et al., 1990) até que você saia e fique fora disso. Perguntas como:

- "O que você aprendeu, na última vez que foi embora, que a ajuda a pensar mais sobre como manter-se segura? O que você acha que vai aprender na próxima vez?"
- "Como vou saber quando você quiser que eu lhe ajude a ficar fora do relacionamento? Como eu poderia lhe ajudar mais?"
- "Se são necessários 27 episódios de violência para as mulheres finalmente irem embora, por quantos episódios você quer escolher passar? Como você poderia conseguir ir embora antes de alcançar este número?"

Muitas vezes, a ênfase em neutralidade ajuda nessa circunstância. É muito difícil entender por que as pessoas permanecem em relacionamentos violentos.

História dos pais

No seu próximo dia de expediente na unidade de saúde, tente perguntar a três pessoas que você não conhece tão bem se os pais delas estão vivos ou mortos e quais as causa de morte. Talvez você possa dizer: "Percebo que não sei muito sobre sua história de família. Você pode me contar um pouco sobre seus pais?"

Depois, em vez de colocar essa informação em um campo de respostas no computador, experimente fazer uma pergunta investigando o impacto desta informação na pessoa. "Estou curioso. Que impacto a morte da sua mãe teve em você, quando você tinha 18 anos? Você acha que isso influenciou a forma como você se sente em relação a outros aspectos da sua vida?" Isso pode ser um exercício interessante para descobrir sobre as crenças da pessoa.

> **Programas de intervalos**
>
> Os programas de intervalos (van Lawick e Groen, 1998) podem ser muito eficientes, consistindo em vários passos:
>
> 1. O parceiro violento precisa assumir a responsabilidade pelos seus atos, não importa quais as "provocações".
> 2. Os dois parceiros são auxiliados a identificar e aumentar a consciência das típicas sequências que levam à troca de violência.
> 3. Quando um parceiro diz "perigo" e pede um "intervalo", o outro não pode discutir ou discordar do pedido.
> 4. A pessoa que faz "intervalo" também fica responsável por entrar em contato novamente depois.
> 5. Os dois parceiros refletem juntos sobre o que deveria acontecer em prática:
>   - para onde ir durante o "intervalo"
>   - por quanto tempo
>   - como se estabelece novo contato após o intervalo
>   - o que fazer com os filhos
>   - o que fazer quando álcool ou drogas estão envolvidos
> 6. O clínico discute vários cenários hipotéticos para fazer cada um pensar sobre as próximas ações e resoluções (p. ex., no meio da noite; no carro; em espaço público; quando visitando familiares).

Tente pedir que a pessoa lhe ajude a entender o que torna difícil ir embora ou talvez até mesmo pergunte o que elas acham que as mantém no relacionamento: "Ajude-me a entender quais são as coisas que você valoriza no seu parceiro. Quando o relacionamento está bom, o que ele faz você sentir? Você consegue se imaginar sem este sentimento?"

Este também pode ser um momento ideal para observar os problemas familiares da pessoa identificada. Com frequência ocorreu violência ou um padrão de intensas emoções – tanto amor como violência – dos pais ou de outras figuras importantes na infância. Traçar os padrões, ter consciência deles, é um primeiro passo para quebrar o ciclo.

CONCLUSÃO

Ao convidar casais para comparecerem, alguma interação "ao vivo" entra no consultório. Isso possibilita que observações "*in vivo*"* aconteçam. Também pode ser muito terapêutico se o profissional conseguir fazer o casal falar um para o outro sobre coisas que a pessoa anteriormente sentia que só podiam ser confiadas ao profissional. Entretanto, não é sempre fácil conseguir que o casal participe simul-

---

* N. de T.: *In vivo*, do latim, refere-se a processos que ocorrem em um organismo vivo.

taneamente. É por isso que alguma "atração" do casal precisa ocorrer primeiro: a pessoa precisa ser convencida a trazer o parceiro, e depois, por sua vez, pensar em maneiras de convencer o parceiro a participar da consulta.

Este trabalho não está limitado a casais heterossexuais; casais homossexuais têm questões semelhantes – e algumas diferentes. A abordagem também serve para se trabalhar com vários outros "casais" que se apresentam com problemas de relacionamento estabelecidos, seja uma mãe octogenária e seu filho na faixa dos 60 anos, um irmão mais velho morando com a irmã, ou qualquer outra combinação.

O "fator casal"

1. Convide um casal adequado para uma consulta um pouco mais longa. Preste atenção para como você vende essa ideia para a pessoa que se apresenta.
2. Na próxima vez que atender mais de uma pessoa no consultório, estimule-as a falar uma com a outra sobre uma questão que elas trouxeram. Para obter alguma (inter-)ação "ao vivo" no consultório, use frases como "Você pode falar com ele sobre isso agora?" e "Você gostaria de responder isso?" Mantenha um registro das suas observações sobre a consulta depois e identifique áreas da sua própria competência em conduzir consultas com casais. Avalie sua própria posição em relação a cada membro do casal e especule sobre de que lado cada um deles achou que *você* estava.
3. Decida que em um dia da próxima semana você vai pesquisar o "fator casal" de cada problema apresentado na unidade de saúde, desde resfriados e pressão arterial até doenças terminais. Observe que perguntas você gosta e que diferentes perspectivas você obtém.

10
Dançando com a família

> **Este capítulo abrange:**
> - Organização de reuniões com a família
> - Orientação para entrevista familiar
> - União com a família
> - Habilidades práticas para trabalhar com famílias
> - Representação de problemas familiares
> - Antecipação e ensaio de novos cenários
> - Estabelecimento de tarefas
> - Uso de paradoxos

Até aqui, falamos sobre trazer membros da família à consulta como participantes virtuais: representando-os por meio de genogramas e círculos, incluindo-os por meio de perguntas, especulando com o indivíduo sobre "e se o seu pai estivesse aqui?", "O que a sua filha diria?". No capítulo anterior, introduzimos algumas habilidades necessárias para trabalhar com casais em atenção primária, mas também existem ocasiões em que vale a pena o esforço e o tempo requeridos para trazer mais de duas pessoas ao consultório ao mesmo tempo. Neste capítulo, queremos trabalhar com a família "em carne e osso". Embora este capítulo seja primordialmente sobre famílias, as habilidades aprendidas aqui também se aplicam para outras reuniões de grupos – reuniões de grupos de trabalho, conferências de casos clínicos e reuniões do Care Programme Approach.*

POR QUE, COMO E QUANDO REUNIR A FAMÍLIA

É pouco provável que planejar e reunir uma família seja um evento do dia a dia, mas, provavelmente, isso já aconteça ocasionalmente. Às vezes, os pais juntam todos os seus filhos, inclusive aquele que está doente, e correm para a unidade de saúde depois da escola. Outras vezes, você poderá chegar à casa de uma pessoa doente e encontrar a família toda reunida perto da cama. Estas reuniões espontâneas de crises familiares podem ser muito emocionantes e gratificantes quando você está disposto ao desafio (veja mais detalhes no próximo capítulo). Porém, com muito mais frequência, a ideia e a organização de uma reunião com a família terá que partir de você. Então, quando é apropriado trabalhar assim? Talvez a resposta

---
* N. de T.: Programa do governo britânico de assistência a pessoas com problemas mentais.

mais simples seja sempre que você sentir que a dificuldade de uma pessoa envolve a família de uma forma contínua, e especialmente se este envolvimento estiver levando a mais dificuldades.

> **Pensar em famílias com doença grave ou crônica**
>
> Haverá ocasiões em que você vai querer tentar fazer um trabalho inicial com a família sobre problemas predominantemente psicológicos – brigas terríveis, problemas de saúde mental, divórcio iminente. Mas que tal trabalhar com a grande área das famílias com doenças "físicas"? As famílias têm um impacto importante na história de vida da doença, e a doença, como todos sabem, tem um efeito importante na família.
>
> Aqui estão algumas ocasiões específicas nas quais reunir a família pode ajudar muito:
>
> - Uma doença nova e importante foi diagnosticada, como uma doença grave e aguda (p. ex., ataque do coração ou hemorragia subaracnóidea) ou câncer.
> - Uma doença crônica que ameaça a vida, como mal de Parkinson ou Alzheimer, foi diagnosticada.
> - Uma criança se apresenta com problemas comportamentais ou emocionais, como dificuldades para dormir, problemas alimentares, ataques de irritação, crises adolescentes, problemas com drogas e álcool, adolescentes contestadores.

Existem, é claro, diversas ocasiões em que outros membros da família estão subitamente envolvidos mais de perto com a história de uma pessoa específica e, com frequência, isso ocorre sem problemas. Há uma doença ou crise e membros da família respondem; apoio e atenção são oferecidos; a situação se resolve, ou a família se adapta e continua, de maneira que os membros individuais podem funcionar com sucesso. Instituições sociais de longa duração, como as famílias, são, em muitas culturas, unidades de muito sucesso e estabilidade para a maioria das pessoas na maior parte do tempo, mesmo se as formas da estrutura da família são hoje mais variadas do que anteriormente. Porém, em muitas situações, o equilíbrio da família é perturbado, o giroscópio oscila mais precariamente, os passos da dança são perdidos ou ficam tão enraizados que é impossível dar outros passos. Algumas famílias são assim – esses são os passos, e embora possa parecer estranho para alguns, é assim que eles operam. Algumas famílias aprendem e não há problema com isso. Outras nunca aprendem a gritar e então, se alguém grita, é um problema! Ideias mais antigas sobre a maneira "certa" para as famílias funcionarem e, por consequência, a maneira "errada" desapareceram, enquanto foram feitas tentativas de ver o que funciona e o que não funciona. Certamente existem famílias que não funcionam tão bem e é então que os profissionais da saúde precisam ser mais curiosos e questionar se o enfoque de família valeria a pena.

ENCONTRAR A FAMÍLIA – "CONVITES PARA A FESTA" E OS "SEGURANÇAS NA PORTA"

Criar a oportunidade de falar com a Sra. N sobre seu ataque cardíaco junto com o marido idoso e a filha que mora em casa com eles pode parecer uma boa ideia. Mas como fazer isso acontecer? Às vezes, ir até a casa da família pode simplificar a logística do encontro com toda a família. Pode reduzir a formalidade e permitir que o médico de família/enfermeiro encontre a família sob suas próprias condições. Médicos de família/enfermeiros, ao realizar visitas domiciliares, estão em posição ideal para atender famílias dessa maneira. Mas os médicos de família podem descobrir que pedir para ver a família, ou quantas pessoas da família for possível reunir, é mais fácil quando se pede para vê-los em casa. E, por motivos de espaço em muitas unidades de saúde, isso também pode ser mais prático. Os serviços para idosos muitas vezes visitam as pessoas em casa – uma evolução muito bem-vinda. A percepção lenta de que um parceiro está com demência pode ser um dos mais difíceis ajustes familiares a fazer. Não seria excelente se houvesse tempo para que a enfermeira e o médico de família encontrassem a família? E, talvez, às vezes organizar este encontro fosse eficiente em termos de custo-benefício, pois os papéis e expectativas são esclarecidos, o apoio e os "conhecimentos" são reunidos com a resiliência da família.

O próximo, por favor…

O Sr. e a Sra. E são bem conhecidos na unidade de saúde: ele por todos os seus trabalhos de caridade e a Sra. E pelo diabetes e por faltar às consultas. Seus filhos, já adultos, estão sempre no telefone perguntando uma coisa ou outra. Quando o Sr. E foi diagnosticado com câncer, o caos se instaurou para a equipe da unidade de saúde (e provavelmente entre os profissionais de atenção especializada também!). O número de ligações telefônicas quadruplicou, pois a família exigia acesso instantâneo e simultâneo a todos os quatro médicos de família e demais profissionais envolvidos no cuidado. A filha telefonou e discursou sobre o novo princípio de dar as más notícias aos pais antes que ela soubesse, e disse que queria estar envolvida em todas as decisões. Ela disse à nova médica de família que achou que ela foi inexperiente e insensível na forma como havia conduzido as coisas, e repetiu a mesma história à recepcionista.

O Sr. e a Sra. E foram convidados a falar sobre como eles gostariam que o cuidado deles fosse administrado. A médica de família explicou como a equipe gostaria de fazer, tendo dois médicos sabendo o que estava acontecendo para que eles tivessem respostas coerentes e continuidade. Ela explicou que era tarefa da unidade de saúde ajudar a família a administrar a crise deles da forma como eles gostariam e não lhes impor ideias.

A família era católica, do interior. Eles disseram que a família era muito próxima, e que eles queriam que todos fossem mantidos informados. A médica de família reconheceu que o comportamento deles teria sido visto como normal entre católicos de sua comunidade. Ela comentou (pensando positivamente!) como a filha deles parecia demonstrar que se importava ao telefonar e querendo estar envolvida. Eles concordaram e disseram que isso era ainda mais impressionante porque a filha deles havia acabado de romper o casamento e a maioria das mulheres na situação dela não teria energia para se importar com isso. Eles estavam muito orgulhosos dela. Ao longo de semanas, vários membros da família formaram uma relação próxima com a equipe, nunca faltaram às consultas e eram educados com as recepcionistas, que ficaram surpresas com o poder de uma crise em transformar o comportamento das pessoas. A percepção da família era de que a Sra. E não teria conseguido lidar com o fardo de cuidar sozinha do marido.

Se você pretende trabalhar com uma família mais proativamente em casa, é importante, entretanto, ter certeza de que você obteve acordo sobre o benefício da reunião. Os profissionais são fortes – mesmo se eles não se veem dessa forma – e podem, muitas vezes, manter suas visões sobre os benefícios da reunião apesar de claras ansiedades no sentido contrário. Muitas das técnicas para investigar a utilidade de uma reunião de casal se aplicam da mesma forma para reuniões de família. Então, preste atenção à sua força! Contudo, vale a pena ter em mente a seguinte citação:

> Deve-se considerar que nada é mais difícil de conduzir, nem de mais duvidoso sucesso, nem mais perigoso de lidar, do que iniciar uma nova ordem das coisas. Para o reformador, existem inimigos em todos aqueles que lucram com a antiga ordem, e apenas os defensores desinteressados em todos aqueles que lucrariam com a nova ordem... que não acreditam verdadeiramente em nada de novo até que tenham a experiência real.
>
> (Maquiavel, 1469-1527)

Às vezes, vale a pena insistir bastante. Afinal, as famílias que não querem mudar serão pouco prejudicadas com seus esforços, e aquelas que querem poderão apreciar a mudança!

Convites para o baile

Normalmente, o local para a reunião será a unidade de saúde. Se uma reunião na casa da família ou na unidade de saúde é planejada, a primeira tarefa é convidar membros da família para o baile. Muitos dos princípios sobre os quais falamos ao convidar o cônjuge se aplicam igualmente aqui.

- "Uma das coisas que gosto de propor nestas situações é o encontro com mais pessoas da família."
- "Muitas vezes, acho que fazer uma reunião com outros membros da família pode ser muito útil em um período como este."
- "Parece-me que este problema/doença/situação não está apenas afetando você, mas também outros membros da família. Como seria se quiséssemos reuni-los conosco para conversar sobre isso?"

E até

- "Não sei o quanto mais posso oferecer nesta situação sem trazer outros membros da família para nos ajudar."

Os seguranças na porta

Muitas das barreiras e dificuldades para fazer uma reunião com a família serão semelhantes às dos casais (veja no Capítulo 9), e muitas das técnicas para mobilizar uma pessoa a favor dessa ideia serão semelhantes também. Questões de risco, confidencialidade, segredos, bem como crenças culturais e de família, podem todas ser barreiras importantes. Compreender essas barreiras pode ser terapêutico em si e pode, depois, levar à maior confiança na ideia de trabalhar com a família.

TRABALHAR COM A FAMÍLIA – COLOCANDO SEU SAPATO DE DANÇA

Como você já sabe, uma das nossas metáforas preferidas para a prática sistêmica é a da "dança". A maior parte das danças são modelos de passos interligados, dados por duas pessoas ou mais. Os passos dados juntos são frequentemente ensaiados, praticados e aprendidos de cabeça, e são muito familiares. Muitas das interações humanas podem ser facilmente vistas como uma dança. Você conhece o "Passo-duplo do distanciador e do perseguidor"? Você já ouviu falar do "*Status quo*" e do "Tango da parceria e mudança-total"? O "Parceiro gire e grite"? O "Trote lento da terceira idade"? Você já assistiu e ficou confuso com as voltas de um "Grupo de oito na dança escocesa" e se divertiu com a sutil repetição de "*Strip the willow*"?.* Os melhores bailes celtas conseguem incorporar com facilidade mesmo o dançarino mais inexperiente. Talvez essa fosse a visão que um médico de família/enfermeiro recém-voltado para a preocupação com a família deveria ter em mente. Os elegantes e experientes grupos de oito pessoas são muito bons; só não são tão divertidos.

Muitas consultas podem ser vistas como uma dança. Você vai estar familiarizado com aquelas pessoas que repetidamente consultam com você, mas sem solução para o problema delas. Apesar dos seus melhores esforços – ou talvez devido a eles – as coisas sempre parecem acabar exatamente como estavam antes. Estes padrões repetitivos podem, às vezes, ser uma fonte curiosa de prazer para ambas as partes, já que você, mais uma vez, toma posição para uma "Valsa sem mudanças", mas com mais frequência eles são uma fonte de frustração. Um papel do profissional é oferecer um passo diferente, para encorajar as pessoas a experimentarem uma dança diferente, instigando alguém a experimentar uma nova rotina. É claro que mesmo um passo "novo" ou "errado" pode ser suficiente para

---

* N. de T.: Dança folclórica escocesa de casais.

desordenar o padrão – breves períodos de incerteza podem surgir antes que a família se adapte a uma nova dança, espera-se que com passos que sejam do gosto de todos. O médico de família/enfermeiro dá a partida, na expectativa de que a família entre em sintonia e se "mova". Algumas famílias preferem tocar as suas próprias melodias e controlar a entrevista inteira. Seja de que modo for, possibilitar que a família estabeleça seus próprios ritmos e temas deve ser o maior objetivo de consultas em família, com o profissional ocasionalmente diminuindo ou aumentando o ritmo, às vezes parando a melodia por completo, ou introduzindo um novo "passo", ou variação, para fazer a família experimentar algo novo.

Identificar a dança

Em cinco minutos, veja quantos modelos repetitivos você consegue identificar:

- Nas suas próprias relações próximas
- Dentro da sociedade ou da unidade de saúde em que você trabalha.

Pense nos momentos nos quais alguém quis mudar, quando alguma coisa deu errado, quando você quer algo da outra pessoa, quando você está estressado, quando você está feliz.

Pense um pouco sobre quantas dessas danças parecem conhecidas e reflita sobre o quanto é difícil mudar os passos!

Finalmente, você pode querer pensar sobre as danças que você faz com pessoas específicas:

- Quando você se torna o árbitro do casal
- Quando você é uma mãe ou filho substituto
- Quando você parece ser o saco de pancadas ou a lixeira da família
- Quando você é o regulador da ansiedade
- Quando você tenta "colar" as partes do casal

Partilhe suas descobertas com alguns colegas – e observe os passos deles!

Convidar toda a família para comparecer à unidade de saúde é um evento mais formal do que encontrar seus membros em uma visita domiciliar. É diferente no sentido de que pedimos que a família compareça, e, portanto, fica sob nossa responsabilidade fazer uma introdução e dar uma "orientação" à reunião familiar. Isso fornece um mapa com o qual se pode dançar, e coloca o médico de família/enfermeiro como um cuidadoso coreógrafo:

> Olá [aperta a mão de cada um]. Obrigado por virem. Pedi que todos vocês viessem aqui hoje como uma família. Achei que isso seria uma boa ideia para que eu possa entender como cada um de vocês vê o problema da Sra. Y e como isso afeta todos vocês. E isso também pode ajudar a Sra. Y a melhorar.

Dessa forma, a razão para a reunião da família é ajudar a pessoa identificada, em vez de interrogar a família ou culpá-la pelo problema de saúde dessa pessoa. Começa a ficar seguro para a família dançar. É importante explicar as coisas dessa forma ou de maneira semelhante porque muitas famílias estarão perplexas com o pedido de todos virem à consulta. De fato, muitas famílias chegam com certos medos e trepidações, especialmente quando um membro da família já consultou o profissional: "O que ela disse para o médico de família/enfermeiro?" "Ele está nos culpando?"

O PREPARO DO SALÃO DO BAILE

O salão do baile precisa ter cadeiras suficientes até para crianças de 3 anos, ou pode virar uma dança das cadeiras! Se a família é atendida dentro do horário normal do expediente do posto, precisa estar claro com a equipe da recepção para não haver interrupções. Da mesma forma como a sala deve estar preparada, os membros da família também devem estar. É útil ao médico de família/enfermeiro ter levantado a seguinte questão com a pessoa, antes do primeiro encontro com a família: "Quanto do que temos conversado eu posso partilhar com o resto da família? Ou você preferiria falar a eles diretamente na primeira reunião?"

O médico de família/enfermeiro pode iniciar a primeira reunião com a família com a seguinte afirmativa: "Sra. A, já nos reunimos anteriormente sem o resto da família e discutimos alguns problemas. Você gostaria de falar a eles sobre o que conversamos – ou você gostaria que eu falasse e você pode me corrigir se eu estiver errado?" Isso sinaliza aos familiares participando da reunião que o médico de família/enfermeiro é apenas humano – e que ele ou ela pode entender errado e não se importa em ser corrigido. Também demonstra que o médico de família/enfermeiro tem uma mente aberta e que não existe uma verdade ou certeza absoluta – e isso se aplica a membros da família e também aos médicos de família/enfermeiros. Normalmente, todos estão apreensivos no começo de uma reunião de família, e para o médico de família/enfermeiro isso não é exceção. Se esta é uma das primeiras vezes que o clínico está conduzindo uma entrevista com a família, o número absoluto de pessoas na sala – e as emoções puras demonstradas por uma ou mais pessoas – pode ser intimidante.

Para transformar a reunião com a família em um evento especial, o médico de família/enfermeiro pode pensar em usar outra sala: isso faz a situação parecer diferente, mas também é diferente para os membros da família que estão então em um cenário novo e desconhecido, diferente daquele onde eles normalmente consultam. Diferentes contextos muitas vezes provocam comportamentos diferentes.

Reunir a família – o cumprimento inicial

Escolhemos pensar em uma família com crianças pequenas, já que isso é um padrão comum que você pode ver. Muitos dos princípios ainda se aplicam a famílias em que todos são adultos. O passo mais importante é "reunir" (Minuchin, 1974) todos os membros da família. Isso é crucial, pois alguns familiares podem não ser muito conhecidos para você e outros podem sentir, com ou sem razão, que você está do lado do paciente identificado. O termo "reunir" significa fazer uma conexão com cada membro da família, formar uma aliança terapêutica, propiciar que eles saibam que você quer entendê-los. Você pode se reunir com as pessoas de muitas maneiras – um primeiro passo é fazer toda a família se apresentar:

> Sei que, de uma forma ou de outra, todos já nos encontramos em algum momento, mas eu gostaria que vocês me ajudassem a lembrar nomes e idades. Talvez cada um de vocês possa dizer algumas palavras sobre a pessoa sentada ao seu lado. Podemos seguir no sentido horário? Quem gostaria de começar?

Esta é uma forma de dar início à reunião. Pode ser que os membros da família não saibam quem deve começar e a discussão que se segue lhe dá a oportunidade de estudar como a família toma decisões, mesmo decisões aparentemente triviais. Se eles estiverem "trancados", então você pode querer socorrer a família sugerindo que o pai ou a mãe possam começar. Pode haver muitas surpresas em como cada pessoa apresenta aquela que senta ao seu lado e isso dá as primeiras noções sobre as dinâmicas vivas da família. Um dos objetivos de ter toda a família reunida é ver como eles interagem como indivíduos. O próximo passo é se engajar direta e brevemente com cada pessoa. Muitas vezes, é melhor começar com o membro mais jovem da família para que ele se sinta incluído já desde o início. As crianças podem às vezes ficar inquietas e indisciplinadas e tornar a entrevista bem difícil, mas, se são envolvidas nos primeiros minutos, é mais provável que se ganhe a atenção delas para o restante da reunião. Fazer contato com crianças normalmente não é muito difícil. Pode-se perguntar a elas sobre a escola, os interesses delas, os amigos – e, talvez, por que acham que tiveram que vir à unidade de saúde com a família.

O TOM DE ABERTURA

> Sr. e Sra. Y, eu gostaria de falar com a Jasmin e fazer algumas perguntas a ela. Está bem? Se há alguma coisa que eu não deveria perguntar, por favor me avisem – ou se de fato vocês não querem que ela responda, por favor digam a ela. A última coisa que quero é tornar as coisas incômodas para qualquer um.

Este preâmbulo, aparentemente longo, é necessário e normalmente tranquiliza os pais: primeiro, estamos solicitando a permissão para entrevistar a filha deles. Segundo, pede-se que eles vetem, se necessário, determinadas perguntas e respostas. Em outras palavras, isso dá a responsabilidade aos pais, para que estejam no comando do fluxo geral da entrevista, e indiretamente aos filhos, de forma que mais tarde não se pode argumentar que o profissional piorou as coisas para a criança por fazer perguntas constrangedoras ou aparentemente "prejudiciais". Obviamente, é possível fazer perguntas aparentemente inofensivas que tratam de questões que os pais prefeririam que não fossem discutidas e, portanto, é muito importante dar aos pais o controle geral da entrevista. Dessa forma, os direitos e a autoridade dos pais podem ser respeitados.

Se o médico de família/enfermeiro se desconecta de um ou mais membros da família, a entrevista se torna mais difícil, pois eles perdem a atenção ou se sentem menos importantes. É importante permanecer conectado com todos os membros da família, olhando para cada um por quantidades de tempo equivalentes, e escutando e falando com todos os membros de forma igualitária. Se questões mais substanciais surgirem com um membro da família, é tentador seguir essas questões e esquecer de ficar conectado com os demais. Se você perguntasse a cada membro da família, no final de uma reunião, de que lado eles acharam que você estava, eles deveriam dizer "do lado de ninguém", ou melhor ainda, "do lado de todos"!

ENTÃO, POR QUE VOCÊ ACHA QUE ESTÁ AQUI?

Uma boa forma de enfocar o problema é perguntar a cada membro da família, do mais jovem ao mais velho, qual ele ou ela acha que é a razão para toda a família ter comparecido: "Por que você acha que todos vocês vieram aqui como uma família hoje?" Ou: "O que a sua mãe e o seu pai explicaram a você sobre a vinda de vocês aqui hoje?" Depois: "Se você não sabe, você quer perguntar a eles agora? [aos pais] Está bem se ela perguntar a vocês agora?" Dessa forma, a comunicação entre membros da família é estimulada na consulta. Muitas vezes, acontece que um pai ou mãe toma a iniciativa de responder em nome do filho, ou que um irmão ou irmã fica indisciplinado. Essas interações e processos familiares são importantes fontes de informação: demonstram como os diferentes membros da família falam um com o outro, como eles apoiam ou desqualificam um ao outro, como os papéis são alocados, quem é o porta-voz da família e assim por diante. Mais uma vez, é importante garantir que cada um tenha a chance de dizer por que eles acham que vieram. Se a família possui seis diferentes razões para ter vindo, ou seis diferentes problemas, então o seu trabalho poderá ser simplesmente delimitá-los a uma conversa administrável. Pedir que os membros lhe ajudem com isso é, com frequência, uma boa forma de dizer metaforicamente: "Eu não vou resolver tudo isso. Depende de vocês tentarem e decidirem sobre o que seria mais útil falar, e se vocês não conseguirem decidir, talvez precisemos falar sobre como é difícil decidir coisas."

Outra forma seria voltar à pessoa identificada e pedir a orientação dela sobre onde começar.

QUAL É O PRÓXIMO PASSO?

Depois dessa abertura, haverá um pouco de pressão para que estejamos à frente da entrevista, e pode ser importante agora fazer perguntas circulares e reflexivas (veja no Capítulo 4) sobre como cada membro da família vê a doença ou o problema, e especular sobre suas causas e efeitos nos vários membros da família. Há, entretanto, um aspecto adicional importante ao fazer essas perguntas quando toda a família está presente; em vez de perguntar a cada pessoa o que ela pensa sobre o problema e seus efeitos, com frequência é mais útil perguntar indiretamente: "Como você, Jasmin, acha que seu pai é afetado pela doença da sua mãe?" Esta maneira de perguntar é chamada *triádica*: obtém informação sobre como uma terceira pessoa vê o relacionamento de outras duas. É como uma maneira profissional de fazer fofoca. Os médicos de família fariam bem em esmagar a antiga frase "dois é companhia, três não". Para profissionais sistêmicos, dois é companhia e três é fascinante. Em trios, pode-se ver alianças, quando membros da família formam parcerias e coalizões com duas pessoas conspirando contra uma terceira. Estas alianças e coalizões "movem-se" ao redor da sala em famílias flexíveis – e estão enraizadas no chão em famílias "trancadas".

Fazer perguntas triádicas é uma abordagem potencialmente provocativa no sentido de que as duas pessoas presentes, sobre as quais a terceira pessoa fala, irão responder a ela, concordando ou não. Mesmo se não é colocado em palavras neste ponto, mais tarde, depois da consulta, os membros da família poderão individualmente contestar um ao outro sobre o que cada um falou. Perguntas triádicas estimulam as pessoas a lerem a mente na presença de outros que não podem controlar, mas responder a estas (verdadeiras ou falsas) presunções. Estas entrevistas podem ser terapêuticas em si, pois ajudam as pessoas a verem as coisas de maneira diferente e a fazerem novas conexões. Elas revelam abertamente discórdias e conflitos que estavam previamente escondidos e, assim, são um primeiro passo para resolver as coisas. "Eu não sabia que você pensava que era isso o que eu pensava!" "Porque você achou que eu pensaria isso?" Novas perspectivas vindas de direções diferentes fazem as coisas parecerem diferentes. Isso pode ser suficiente para fazer uma família começar a agir de modo diferente.

REPRESENTAR PROBLEMAS FAMILIARES – DEMONSTRANDO OS PASSOS

Proporcionar que duas ou mais pessoas "representem o problema" (Minuchin, 1974) é muitas vezes uma boa maneira de observar a interação da família e oferece indicações dos comportamentos problemáticos. Estas representações são elaboradas deliberadamente: pedimos que o "problema" seja demonstrado *in vivo*! Aqui estão algumas formas de organizar representações: "Deixe-me ver o que é que você tem de fazer ou dizer para a Jasmin ter o tipo de crise temperamental com o qual você acha tão difícil de lidar. O que você teria de fazer ou dizer agora?" Ou "Talvez você e seu marido pudessem pensar agora sobre uma questão sobre a qual vocês sentem que podem discutir... talvez dinheiro, filhos, sogra... o que você teria de dizer para que ele começasse a discutir?" Ou pergunte a outro membro da família: "Sobre o que sua mãe e seu pai mais discutem? Você pode sugerir a eles o tópico favorito deles?"

É surpreendente como as pessoas sabem muito bem qual "botão" apertar para fazer acontecer aquilo que elas dizem a respeito de não ter "controle algum" sobre seus familiares. Saber como fazer as coisas acontecerem é o primeiro passo para considerar o que não fazer para que as coisas não aconteçam! Quando esta representação ocorre, ela pode ficar bem aquecida e o profissional pode intensificar as coisas ainda mais dizendo, por exemplo:

> Sua filha pequena parece estar ganhando. Você quer que ela ganhe de novo? Você quer que ela ganhe de você o tempo todo? Então, se você não quer, por que você não mostra a ela que você é o chefe, que ela não pode chantagear você? Mostre para ela agora. Vou sentar e deixar você lidar com isso.

Esta abordagem requer que acreditemos que os pais irão encontrar seus próprios recursos, se estimulados. Eles podem se voltar repetidamente a quem os atende e pedir aconselhamento: "O que eu devo fazer agora?" Se esse aconselhamento não está disponível imediatamente, os pais precisam discutir um com o outro sobre qual a melhor forma de lidar com esta situação de "crise". Com frequência, torna-se aparente que não há acordo entre os pais, normalmente um sendo muito "mole" e o outro, "duro". A intervenção então é simples e objetiva:

> Como vocês podem esperar que a Jasmin saiba o que fazer, se ela escuta duas sintonias? A mãe diz uma coisa e o pai diz outra. Cada uma é muito sensível mas as duas juntas deve ser confuso para ela, principalmente se ela sabe que você vai ser o "durão" e você vai ser o "mole". Será que ela é tão dura porque você é tão mole, ou você é tão mole porque ela é tão dura? Podem conversar entre vocês agora para que possam falar com sua filha com uma voz em vez de duas – caso contrário, ela ficará muito confusa.

Esta intervenção pode ser extremamente eficiente. A família representou o problema na sala, e com base nas observações ao vivo, consegue-se descrever como os dois pais estão transmitindo mensagens incongruentes e incompatíveis para a filha. Pode-se abordar a questão de como os dois comportamentos se complementam, indicando que a suavidade da mãe pode ser a resposta à dureza real ou alegada do pai, e vice-versa. Os pais são encorajados a se reunirem e juntarem forças para que a filha receba uma mensagem "correta". Outra opção é pedir que os pais troquem os papéis ou para que pensem sobre trocar os papéis. O que a

---

Conexões entre ideias sobre mudança

A criação de novas perspectivas é uma atividade que a maioria das abordagens terapêuticas tem em comum. Terapeutas psicodinâmicos usam interpretações de transferência, apontando como a pessoa projeta aspectos seus no terapeuta. Isso oferece uma nova visão e um *insight* para a pessoa. Terapeutas comportamentais cognitivos pedem que as pessoas analisem suas crenças e outros conhecimentos, estimulando-as a olharem para si a partir de outro ponto de vista. Alguns yogues praticam a "projeção astral", olhando para si e para suas interações a partir de uma visão virtual de perspectiva ampla. Trabalhar com famílias possibilita a introdução de mais perspectivas ainda – a de cada membro da família, além das "molduras" que o terapeuta fornece.

mãe mais gostaria em ser dura, se ela soubesse que o pai seria mole? O que ela não gostaria? O que o pai veria como vantagens e desvantagens de ser mole uma vez?

O próximo, por favor...

Em uma família atendida pelo médico de família, um menino de 8 anos cheio de energia e que se recusava a ir à escola recebeu, em um miniteatro, a tarefa de ser sua própria mãe e tentar convencer "um pequeno menino" a ir à escola. A mãe representou o papel do menino. Eles tiveram poucas dificuldades para fazê-lo. Após cinco minutos, pediu-se que sentassem e comentassem sobre a experiência. A mãe disse que tinha gostado muito de ser argumentadora e "desobediente". O menino achou que ser a mãe dele era difícil: "Quando fui a mãe, odiei este pequeno moleque... opa, eu." O médico de família perguntou se era importante continuar essas batalhas. "É divertido ter brigas", disse o menino. "Mas não sobre escola", completou a mãe. O médico de família, então, pediu que eles pensassem em outras coisas sobre as quais poderiam brigar com segurança, já que brigar era muito importante e "formador de caráter" para o menino. Os dois riram e depois simularam uma briga sobre se iria chover ou não naquele dia.

Estas representações são experiências muito intensas para as famílias (e para os profissionais de saúde!) e normalmente as acompanham depois que saem da unidade de saúde. Na próxima vez que uma situação semelhante ocorre em casa, pais e filhos lembrarão como as coisas se desenvolveram na frente do médico de família e irão se basear nas experiências do "ensaio geral", e espera-se que mudem os passos de uma rotina de dança que já é muito conhecida.

ANTECIPAR E ENSAIAR – EXPERIMENTANDO NOVOS PASSOS: "A PRÁTICA LEVA À PERFEIÇÃO"

Vamos presumir que houve uma representação de sucesso e uma resolução de um típico problema na unidade de saúde. O médico de família/enfermeiro pode pedir que a família antecipe o próximo evento semelhante e ensaie as respostas. Para isso, pode-se perguntar à família:

- "O que você vai fazer na próxima vez em que isso acontecer? Quem vai fazer o quê?"
- "Agora quero que você preveja quando será a próxima vez. Hoje? Amanhã? A que horas? O que você vai fazer, Sr. X? E quanto a você, Sra. X?"
- "Seria melhor se eu prescrevesse uma crise para vocês, para que tenham a chance de colocar em prática o que experimentaram aqui? Ah, não, vocês não precisam disso – bem, vocês podem, então, imaginar sua própria crise e discutir como irão resolvê-la?"

A maioria das pessoas consegue prever crises específicas com precisão. Fazer isso em uma situação hipotética com elas pode ser muito útil, especialmente quando resulta em novas formas de antecipar e prevenir tais crises: "Então quando isso acontece, o que você pode fazer de outra forma? Qual será a resposta de Y? Você quer que isso aconteça? Então o que você teria de fazer de diferente para isso não acontecer?"

Pontos de crises podem ser imaginados e novas estratégias ensaiadas: "Imagine que você e X estão naquela situação. Você sabe que alguma coisa vai explodir a qualquer momento. O que você vai fazer de diferente?" O médico de família/enfermeiro poderia, por breves momentos, tomar o papel de um dos participantes, como um advogado do diabo, e provocar a família a experimentar novas soluções para problemas conhecidos: "E se ela ficar irritada e gritar com você – 'você nunca me apoia'?" "Ou, se ele se retirar e disser com voz triste: 'Será que ninguém me ama?'"

TAREFA DE CASA: DANÇAR SEM O INSTRUTOR

Estimular a família a ter crises (previsíveis) é um pouco como dar-lhes uma tarefa de casa. Isso pode ser útil, sobretudo quando surge naturalmente como resultado de uma consulta familiar, pois está, então, baseada em alguma experiência marcante que a família já teve no consultório. Transferir este aprendizado para o lar irá generalizar os efeitos. Dessa forma, as famílias precisam pensar sobre questões específicas e testar comportamentos diferentes depois da consulta. Isso significa que a terapia não é simplesmente oferecida pela equipe na unidade de saúde, mas que a própria família pode se tornar responsável pelo processo de cura ao fazer coisas entre as consultas. Para esse fim, pode-se prescrever tarefas que se relacionam de alguma forma com o problema que se apresenta, ou tarefas que objetivam alterar determinadas interações que podem resultar em desenvolvimentos sintomáticos.

Uma dessas tarefas é que os pais ou a família inteira registrem comportamentos problemáticos ou sintomáticos: "Eu gostaria que você mantivesse um diário e fizesse algumas observações sobre a depressão da Sra. X e as registrasse por uma semana. Anote a hora em que ocorre, quem está por perto quando acontece, o que as várias pessoas fazem e qual é o resultado."

Uma variação deste tema é pedir que cada pai, mãe ou cônjuge mantenha diários separados e comparem as anotações depois de uma semana. Isso coloca os membros da família (que poderiam, é claro, incluir crianças) no papel de observadores em relação à sua própria vida em família. Como o observador é parte do campo daquilo que é observado, isso irá, inevitavelmente, afetar os processos normais na família. Estas e outras observações podem, depois, fornecer o "material" para a próxima consulta. Esta tarefa de casa pode ganhar vida se os membros são solicitados a virarem antropólogos "descobrindo como a agressão é administrada na família X". Outra alternativa é que alguém poderia ser um jornalista tentando descobrir o que cada um dos parentes da família pensa sobre o uso de palavras cruzadas. A escolha da "profissão" depende muito das preferências manifestadas pela família.

O próximo, por favor...

Um menino de 7 anos não podia tolerar a mãe dizendo "Não" e tinha terríveis ataques. Ele adorava futebol e, então, pediu-se que ele se imaginasse como um goleiro e sua mãe marcando um gol cada vez que ele perdesse a calma ao ouvir um "Não" dela. Ela daria uma advertência a ele, dizendo "pênalti", ele pegaria o "Não", e depois conversaria sobre isso com seu pai, quando este retornasse do trabalho.

Outras tarefas podem ser feitas sob medida para se adequarem a uma estrutura familiar específica:

- Um casal em constantes brigas poderia ser solicitado a fazer um jantar romântico uma vez por semana.
- A um casal sempre evitando conflito, poderia se prescrever uma briga por dia depois que os filhos tenham ido dormir.
- Pai e filho distantes poderiam ser estimulados a passar mais tempo um com o outro envolvidos em uma atividade de que ambos gostem.

A razão para sugerir essas tarefas é para que pessoas identificadas e famílias experimentem fazer coisas de maneira diferente e vejam como isso afeta seus relacionamentos. Quem atende a família não deveria ser muito prescritivo, mas fazer pouco das tarefas e afirmar que fica inteiramente a critério da família executá-las ou não.

> Então vocês estão todos juntos para assistir a novela das oito? Bem, então depois disso, vocês poderiam desligar a televisão e discutir, em família, como cada um se sente em relação ao outro. Cada um tem cinco minutos para falar a sua parte, nem um minuto a mais. Ninguém pode responder imediatamente, cada um deve ter sua vez para falar e ser ouvido. Uma vez que cada um teve sua chance de falar, deve haver cinco minutos de silêncio, e depois cada um pode dizer o que quer ou sair. Vocês podem fazer isso se quiserem e isso pode ser útil, mas fica inteiramente a critério de vocês. Ninguém vai ganhar notas boas ou ruins de mim se fizerem isso.

Mudança é difícil para todos. Ao estimular as famílias a considerarem mudanças muito pequenas no modo como fazem as coisas, elas podem ganhar a experiência de completar uma tarefa e ter uma primeira prova de progresso e de sucesso. Para que tenham êxito, as tarefas devem ser concretas e as instruções, precisas.

OS PAIS "DÃO UMA SAÍDA"

Uma intervenção particularmente eficiente, que precisa ser usada com cuidado, é a prescrição de atos de desaparecimento, que podem levar a resoluções dramáticas, especialmente em famílias muito próximas com crianças mais velhas e jovens adultos. Nestas famílias, os pais muitas vezes são muito ansiosos com relação a separações, e isso torna o processo de amadurecimento muito difícil para os adolescentes. O caminho que foi originalmente usado pela Escola de Terapia de Família de Milão é provavelmente inadequado hoje, mas ainda é útil.

> Se vocês tivessem sido atendidos por alguns terapeutas italianos muito famosos, cerca de 20 anos atrás, teriam sido envolvidos em uma rotina que eles desenvolveram para administrar esses problemas, e que teve grande sucesso em comportamento maluco de adolescente. Querem saber sobre ela? Tenho que dizer que eu não poderia ser tão autoritário como eles foram, porque gosto de deixar as pessoas tomarem a frente quanto às suas próprias decisões sobre situações de família. Mas funcionou uma vez após a outra, então deve haver alguns ingredientes que são muito importantes. Eles costumavam pedir aos pais que prometessem fazer exatamente o que lhes era determinado, sem antes dizer com o que os pais estavam concordando! Depois, diziam para os pais desaparecerem por algumas horas em uma noite, deixando um recado que estavam seguros mas que não sabiam quando voltariam. Ninguém mais podia saber onde os pais estavam.

Isso tem o efeito de uma pedra jogada na água fazendo ondulações. Você, depois, observa as respostas e comenta, fazendo com que os pais elaborem sobre as reações: "Notei que você está sorrindo, imagino o que pode estar entretendo você." Os pais às vezes dirão que seria divertido dar aos adolescentes uma dose do seu próprio remédio, mas depois dirão que se sentiriam culpados por não darem um bom exemplo. Você pode dizer que eles estão sendo responsáveis porque são adultos deixando uma recado claro, seguro e um desafio para o adolescente administrar a situação sozinho.

Muitas vezes, eles começam a dizer que mal podem esperar pela liberdade de serem pais de filhos que já saíram de casa. Isso pode levar a uma discussão mais direcionada ao futuro, sobre a vida depois dos filhos, e pode-se obter uma ideia melhor sobre a satisfação matrimonial subliminar, julgando pelo entusiasmo com que se abraça o futuro. Normalizar as tarefas do ciclo da vida de reestabelecer o relacionamento de casal neste período pode ser útil. Falar sobre isso ajuda a colocar um limite em torno do relacionamento de pais e cônjuges que auxilia no processo de separação. Conversar com os pais sobre a experiência deles de terem sido adolescentes e saído de casa ajuda-os a comparar os processos ao longo das gerações. Muitos pais percebem que estão explorando um território sem mapa, o que compreensivelmente provoca ansiedade. Alguns pais respondem com um olhar de horror e afirmam que não poderiam fazer isso, preocupados sobre como outros familiares e amigos pudessem reagir. Pode-se ajudar pedindo que eles considerem as seguintes perguntas, em antecipação a algumas das questões que provavelmente serão levantadas:

- "Como vocês explicariam a seus pais o que estão fazendo?"
- "Como gostariam que eles respondessem, quando o filho de vocês telefonasse para reclamar? Que diferença faria manter em segredo dos seus pais?"
- "Quais são seus piores medos em fazer isso?"

- "Será que esses medos têm mais ou menos tendência a surgir se vocês continuarem com as mesmas atitudes?"
- "Imagine que como resultado do seu desaparecimento sem aviso, seu filho os surpreendesse com responsabilidade. Como isso influenciaria a decisão que vocês tomam agora?"
- "Suponhamos que seu filho ficasse chateado, mas que vocês estivessem determinados de que esta é a atitude correta. Como vocês responderiam a ele?"
- "Como as reações dele poderiam mudar cada vez que você repetisse esse ato de desaparecer? Quanto tempo levaria até ele se acostumar com a ideia?"

No final da entrevista é útil dizer:

> Investigamos muitas ideias interessantes. Pergunto se vocês podem ir embora e falar sobre um desses ingredientes "italianos" que vocês tenham considerado válido para tentar como experiência. Depois, vocês podem retornar e relatar os pontos positivos e negativos da experiência em nosso próximo encontro.

CONTESTAÇÃO INDIRETA

Os profissionais de Atenção Primária à Saúde (APS) normalmente não podem ficar do lado de uma pessoa identificada à custa de outros membros da família. É bem possível que no dia seguinte a(o) esposa(o) ou a(o) avó(ô) precisará ser atendida(o) devido a problemas que não são de orientação médica. Se o profissional foi visto como "grosseiramente injusto", isso pode fazer uma consulta subsequente mais difícil, se não impossível. Entretanto, às vezes é muito importante contestar os comportamentos e conceitos das pessoas. Em vez de ir no sentido da colisão de frente, uma abordagem de menos confrontamento, mas ainda assim desafiadora, pode ser a mais útil. A contestação indireta pode tomar a forma de contar à família sobre "casos de outras pessoas ou famílias" (reais ou imaginários), obviamente ocultando a identidade real deles, em uma tentativa de falar sobre uma história ou dificuldade "paralela" para ajudar as pessoas a se conectarem com certas consequências da "falta de mudanças". Por exemplo:

> Há alguns anos, atendi um menino de 3 anos. Os pais disseram que ele estava "fora de controle". Disseram que nunca haviam disciplinado o menino, e que acreditavam que isso iria passar quando ele crescesse. Eles recusaram ajuda naquele momento. Mais tarde, eu soube que, com 6 anos, esse menino era um chantagista profissional e ameaçava outras crianças na escola. Com 9 anos, foi pego roubando em uma loja pela primeira vez. Com 11, ele cortou a mãe com uma faca e com 16, já tinha passado 10 meses em um reformatório. De algum modo, estes pais haviam esperado tempo demais. É claro que essa era uma família muito diferente da de vocês, e o filho de vocês tem apenas 3 anos agora.

Outra forma de introduzir informação que provoca ansiedade é você se distanciar da situação: "Se eu fosse muito mau profissional, eu diria..." (e então você pode dizer algo desafiador).

Enfocar apenas um assunto é outra maneira de desafiar indiretamente a maneira como as pessoas costumam se comunicar umas com as outras. Muitas vezes, casais ou famílias parecem incapazes de se aterem a um pequeno problema ou assunto. Manter um foco restrito pode ser um modo de forçar as famílias a olharem para os problemas em detalhes consideráveis e desafiar qualquer tentativa de desviar dos problemas: "Você poderia apenas voltar a isso por um minuto? Eu concordo, todos esses outros problemas também são muito importantes, mas se você não resolve um problema, não importa o quão pequeno ele seja, é pouco provável que você resolva todos os outros." Ou: "Eu acho impossível discutir mais de um problema de cada vez, então será que podemos concordar sobre quando mudar para o próximo assunto?"

Existem muitos outros caminhos pelos quais é possível interromper ou bloquear a comunicação disfuncional. Por exemplo, pode funcionar apenas chamar atenção para o processo se desenvolvendo na sua frente: "Eu observo que vocês todos falam ao mesmo tempo – isso é útil para vocês de alguma forma?" Ou: "Posso interrompê-lo por um minuto? Está bem se eu sugerir que você, Sr. X, deveria agora ouvir pelos próximos dois minutos sem interromper a sua esposa? Depois, vocês podem fazer o contrário. Vamos ver se isso os leva em alguma direção."

RESUMIR E DEIXAR MENSAGENS

Muitos profissionais da APS querem terminar uma consulta de família fazendo um resumo e, possivelmente, deixando uma mensagem para a família. Esta mensagem normalmente destaca como todos parecem querer ajudar: "O fato de que todos vocês vieram aqui mostra que querem ajudar e isso é uma coisa muito boa."

Muitas famílias se sentem criticadas pelos profissionais, e os pais não conseguem deixar de se culpar pelos problemas que seus filhos apresentam. É, portanto, muito importante para a família reconhecer suas forças e seus recursos, bem como os de cada membro individual. O profissional da APS pode agradecer à família novamente por ter comparecido e dizer que depende deles executar as tarefas prescritas ou não. Neste ponto, é útil pedir que a família decida se quer ter outra consulta. Com frequência não há acordo imediato entre os membros, e isso dá outra oportunidade para estudar a interação familiar. É instrutivo observar como se chega às decisões e quem tem a palavra final. Se há restrição de tempo, pode-se pedir que a família lhe dê uma resposta uma vez que tenha chegado a um acordo.

INTERVENÇÕES PARADOXAIS

As pessoas e suas famílias podem às vezes se encontrar em situações que parecem dolorosas ou desconfortáveis. Embora o bom-senso sugira que mudar esta situação desagradável seria uma boa ideia, paradoxalmente algumas pessoas parecem "preferir" estar tristes a aparentemente estarem aliviadas de algum estresse, especialmente quando as alternativas parecem mais ameaçadoras. Por exemplo, pode ser mais confortável afogar as mágoas regularmente no álcool do que confrontá-las. Além disso, muitos cônjuges são coniventes com a bebida em excesso, já que isso pode ser conveniente para eles também. Neste sentido, o álcool se torna um tipo de "medicação", mantendo as coisas – e as pessoas – em silêncio. Muitas vezes, as dores do confrontamento, da separação e da solidão parecem muito piores. Isso explica por que qualquer tentativa de contestar ou mudar o comportamento relativo ao álcool pode encontrar tremenda resistência.

Intervenções paradoxais (Selvini Palazzoli et al., 1978) costumam conotar o problema positivamente e estimulam a pessoa identificada ou a família a continuar com o sintoma e comportamentos afins, prescrevendo o próprio sintoma: "Às vezes, existem razões muito boas pelas quais as pessoas simplesmente não melhoram. Por exemplo, melhorar pode parecer como mexer em um ninho de vespas. Então, antes de considerar mudar alguma coisa, é importante pesar os prós e contras para você e para sua família."

Aprender a criar os sintomas/comportamentos pode ser uma maneira poderosa de aprender sobre eles e sobre como controlá-los: "Suponhamos que eu lhe pedisse que você deliberadamente bebesse demais agora, como você faria para deixar sua esposa muito triste? Suponha que você decidisse que não queria fazer o que eu disse, como você faria para que isso não acontecesse?"

Às vezes, o que é necessário quando as pessoas parecem resistir às nossas melhores tentativas é pensar em uma maneira diferente de compreender o problema. Será que o problema é nosso ou deles? "Suponhamos que nada mudou e você sentiu que a nota sobre a situação da família tenha sido 5. Por quanto tempo isso duraria? O que teria de acontecer para fazer você voltar e pensar de forma diferente sobre as coisas?"

Os paradoxos deveriam ser usados muito moderadamente em APS, em geral como um último recurso quando as pessoas parecem estar brigando contra todas as tentativas do profissional para que elas melhorem. Paradoxos não deveriam ser usados em casos de violência na família, abuso sexual, parassuicídio, morte e situações normais de luto ou gravidez indesejada. Acima de tudo, é importante fazer intervenções paradoxais sensivelmente, de tal forma que as famílias não se sintam ridicularizadas. Aqui estão alguns exemplos:

> Eu aceito que você veio aqui devido ao X (sintoma), que é muito perturbador ou doloroso. É claro que gostaria de se livrar de X o mais rápido possível. Embora pareça desejável, à primeira vista, existem perigos em modificar isso drasticamente, porque pode perturbar o equilíbrio da família.
> Portanto, eu gostaria de sugerir que, por enquanto, você continue fazendo X, e que pare somente quando decidir que a família não precisa mais que você o faça.

O próximo, por favor...

O Sr. e a Sra. B têm brigas intermináveis e parecem relutantes em desistir delas. O médico de família pode lhes dar o seguinte "conselho":

> "Parece que essas brigas acontecem há muito tempo e que elas se tornaram parte do seu modo de vida. Não espero que vocês parem de brigar e, de

fato, eu ficaria um pouco preocupado se vocês parassem. O que eu gostaria de sugerir é:

1. que em nenhum momento vocês se tornem fisicamente violentos;
2. que, se começarem a ter uma briga, saiam para o corredor antes de continuá-la;
3. que cada um de vocês imagine o que observadores externos, como eu, veriam se estivessem presentes;
4. que registrem suas observações sobre cada briga depois, e, se quiserem, podem trazê-las aqui para discussão."

Aqui o médico de família não está desestimulando as brigas, mas pede que o casal as tenha de um modo diferente, quase em um contexto ritualizado, e que se torne observador desses eventos. Ao prescrever paradoxos modificados para pessoas que se apresentam com sintomas físicos, aparentemente aceitamos a posição da pessoa doente:

- "Considerando que concordamos que pode ser perigoso mudar alguma coisa no presente, com que frequência devemos nos encontrar para discutir isso?"
- "Considerando que nada está mudando, quais são as perguntas mais úteis para eu fazer quando encontrar vocês?"
- "Se eu fosse mais útil, o que eu precisaria dizer ou fazer? No momento, sinto-me muito inútil."

Isso pode forçar a família ou a pessoa a tomar uma posição contrária, ou seja, a estimular o profissional a não desistir e mostrar algumas mudanças positivas para mantê-lo(a) envolvido(a) na "dança". Um novo passo para o profissional de APS é deixar de "tratar a pessoa" para "monitorar a situação" regularmente, possivelmente até aconselhando que qualquer outro envolvimento pode interferir com o processo de cicatrização. Paradoxal? Dificilmente – sobretudo se nos damos conta dos efeitos iatrogênicos e outros efeitos colaterais não desejados que muitas vezes acompanham as intervenções de clínicos bem preparados.

CONCLUSÃO

Todas essas técnicas, de perguntas triádicas a paradoxos como última alternativa, estão desenhadas para mudar alguns dos passos na dança da família e para perturbar o equilíbrio da dor da família. Elas são como chamados de atenção para desequilibrar um pouco as pessoas – para oferecer novas perspectivas e experimentar novos passos. Mudanças realmente duradouras não acontecem no consultório; em sua maior parte, acontecem depois. A consulta é simplesmente um veículo estimulando e fortalecendo as famílias para mudarem de direção.

Algumas técnicas descritas neste capítulo podem parecer muito provocativas – desafiando o *status quo*. Talvez por isso elas devessem ser acompanhadas de um "Aviso sobre o entusiasmo dos autores: Trabalho com família pode mudar a sua saúde (ou a da família)".

Para muitos leitores, organizar e conduzir reuniões familiares formais com famílias infelizes, em mau funcionamento ou angustiadas será um evento relativamente raro. Pode ser enormemente gratificante se você encontrar um amigo aliado na forma de um especialista local treinado em trabalho com famílias, e se há espaço na unidade de saúde, este tipo de trabalho pode ser uma adição muito bem-vinda aos serviços oferecidos. Entretanto, para muitos de vocês isso não será possível por diversas razões.

O que é possível, desejável e muito mais factível é atender famílias ou partes das famílias quando ocorrem crises específicas – mortes, doenças, maneiras específicas de enfrentar problemas ou eventos. As habilidades que destacamos anteriormente serão todas úteis nessas circunstâncias. Como trabalhar com famílias em crise é o assunto do próximo capítulo.

Sintetizando

1. *Orientação* – Pense em um momento em que você não estava adequadamente preparado para o que estava por vir (uma pequena operação, entrevista, etc.). Como você devia ter se preparado? Como você sentiu a dança? Quem deveria ter coreografado os passos?
2. *Reunir* – Observe o que acontece quando alguém não é apresentado adequadamente. Pense sobre como novos membros da equipe são introduzidos na unidade de saúde. Com quem você deveria falar sobre essas observações?
3. *Torne-se um antropólogo* – Pesquise sobre por que é difícil mudar seu comportamento clínico. Escolha três das técnicas deste capítulo que têm apelo com o seu estilo de prática de consultório e experimente-as. Pergunte às pessoas o que elas acharam da sua nova abordagem. Com quem mais você pode falar sobre os resultados desta pesquisa? Que respostas você mais gostaria de ter – e quais você menos gostaria?
4. Pense em uma situação no trabalho com sua equipe que fez você se sentir furioso. Encontre pelo menos três *reenquadramentos positivos* para o que aconteceu.

11
A família em crise

> **Este capítulo abrange:**
> - Um modelo para pensar sobre crises
> - Prática sistêmica e prevenção de crises
> - Estratégias de enfrentamento de crises familiares
> - Estratégias de enfrentamento para equipes de atenção primária em crise

Se você tivesse que olhar para trás, ao longo das consultas das semanas anteriores, quantas você consideraria que foram desencadeadas por crises? O diagnóstico de câncer gástrico em um homem de 45 anos, ou o risco potencial de suicídio de um jovem deprimido cuja namorada acabou de deixá-lo? Quantas consultas tinham pequenas crises incrustadas a elas, como dor no fígado em uma mulher que teve câncer de mama dois anos antes? Em quantas consultas houve reverberação de crises passadas? Talvez um adolescente que fica um pouco deprimido traga de volta para a família memórias do suicídio do seu tio. Em quantas consultas pode haver crises escondidas? Considere, por exemplo, um úmero fraturado (violência doméstica?), indigestão recorrente (abuso de álcool?), infecção urinária recorrente (abuso sexual?). Em quantas consultas parecia haver uma crise para *você*, mas não para a pessoa atendida? Por exemplo, quando uma pessoa apresentou três problemas na última consulta, quando os horários da unidade de saúde já estavam atrasados, ou quando você tentou fazer uma consulta por vídeo com o residente e o som do vídeo não funcionou e você já estava começando atrasado? Em quantas consultas a pessoa estava angustiada, mas você permaneceu calmo e confiante? Pense no menino de 3 anos para quem evacuar é assustadoramente doloroso e para quem cada necessidade de ir ao banheiro é uma grande crise.

Crises, pequenas e grandes, são os "condutores" de muitos dos nossos contatos com pessoas. Raramente essas crises dizem respeito a apenas uma pessoa. Em um nível ou outro, elas envolvem outras pessoas, e estas são, com frequência, – embora não sempre – membros da família.

Crises, de qualquer forma ou tamanho – estamos usando a palavra amplamente para capturar muitos outros eventos, doenças, mudanças de vida, que ocorrem nas vidas das pessoas – afetam indivíduos e famílias, os laços de proximidade, os contextos nos quais eles vivem. Como o leitor já sabe, dentro de cada pessoa repousa uma família inteira – revelada nas crenças que temos sobre como enfrentar situações, nas estratégias que aprendemos de nossos pais ou outros cuidadores sobre o que fazer ou não fazer: suportar a dor, falar com a mãe, negar, ignorar, ostentar, adaptar-se, entrar em pânico.

> **As suas crises**
>
> Imagine as crises que você teve ao longo da semana passada. Elas podem ser pequenas, como perder a chave do carro, ou se atrasar para uma consulta, ou sentir que você está pegando um resfriado. Anote-as.
> Depois, pense sobre como outras pessoas podem ter se envolvido nessas "crises". Que ajustes os outros tomaram ou fizeram? E quantas foram minicrises recorrentes, com passos da dança já conhecidos?
> O que teria acontecido se você não tivesse culpado seu parceiro por colocar as chaves no lugar errado, ou se você não tivesse se irritado com a recepcionista por encaixar dois pacientes a mais? Tente olhar para os passos interativos que você e outros deram, e ponderar sobre quais – e se – você pode mudar (ou manter) caso a crise aconteça de novo.

O próximo, por favor...

O Sr. F tem sua primeira obstrução coronariana inesperada, que acontece de repente, sem nenhum sinal de advertência prévia. Toda a família está temporariamente desestabilizada. Sua esposa está doente de preocupação sobre as chances de sobrevivência dele, e parece incapaz de fazer as tarefas normais da casa. Além disso, ela está cheia de culpa, pois não consegue deixar de conectar o infarto com uma briga que aconteceu um pouco antes. A filha deles, Jane, de 17 anos, sente pena não apenas do pai, mas também da mãe, que visivelmente não consegue aguentar. A mãe, por outro lado, sente-se culpada por não conseguir confortar a filha suficientemente, e isso deixa o filho, Pete, de 19 anos, sozinho com as preocupações sobre a saúde do pai.

O sofrimento, embora em uma situação de desorganização temporária da vida em família, dadas as circunstâncias, não é anormal. Em uma situação de crise, os mecanismos comuns de enfrentamento da família podem não ser adequa-

> **Categorias de crise**
>
> Diferentes profissionais da saúde já ficaram perplexos com os diferentes padrões de doenças apresentadas e as maneiras como as pessoas respondem a elas. Eles desenvolveram alguns pensamentos úteis sobre como ser eficiente em circunstâncias variadas. Aqui estão algumas referências:
> - Doença crônica (Altschuler, 1997)
> - Dor crônica (Mason, 2003)
> - Luto (Fredman, 1997)
> - Depressão (Jones e Asen, 2000)
> - Comportamento suicida (Asen, 1998)
> - Violência doméstica (Goldner et al., 1990)
> - Esquizofrenia (Kuipers et al., 1992)

dos para lidar com as novas exigências. A resposta imediata da família é influenciada pelo nível de gravidade que a família acredita que a doença tem e pelo nível de satisfação da família com o tratamento e outras estruturas de apoio.

> **Mais, por favor...**
> Pouco tempo depois, o filho Pete toma temporariamente o lugar do pai e torna-se o "homem da casa". A mãe tomou algumas das responsabilidades que haviam sido alocadas ao marido no passado. Ela também está pensando em procurar algum trabalho de meio turno. A filha, Jane, age com mais independência e cada vez passa menos tempo dentro de casa. Quando o pai recebe alta do hospital depois de um mês, ele mal reconhece a família. Ele se pergunta se ainda existe lugar para ele na casa. A esposa chama o médico de família e diz que ele está sofrendo de depressão.

UM MODELO PARA PENSAR SOBRE FAMÍLIAS EM CRISE

Existem muitas formas de pensar sobre famílias em crise (Rolland, 1987). Que tal esta? Desenhe uma linha em uma folha, representando o ciclo de vida do indivíduo ou da família, pensando em todos os pontos de transição, incluindo a herança genética e as personalidades naturais dos indivíduos (Figura 11.1). Essa linha representa os estressores horizontais de um ciclo de vida de família normal, do nascimento à morte. Acima da linha estão as forças, recursos e resiliências; abaixo, estão as potenciais fraquezas e vulnerabilidades. Cruzam esta linha os estressores verticais, que podem ser eventos de vida inesperados, crenças culturais ou religiosas, questões educacionais ou de trabalho. Também cruzam a linha legados de família, como mitos, crenças e possíveis segredos. Crenças religiosas podem manter uma família unida e aparecer acima da linha em períodos de luto, mas em momentos de divórcio podem causar conflito. Uma gravidez indesejada pode causar a união de uma família ou fazê-la desmoronar. Se a folha que representa a vida da família se tornasse uma trama, ela estaria sempre mudando. A folha pode, então,

---

A TRAMA DA VIDA DA FAMÍLIA

Legados	Inesperado	Cultural	Educação/Trabalho
mitos	doença/morte	origem étnica	finanças
crenças	gravidez	religião	lazer
segredos			

Resiliências
Recursos

_____ Ciclo de Vida da Família

Vulnerabilidades

Figura 11.1

> **Não pense apenas nas famílias – pense no contexto**
>
> Ao longo deste livro, escrevemos sobre as conexões específicas entre as pessoas e suas famílias. Utilizamos a ampla definição de família que inclui aqueles com quem você cresceu e aqueles com quem você tem uma profunda ligação. Mas, é claro, também existirão outros, e nem todos são sequer humanos (nunca subestime a importância dos animais de estimação), com quem você interage de perto e durante longos períodos de tempo – as pessoas que podem se tornar parceiros, o amigo íntimo, o mentor, o parceiro na unidade de saúde. Muito pouco daquilo que escrevemos também se referir a estas outras ligações, "parceiros nas nossas danças", partes de nosso contexto: amigos e inimigos, colegas, vizinhos e outros. Então, ao pensar em famílias pense também no "contexto", perguntando que outros relacionamentos são importantes para este indivíduo.

ser resumida ao convidar a família ou o indivíduo para fazer três declarações sobre como a família funciona. Estas também podem mudar com o tempo.

Esta trama pode ser "tecida", ou, colocando em palavras mais modernas, "construída em parceria" pelo profissional de Atenção Primária à Saúde (APS) e pelos membros da família. Isso, muitas vezes, é uma oportunidade para a transferência de informação útil. Com que frequência os profissionais conhecem os fatores de risco, mas não transmitem a informação para a família e seus membros de uma maneira que possa lhes dar autonomia para assumir a vulnerabilidade e permitir que esta se torne uma força? Por exemplo, a morte de um dos pais de uma jovem criança é um conhecido indicador significativo de depressão na vida futura. Discutir isso cedo com a família possibilita que medidas preventivas sejam tomadas.

O próximo, por favor...

Uma mulher de meia-idade passando por grandes dificuldades com a filha adolescente remontou seus problemas ao passado, quando sua própria mãe morreu e sua filha tinha quatro meses. Ela desejou que tivesse conseguido falar sobre a perda com um profissional receptivo na época, pois acreditava profundamente que teria se vinculado melhor com a filha. Quando questionada sobre suas declarações sobre a família, ela notou que haviam mudado. "Fomos uma família triste por anos, mas agora somos persistentes e sobreviventes." Ao desenhar o diagrama, falou sobre as perdas passadas. Estas, disse ela, representavam um fator de vulnerabilidade para a saúde emocional dos seus filhos. Ao discutir sobre isso com o enfermeiro, ela ficou surpresa em como isso pode se transformar em um ponto forte se ela se tornar adequadamente protetora de seus filhos.

O próximo, por favor...

Uma mulher que foi abusada sexualmente pelo tio recebeu ajuda, junto com o marido, do médico de família para refletir sobre como suas próprias experiências poderiam levar a uma vida mais segura para sua filha, ainda bebê. Isso também ajudou o marido a ser incluído no centro do cuidado da filha e de quaisquer futuros filhos. Desenhar um diagrama e observar de forma visual a vulnerabilidade deu a ela determinação para não dar a si a manchete: "Mulher abusada sexualmente passa o trauma para os filhos". Ela decidiu que ia preferir ter a manchete: "Mulher determinada com infância difícil é vencedora".

O próximo, por favor...

Jack é um menino de 3 anos que tem constipação séria. Ele tem um novo irmão bebê que faz muito barulho e ainda não sorriu para ele. Ele está partilhando a mãe, que fez uma cesariana e ainda não pode dirigir por causa da operação. Pelo lado positivo, ele tem uma mãe que é sensível às suas necessidades e o trouxe rapidamente para a unidade de saúde, e tem um pai trabalhador que é interessado no que a equipe de atenção primária diz. Ele conversa com a enfermeira com facilidade, e esta conclui que a família vai superar a atual crise. Porém, a enfermeira também está preocupada que a mãe possa desenvolver depressão pós-parto em função do isolamento rural da família e da sua operação. A família tem recursos suficientes – e também uma agente de saúde que está pensando preventivamente. Ela perguntou à mãe: "Se o Jack escrevesse uma manchete, o que você acha que seria?"

O próximo, por favor...

Na outra ponta do ciclo de vida, temos o Sr. K, um engenheiro aposentado com problemas intestinais, hipertensão e um histórico de infarto agudo do miocárdio. Desde que sua neta preferida morreu de hemorragia cerebral, há dois anos, ele não tem dormido bem e está muito "nervoso". Ele rumina interminavelmente sobre sua saúde física e perturba a esposa católica fiel e devota. Ele não suporta os efeitos da idade e odeia suas dificuldades de mobilidade.

Quando a depressão do Sr. K é tratada com mais um antidepressivo, o quanto você prevê que ele irá melhorar? Quanto você acha que sua avaliação da probabilidade de melhora dele é influenciada pelo seu próprio estágio no ciclo de vida da família e pelas visões que você tem sobre envelhecer? Você vê o envelhecimento como uma crise em si ou como um estágio do ciclo de vida? Qual poderia ter sido a manchete do Sr. K? Qual será a sua quando você tiver 75 anos?

Em cada um desses quatro casos, colocar as forças e vulnerabilidades dentro de um modelo possibilitou que a pessoa e a família envolvida vissem que eles tinham vulnerabilidades – muitas vezes, eventos além do controle deles: um novo bebê, a morte da mãe, a morte da neta, abuso sexual. Pode-se simplesmente aceitar e submeter-se passivamente a elas, mas ver que havia outro lado da linha para transformar suas vulnerabilidades em forças permitiu um reenquadramento e o surgimento de estratégias de enfrentamento resilientes.

ESTRATÉGIAS DE ENFRENTAMENTO DA FAMÍLIA

Famílias em crise muitas vezes parecem administrá-las de forma que você talvez não compreenda, e, às vezes, de uma maneira que você não escolheria. As rotas pelas quais as pessoas navegam suas vidas são maravilhosamente variadas – isso é, em parte, o que faz da APS um cenário tão rico para trabalhar. Profissionais sistêmicos estão interessados nessas rotas e estratégias. Eles estão interessados nos relacionamentos que as famílias desenvolvem com as doenças e crises que enfrentam. Estes poderiam ser denominados estratégias de enfrentamento. Já falamos sobre como a depressão pode se tornar outro "parceiro" no relacionamento de um casal. Apenas por um momento, tente pensar sobre a depressão, bem como sobre outros problemas ou doenças, como uma estratégia de enfrentamento. Será que esta moldura permite que surjam ideias diferentes sobre o problema aparente? Pense sobre uma família demonstrando extrema animação diante da dificuldade, ou um casal que sempre pede que você tome decisões e depois é profundamente crítico em relação a você. Estas podem ser vistas como famílias com estratégias de enfrentamento em vez de serem apenas fontes confiáveis de intensa irritação! Essas sensações de desconforto podem ser uma importante indicação de que uma estratégia de enfrentamento específica está em operação. Pode parecer um pouco estranho pensar sobre coisas que são comumente chamadas de enfermidades e, por alguns, doenças – como depressão e transtornos da alimentação, ou síndrome da fadiga crônica, ou síndrome do colo irritável, ou mesmo aspectos da asma e de dores no peito – como estratégias de enfrentamento. E, é claro, tomamos uma posição de Ambos/E nisso. Essas crises são comportamentos *e* síndromes, *e* doenças *e* problemas *e* estratégias de enfrentamento *e* a mão do destino ou de Deus. Pensar nelas como estratégias de enfrentamento pode, às vezes, ser mais útil do que outras formas de pensar sobre elas, tanto para o paciente como para a família.

COMPREENDER ESTRATÉGIAS DE ENFRENTAMENTO

Como começamos a compreender essas estratégias de enfrentamento? O novo bebê chega em uma rica trama tecida pelas famílias de origem. O pequeno recém-nascido precisa compreender este mundo e uma imensa quantidade de informações, a fim de formar relacionamentos que irão sustentá-lo e, espera-se, ajudá-lo

> **Posições Ambos/E**
>
> Ao longo dos anos, profissionais sistêmicos fizeram uma jornada desde a escolha binária da posição "e/ou" até a posição "ambos/e". Isso permite que mais de uma perspectiva e visão sobre qualquer evento – ou comportamento – seja considerada de uma só vez. A dicotomia entre o eu e o sistema desaparece em contextos de relações. A posição "ambos/e", neste contexto, pode ser remontada a Andersen (1987) com sua descrição de um diálogo e um metadiálogo em trabalho clínico e Goldner (1992), descrevendo a perspectiva dupla do feminismo e do trabalho sistêmico com a violência. Isso foi muito influenciado pelo conceito de Bateson de descrição dupla (Bateson, 1972). Ele argumentou que obter mais de uma visão de um evento ajuda a alcançar "visão binocular", ganhando perspectivas de nossas observações e experiências (Jones, 1993).

a prosperar. A herança genética ajuda nesta tarefa, e a capacidade de aprender a partir da experiência começa já no útero. Ele experimenta, e parte da retroalimentação será intrinsecamente mais gratificante e aparentemente útil – mesmo que apenas para ganhos a curto prazo. Este aprendizado produz estratégias de enfrentamento que o bebê aprimora com o tempo. Ao longo dos anos, as várias estratégias de enfrentamento desenvolvidas o ajudam a administrar a ansiedade e a preocupação. É claro que mãe, pai e outras pessoas importantes também desenvolvem estratégias de enfrentamento que se misturam.

Os leitores com uma inclinação psicanalítica talvez reconheçam em nossas descrições de estratégias de enfrentamentos alguns "mecanismos de defesa" bem conhecidos, como projeção, identificação projetiva, negação, defesa maníaca e deslocamento. Preferimos reemoldurar essas descrições usando outras, interativas e de fácil assimilação.

> **Estratégias de enfrentamento**
>
> O que segue, no texto principal, é um conjunto de estratégias de enfrentamento que os indivíduos e famílias usam em toda uma variedade de contextos e circunstâncias. Nenhuma é específica de uma determinada crise.
>
> Quando você as ler, nós o estimulamos a tentar identificar pessoas ou famílias específicas nas quais esta estratégia de enfrentamento em especial pode estar em uso. Às vezes, será uma doença que desencadeará a estratégia; em outras, será algum outro evento de vida.
>
> Esta não é uma lista exclusiva ou completa. Tal forma de pensar é apenas outra maneira de estimulá-lo a perguntar: "O que pode estar acontecendo aqui?" E: "Esta forma de enquadrar a ação é útil para ir adiante?"

FAZER O JOGO DA CULPA – UMA FORMA DE LIDAR COM ESTRESSE OU ANSIEDADE

> **O próximo, por favor...**
>
> Harriet tem 16 anos e faz parte de uma família muito animada, que às vezes parece expressiva demais para o conforto de todos. Ela foi levada ao seu médico de família pelos pais, Sr. e Sra. S, devido a preocupações com uso de drogas. Ela parecia triste e mal-humorada. Disse que quando as tensões estão altas, ela usa maconha, o que preocupa seriamente sua mãe, pois seu irmão mais velho teve problema com drogas. A Sra. S então grita com a filha, e é apenas questão de minutos até o Sr. S se unir à briga. Os dois pais têm um forte sentimento de que há algo de muito errado com a filha deles, como uma doença mental grave.

O Triângulo do Drama (Karpman et al., 1987) descreve uma tríade consistindo em vítima, salvador e perseguidor. Esta pode ser representada em um diagrama (Figura 11.2) que pode ajudar famílias a verem na forma de uma imagem como elas podem estar funcionando, e muitas vezes revela alternativas sobre como se comportar. No cenário relatado, Harriet poderia ser descrita como víti-

```
        Perseguidor  ◄─────────►  Salvador
                 ↖              ↗
                  ↘            ↙
                      Vítima
```

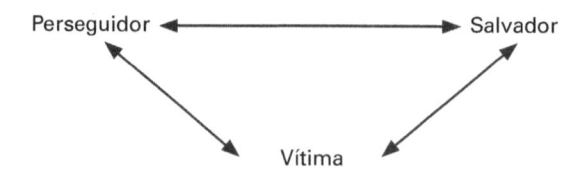

Figura 11.2

ma e a mãe como perseguidora. O Sr. S, ao entrar em cena, faz o papel de salvador de Harriet e grita com a Sra. S, que então assume posição de vítima, e o pai assume o papel de perseguidor. Harriet entra em cena novamente para salvar sua mãe gritando com o Sr. S, que então toma a posição de vítima e a mudança de papéis no triângulo fica completa. Quando esse diagrama foi desenhado, a família rapidamente percebeu que esse ciclo completo poderia levar menos de cinco minutos, com todos se sentindo como se tivessem sobrevivido a uma erupção do vulcão Etna.

A discussão foi seguida de várias perguntas, feitas a cada membro da família:

- "Com o que você está preocupado nesta briga?"
- "Com o que você está preocupado na sua própria vida pessoal?"
- "O que precisa acontecer para separar os dois níveis de preocupação?"

A conversa desencadeada por essas perguntas resultou em:

- A Sra. S querendo encontrar diferentes maneiras de enfrentar sua ansiedade em relação ao irmão de Harriet.
- O Sr. S querendo encontrar diferentes maneiras de enfrentar suas pressões no trabalho.
- Harriet querendo encontrar diferentes maneiras de pensar e lidar com sua transição para a universidade.

Ao refletir sobre essas diferentes ansiedades, a Sra. S comentou que era mais fácil manter o foco somente em Harriet do que pensar sobre suas próprias preocupações. O Sr. S argumentou que ele ficou noites sem dormir por causa da ansiedade com relação ao seu trabalho (Figura 11.3). Este trabalho de família específico com os três ao longo de três consultas de 10 minutos mudou o foco e permitiu

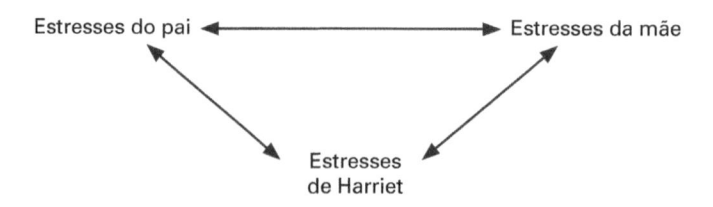

```
   Estresses do pai  ◄─────────►  Estresses da mãe
                 ↖              ↗
                  ↘            ↙
                     Estresses
                     de Harriet
```

Figura 11.3

que cada pessoa abordasse suas próprias ansiedades. Provavelmente isso pudesse ter sido feito com apenas duas pessoas presentes, ou mesmo com uma – pedindo a quem estivesse presente para colocar-se no lugar da outra pessoa.

O Triângulo do Drama pode igualmente ser aplicado a dificuldades com colegas.

> **O próximo, por favor...**
>
> June, uma enfermeira, estava preocupada com o fato de que uma família com a qual ela estava envolvida estivesse sendo perseguida pelo serviço social e pelo sistema jurídico. Cada vez que ela participava de um encontro sobre casos e mencionava esta dinâmica da maneira mais sutil possível, ela era contornada e seu senso de competência profissional caía. A mãe afro-caribenha da família em questão, Sra. L, estava morando em uma cidade de população quase exclusivamente branca, no norte da Inglaterra, tendo se mudado de Londres para lá. Sua mãe a acusava continuamente de não ser uma boa mãe. Seu parceiro, que entrava e saía da casa da família, montaria uma defesa convicta dela quando estava em casa, mas ela o atacaria para defender a mãe. Era nesses momentos que ocorria violência doméstica. June se entendia bem com a Sra. L, o que derivava em parte do fato de que ela tinha muito interesse em comparar diferentes estilos de criação de filhos. Ela achava que a Sra. L estava em dupla desvantagem, por ser negra, e por ter um estilo londrino. Ela também sabia que a mãe da Sra. L telefonava e discursava para a assistente social com frequência. Em um encontro de supervisão, uma olhada no Triângulo do Drama ofereceu uma nova perspectiva. A atribuição de um rótulo de vítima, perseguidor e salvador a cada um dos atores imediatamente foi um convite a novas ideias sobre o que estava acontecendo, e sobre como a situação mudou em diferentes estágios da dança. Ela compartilhou as ideias com a assistente social e depois com a mãe. Isso melhorou as relações de trabalho tanto profissionalmente como dentro da família: todos tinham descrições para as diferentes posições que assumiram em rápida sucessão.

LAVAR A ROUPA SUJA DE ALGUÉM – OU, POR QUE AS PESSOAS OU PROFISSIONAIS ACEITAM TODO ESSE "ENTULHO" DESAGRADÁVEL DOS OUTROS?

Com que frequência você se pega pensando: "Ela precisa deixá-lo agir por si mesmo"; "Ela não pode agir como mãe protetora para sempre"; "Aquele pai deixa ele fazer tudo o que quer". Isso tudo é parte da estratégia de enfrentamento de "lavar a roupa suja" de alguém. A descrição visual mais fácil é a da ameba trabalhando, que pode ser adaptada para ser utilizada em uma consulta de 10 minutos. Uma ameba pode ser descrita como um organismo de uma única célula que ingere e limpa o ambiente ao seu redor. Poderia se dizer que algumas mães – e muito ocasionalmente pais – comportam-se como amebas, limpando a bagunça ao redor dos filhos, às vezes por muito mais tempo do que é necessário para a criança. Elas também podem achar muito difícil se desprender dos filhos. Encontramos, também, padrões semelhantes em relacionamentos de casais.

O próximo, por favor...

A Sra. O é uma mulher de 48 anos com esclerose múltipla e graves problemas intestinais. Ao longo dos anos, o médico de família passou a conhecer a história dela muito bem. Ela é bisavó porque teve uma filha aos 16 anos, e a filha fez o mesmo, e a filha da filha também. Ela se sente muito culpada porque dedicou tanto tempo à sua filha e esqueceu do filho que ainda mora em casa. Ela ainda se sente muito envergonhada sobre a ilegitimidade. Ela passa todo o tempo, quando está bem, correndo atrás da família, dando-lhes dinheiro, comprando--lhes presentes. Isso pode ter um lado bom, mas sua neta está usando heroína e pode perder a custódia do bebê. Sua filha tem problemas com álcool e de temperamento. O marido ameaça deixá-la a menos que possa passar um pouco de tempo com ela.

Sua vida em família foi desenhada como uma família de amebas, com ela no centro, absorvendo a bagunça de todos e ficando repetidamente doente neste processo. Todos os demais escapavam sem punição e não havia espaço para um relacionamento com o marido, já que ela estava tão cheia da roupa suja de todos.

Um diagrama de solução foi então desenhado com cada indivíduo carregando e assumindo responsabilidade por suas próprias preocupações, emocionais e financeiras. A Sra. O podia, então, ver a possibilidade de um relacionamento real com o marido e outros mais honestos com os filhos e netos. Observar o diagrama de solução também fez com que ela visse como sua principal tarefa era aprender a se sentir feliz quando sozinha. Lavar a roupa suja dava-lhe uma sensação de proximidade, mas uma sensação que ela não queria perder. Levou algum tempo para ela encontrar novas formas de se sentir próxima. Ela relatou, em consultas subsequentes, a proximidade e a distância da sua família ameba. Ela também monitora seu *status* de "mulher lavadeira", e notou uma ligação entre as recaídas da sua esclerose múltipla e assumir muita roupa suja para lavar. O diagrama tornou-se um resumo para descrever instantaneamente o padrão dos relacionamentos da família.

Esta técnica também pode ser usada em famílias com adolescentes que desobedecem à lei, inclusive com pais de jovens dependentes de drogas. Esses pais muitas vezes pagam multas à justiça e alegam que o filho estava em circunstâncias exaustivas (tensão familiar, perda de emprego, luto na família), e você pode descobrir que você, profissional de APS, está fazendo o mesmo! Isso é um clássico exemplo de limpar a sujeira de um jovem e não permitir que ele cresça e assuma total responsabilidade pela sua vida. "Amor exigente" foi como Haley (1979) chamou isso. Observar uma representação visual do "amor exigente" e os benefícios para todos ajuda as famílias a percorrerem o estágio do ciclo de vida da saída dos filhos de casa. Um pai de uma menina anoréxica usou a metáfora da lavação de roupa suja bem literalmente. A filha havia sido mimada pela mãe ansiosa, que continuamente pegava suas roupas sujas, as lavava e passava. Eles concordaram que o pai poderia colocar qualquer roupa deixada do lado de fora do quarto da filha em um saco de lixo preto. Este foi um importante passo inicial para permitir que ela (e eles) crescessem.

USAR ÓCULOS COR-DE-ROSA PARA OLHAR LENÇÓIS PRATEADOS AO FINGIR QUE SE ESTÁ CONTENTE

Algumas pessoas nascem otimistas; algumas aprendem a ficar animadas como uma estratégia de enfrentamento que lhes dá amizades. "Sorria e o mundo sorrirá com você. Chore e chorará sozinho", como dizem. Quando isso é levado ao extremo, a animação persistente pode ser difícil de aguentar, pois o discurso sensível e necessariamente emocional torna-se indisponível dentro da família. Como uma estratégia de enfrentamento opcional, usada com flexibilidade, tem seu valor e entretenimento.

O próximo, por favor...

O Sr. e a Sra. D estiveram consultando o médico de família para pedir apoio durante a separação. O tema das consultas havia sido fazer uma boa transição e desafiar o conceito cultural de que todo o rompimento é necessariamente ruim e triste. Uma das coisas do Sr. D que sempre havia irritado sua esposa era a animação sem limites – ela nunca conseguia fazê-lo ouvir quando ela se sentia triste. Eles decidiram usar esta estratégia de enfrentamento para superar o dia em que ela estava saindo de casa, algo que eles haviam decidido fazer juntos. Funcionou bem para eles, mas foi difícil para os amigos que tinham oferecido ajuda, pois eles não haviam preparado os amigos para fazer uma brincadeira animada daquilo que é tradicionalmente um evento triste! Levou algum tempo até que eles finalmente se integraram.

O próximo, por favor...

O pai do Sr. R morreu quando ele tinha 10 anos. Sua família cristã usou a animação como estratégia de enfrentamento para administrar este evento. Ele se saiu bem e se formou como advogado. Quando a esposa dele faleceu, deixando-o com três filhos adolescentes, ele continuou usando essa estratégia e teve dificuldades para se engajar com as consequências emocionais sobre os seus filhos. Dois filhos cederam ao comportamento de risco consumindo drogas, e a filha apresenta problemas de comportamento sexual de risco. O médico de família não conseguiu fazer com que ele enxergasse alguma coisa sem seus óculos cor-de-rosa, pois o Sr. R insistia: "Bem, isso é o que todos os filhos fazem e eu enfrentei a morte do meu pai, então eles irão enfrentar a morte da mãe deles." O médico de família pediu que ele trouxesse os três filhos para uma consulta. Revelou-se que o sentido cristão de sorrir para as vicissitudes da vida, que o havia fortalecido durante toda a juventude, era fonte de profunda irritação para os filhos dele. O Sr. R teve que aprender outras estratégias de enfrentamento para se conectar com as experiências dos filhos.

O QUE OS OLHOS NÃO VEEM O CORAÇÃO NÃO SENTE – USO E ABUSO DA NEGAÇÃO

A frase "ele está em negação" é comumente usada para descrever uma reação a trauma, quando alguém não está compreendendo o impacto de alguma coisa que aconteceu. Pode ser vista como uma estratégia de enfrentamento esperada após perdas, pois tem a vantagem de possibilitar que as pessoas organizem enterros, continuem levando a vida até o momento em que elas estão prontas para enfrentar mais consequências daquilo que aconteceu. A negação pode ser um "protetor de integridade", impedindo a desintegração pessoal e provavelmente opera em boa parte do tempo na maioria das pessoas quando existem sérios estressores. Torna-se prejudicial em certas circunstâncias, como quando contribui para violência doméstica, abuso sexual, ou atos de autoflagelo relacionados a problemas com álcool e transtornos da alimentação. Perguntas hipotéticas são úteis nestas situações, pois elas dão uma dimensão diferente ao paciente:

- "Supondo que você conseguisse lembrar como foi violento com sua mulher, da forma como a polícia descreve, você se sentiria diferente?"
- "Se você fosse sua mulher, como pensa que seria lembrar de cada segundo da violência, enquanto você não lembra de nada?"
- "Supondo que você começasse a conseguir relembrar um pouco da violência, que parte você acha que seria mais fácil lembrar?"
- "Se você pudesse se observar quando está bêbado, o que veria? Como é que você se sente descrevendo outra parte sua, da qual você não lembra?"
- "A bebida distancia algumas pessoas das consequências emocionais de seus atos. Se você não estivesse emocionalmente distante desta forma, como você estaria agindo agora?"
- "Supondo que aceitar as consequências do álcool/violência/abuso sexual leve tempo para ser trabalhado, quanto tempo você acha que vai levar para você? De que tipo de ajuda você acha que vai precisar para alcançar isso? Que forças pessoais e outros recursos você tem para que isso aconteça?"

NUVENS NEGRAS, PESOS PESADOS E MELADO

Profissionais de APS muitas vezes foram repreendidos por não diagnosticar depressão – e certamente existem exemplos disso. Mas nós questionamos se os profissionais atuando no complexo espaço da atenção primária que abrange mundos leigos e profissionais não perceberam intuitivamente que nem sempre é útil chamar estes sentimentos e comportamentos verificados em triagens e ferramentas de diagnóstico de "depressão". A depressão pode ter algumas funções muito úteis e, nessas circunstâncias, seria benéfico mudar a sua denominação. Palavras que vêm à mente são aceitação, tristeza, preocupação antecipada, submissão, autoproteção, prevenção, relacionamento simbiótico, tempo para reflexão. Como uma estratégia temporária no repertório da pessoa, pode ajudar e até ser uma decisão sábia chamar a condição de depressão, mas se está fora de controle pode levar à perda de emprego, perda de relacionamentos, perda de saúde física, morte por suicídio ou doença física. Questionar isso é uma coisa delicada. Às vezes, pode ajudar, em atenção primária, dizer aos pais que eles se qualificam para o diagnóstico de "pais de adolescentes" no sentido de que eles têm "necessidades especiais" nesta fase do ciclo de vida da família. Adolescentes podem ser extraordinariamente exigentes e os pais, com frequência, não sabem onde procurar ajuda.

O próximo, por favor...

A Sra. F está considerando que seus filhos irão sair de casa, precisando de tratamento de reposição hormonal, esperando por uma tireoidectomia e lentamente deixando de usar diazepam, e negando todas as ofertas de ajuda do seu médico de família.

- Parece-me que o tipo de depressão que você tem é muito importante e que mudar as coisas pode trazer algumas questões que poderiam ser inadministráveis. Me ajudaria saber quais são as vantagens e desvantagens do seu estado de humor atual para você.
- Supondo que melhorasse, como seria não ter exigências extras colocadas em você, até que estivesse pronta? Quem é a pessoa mais importante para lhe ajudar com isso? Quem é a pessoa menos provável para lhe ajudar?

O próximo, por favor...

Zamira, de 17 anos, diagnosticada com "depressão", disse que não queria melhorar porque não queria crescer. O médico de família mudou o diagnóstico para "Problema Peter Pan" e fez as seguintes perguntas para ela: "Suponha que você melhore, como você ainda assim poderia atrasar essa história de crescer? Que partes de crescer você gostaria de atrasar? Que partes você gostaria que acontecessem? O que sua mãe e seu pai diriam sobre esta conversa? Como foi para sua mãe e seu pai quando eles tinham a sua idade?"

O próximo, por favor...

A Sra. A era a mãe "deprimida" de filhos adolescentes que havia notado que seus filhos se comportavam melhor quando ela estava passando por uma fase para baixo. Isto é o que o médico de família perguntou a ela:

- Quando você está deprimida, seus filhos adolescentes ajudam mais em casa. O que precisa acontecer para que eles ajudem mais sem que você tenha de estar deprimida? Quem pode ajudar você com isso?
- Suponha que você finja estar deprimida para que eles se comportem, como você faria isso? Para quem você teria de contar o segredo? Quem ficaria excluído do segredo?

Depressão e obesidade estão com frequência interligadas. Outro fator comum, tanto no tratamento de depressão resistente como no tratamento de obesidade resistente, é a presença de um parceiro que é crítico e faz a pessoa identificada sentir-se diminuída. A "resistência" pode ser vista de forma diferente à luz da interação. Parceiros de mulheres obesas muitas vezes têm medo de que elas os deixem se perderem peso e tornarem-se mais atraentes para outros homens. Eles tendem a fazer a maior parte dos comentários críticos durante as refeições. Este medo pode, muitas vezes (mas não sempre), ser infundado. Simples questionamentos sobre esta crença e perguntas sobre o que acontece durante as refeições podem esclarecer a questão e ajudar a manter a perda de peso. Essas perguntas são rotineiras em casos clínicos de diabetes, hipertensão e doença arterial coronariana, nos quais as intervenções das famílias demonstram melhorar o resultado (McDaniel et al., 1990). As crianças são observadores perspicazes nesta situação. "Eu não entendo meu pai quando ele diz que minha mãe precisa perder peso porque ele derrama óleo por toda a comida dela e serve porções enormes." Os profissionais de APS podem trazer os filhos virtualmente às consultas: "Caso seus filhos estivessem aqui, o que eles teriam a dizer sobre as refeições?"

De forma semelhante, uma esposa menos "deprimida" pode estar mais propensa a sair de casa. Discutir esta consequência pode dissipar medos ou pode levantar importantes questões, e é melhor que sejam abordadas do que reprimidas.

NÃO VOU ME ABATER. SEGUIREI EM FRENTE

Como profissionais de APS, vemos, de tempos em tempos, estratégias de enfrentamento resilientes em operação quando famílias lidam bem com a vida apesar de situações extraordinariamente adversas.

O próximo, por favor...

Um enfermeiro psiquiátrico de 40 anos estava sofrendo de uma crise maníaca pela primeira vez. Ele estava determinado a superá-la sem medicação e convenceu seu médico de família e o psiquiatra de que isso era possível. Ele sabia que havia estado estressado no trabalho e que a esposa não podia ajudá-lo porque ela tinha acabado de perder o pai. Ele tinha tido uma infância de profunda rejeição e sentiu que começar a tomar medicação seria sucumbir a isso. Nas semanas seguintes, ele fez exercícios físicos, caminhou por terrenos altos e conversou com seu médico de família sobre como aprender a identificar as vulnerabilidades e os desencadeadores. Dez anos depois, ele está bem e administra ativamente o humor, pois está consciente de que a mania está logo ali se ele não estiver alerta.

Temos o dever de dar às pessoas que atendemos estratégias de autonomia resilientes face às enormes dificuldades potenciais. A vida é um desafio, mas não um rolo compressor!

O próximo, por favor...

Clare tem 10 anos e um relacionamento de longa data com a enfermeira da unidade de saúde, pois já compareceu às consultas para asmáticos e conversou sobre as dificuldades com a separação dos pais, dois anos atrás. Ela é disléxica. Quando sua mãe a trouxe para uma consulta com o médico de família sobre verrugas anais, ele a encaminhou para a enfermeira para facilitar a abordagem por suspeita de abuso sexual. Clare disse que queria ver a enfermeira para contar a ela sobre o último dia ruim que tinha passado com o pai, porque ele a havia chamado de nomes feios.

Enfermeira: "Quando você decidiu vir aqui e me contar que seu pai chamou-a de nomes feios, o que você queria que eu fizesse sobre isso?"

Clare:	"Eu queria que você garantisse que eu nunca mais vá a casa de meu pai de novo."
Enfermeira:	"Isso dá uma ideia de que foi muito difícil lá. Às vezes, quando você teve um momento muito difícil, desenhar a família em vez de falar sobre ela pode ajudar. Você gostaria de fazer isso?"

Enquanto desenhava a avó, que era "feroz", Clare disse que seu pai a havia chamado de cadela. A enfermeira explicou que para conseguir o que Clare queria – não ir a Manchester de novo – ela teria de conversar com sua mãe e perguntar se ela estava de acordo.

A mãe da Clare disse que estava chocada com a revelação de provável abuso sexual e disse que seu filho também estava nervoso. Entretanto, ela parecia minimizar a necessidade de interromper as viagens para Manchester. A enfermeira inicialmente sentiu-se irritada com isso, mas recuperou a neutralidade e ficou curiosa com esta minimização e com o que ela significava. Havia duas possíveis razões: uma, que a mãe não teria nenhuma ajuda com os filhos, mas, mais importante, que ela sentisse medo do ex-marido. A enfermeira encorajou-a a expressar o que ela queria que acontecesse e autorizou-a a telefonar para o serviço social imediatamente. A enfermeira telefonou mais tarde para explicar o trabalho cuidadoso que tinha feito. Ela recebeu diversos telefonemas insultantes do pai das crianças.

A enfermeira reuniu-se com o médico de família para checar informações, pois a consulta tinha sido exaustiva. Ela viu, nos registros, que havia várias consultas prévias por constipação e infecções urinárias. Ela se perguntou como a unidade de saúde poderia ter lidado com isso mais cedo.

QUANDO A FAMÍLIA ENTRA NO CORPO – PENSAMENTOS SOBRE SOMATIZAÇÃO

Nossa língua tem uma vasta junção de metáforas mente-corpo. "Tenho você por baixo da minha pele.", "Não consigo engolir isso", "Não tenho estômago para isso." O termo somatização é uma formulação médica para pessoas apresentando problemas psicológicos por meio de sintomas físicos. É como se o corpo enfrentasse um estresse que seria intolerável se experimentado diretamente pela mente. Nesse sentido, a somatização pode ser vista como outra estratégia de enfrentamento.

O próximo, por favor...

Jo está com 8 anos e tem asma. Sempre que a enfermeira o atende com seus pais, eles parecem uma família que se ama e que está interessada no bem-estar de Jo, mas a enfermeira observa que os pais sentam cada um de um lado do filho. Por fim ela consegue fazê-los contar a história de que o primeiro ataque agudo de asma ocorreu quando o casal estava tendo uma briga. Ele melhorou da asma quando os pais pararam de brigar e se uniram pela preocupação com Jo. A enfermeira explicou como a tensão pode afetar a estabilidade dos músculos lisos do trato respiratório por meio dos efeitos diretos de hormônios do estresse e da hiperventilação, que afeta os níveis de dióxido de carbono. Ela perguntou ao casal se eles estavam satisfeitos com o fato de a asma de Jo ser o regulador das tensões conjugais deles. Depois, ela explicou a Jo que seus pais viriam para uma consulta para conversar sobre os problemas deles, e lhe agradeceu por tê-los trazido. Ela disse que ele não precisaria continuar se sentindo indisposto para resolver os problemas dos pais.

O próximo, por favor...

A Sra. C está perto dos 60 anos e tem uma ficha volumosa. Ela fez oito grandes investigações sobre o intestino nos últimos 15 anos e consulta com bastante frequência em decorrência da síndrome do colo irritável. Quando o médico de família decidiu fazer uma avaliação antes da nona investigação, ela prontamente concordou em conversar sobre seu genograma. Revelou-se que sua mãe havia morrido de câncer quando ela tinha acabado de dar à luz o primeiro filho "e, você sabe, foi quando começaram as dores". Quatro irmãos da sua mãe tinham morrido jovens de câncer, dois de câncer de colo. Ela tinha uma tia de 80 anos. O lado da família do marido tinha uma história de tristezas semelhantes. O irmão gêmeo dele tinha morrido de leucemia, e outro irmão, em um acidente de trânsito. O seu marido havia sobrevivido a um sério infarto agudo do miocárdio havia cinco anos "e, meu Deus, isso trouxe a dor de volta". Uma investigação mais minuciosa revelou que recentemente uma amiga próxima havia morrido e seu filho tinha se mudado para o exterior. Ela não teve nenhuma dificuldade em fazer a ligação, e estava surpresa que ninguém havia lhe perguntado sobre a sua história de família antes. O médico de família decidiu fazer reavaliações planejadas do colo e ela decidiu que preferia vir e falar sobre os sentimentos se a dor voltasse. A média de consultas dela baixou. Ela comentou que era como se o seu corpo tivesse enfrentado a dor de perder a mãe porque ela não podia se entregar para isso com as exigências de cuidar de um bebê pequeno. A mãe tinha entrado no corpo dela para ser reacordada cada vez que uma perda real ou ameaçadora acontecia. Foi interessante que, quando seu filho foi diagnosticado precocemente com câncer intestinal, sua média de consultas não aumentou e ela enfrentou a situação muito bem.

Um anestesista e especialista em dor crônica recentemente apresentado às ideias sistêmicas disse: "É como se a família entrasse no corpo – e que lugar desconfortável para uma família estar – para a família e a pessoa." Como poderia ter sido diferente para a Sra. C se o seu médico de família tivesse feito a ligação mais cedo?

Histórias dolorosas

A dor crônica em suas várias formas é o pilar da APS, seja ela na forma de dor na coluna, dores nas juntas, artrite reumatoide ou enxaqueca recorrente. É interessante especular sobre as razões para isso a fim de evitar que, como profissionais de APS, passemos os dias com lentes biomédicas que falham em ver a experiência sentida pela pessoa. Os médicos de família talvez sintam que precisam desviar de muitas histórias de dor como forma de autoproteção contra o esgotamento, ou eles talvez acreditem que é papel do médico diagnosticar e prescrever, e que é papel da pessoa aceitar viver com isso. Os médicos, em específico, têm uma crença de que é papel deles fazer as pessoas melhorarem; pessoas que não melhoram desafiam essa crença e podem fazer o médico de família sentir-se impotente e desnecessário. A dor crônica vem com duas características principais em APS: dor constante e dor de tipo recidiva, com um espectro de episódios entre dores. A pessoa e a família com dor crônica podem ter um relacionamento primário ou secundário com a dor (Mason, 2003). Se o relacionamento é primário, suas vidas giram em torno da dor. Se é secundário, então a dor é parte das outras coisas que eles fazem no cotidiano de suas vidas. Às vezes, a natureza da dor pode ser tal que, apesar de tentativas individuais e de parceiros de ter uma relação secundária com ela, a dor continua primária, em primeiro plano. Porém, Mason (2003) sugere que existe uma diferença entre um episódio de dor ser visto no contexto de um relacionamento secundário com a dor e um episódio de dor que é visto no contexto de um relacionamento primário com a dor (após Pearce e Cronen, 1980). Desse modo, às vezes pode ser útil fazer perguntas sobre a pessoa e o parceiro que abordem o relacionamento deles com esses episódios.

O barulho que se encontra do outro lado do silêncio*

"Não que essa surpresa interior de Dorothea fosse algo muito excepcional: muitas almas, na sua nudez jovem, são jogadas entre as incoerências e deixadas para 'encontrarem a si mesmas' no meio delas, enquanto seus anciãos realizam suas atividades. Também não posso supor que quando a Sra. Casaubon é descoberta em uma crise de choro, seis semanas após seu casamento, a situação seja considerada trágica. Um pouco de desânimo e fraquezas do coração diante do novo futuro real, que substitui o imaginário, não é raro, e nós não esperamos que as pessoas sejam profundamente comovidas por aquilo que não é raro. Este elemento de tragédia que se encontra no próprio fato da frequência ainda não se moldou à emoção grosseira da humanidade; e talvez nossas molduras nem pudessem suportar muito. Se tivéssemos uma visão aguçada e um sentimento de toda a vida comum, que seria como ouvir a grama crescer e o bater dos corações dos esquilos, nós deveríamos morrer com o barulho que se encontra no outro lado do silêncio. Assim, os mais rápidos entre nós caminham sem rumo cheios de ignorância."

George Eliot, Middlemarch, Capítulo 20 (Dorothea, após seu casamento e lua de mel com o terrível Dr. Casaubon)

---

* The roar that lies the other side of silence: not that this inward amazement of Dorothea's was anything very exceptional: many souls in their young nudity are tumbled out among incongruities and left to 'find their feet' among them, while their elders go about their business. Nor can I suppose that when Mrs. Casaubon is discovered in a fit of weeping six weeks after her wedding, the situation will be regarded as tragic. Some discouragement, some faintness of heart at the new real future which replaces the imaginary, is not unusual, and we do not expect people to be deeply moved by what is not unusual. That element of tragedy which lies in the very fact of frequency, has not yet wrought itself into the coarse emotion of mankind; and perhaps our frames could hardly bear much of it. If we had a keen vision and feeling of all ordinary human life, it would be like hearing the grass grow and the squirrels' heart beat, and we should die of that roar which lies on the other side of silence. As it is, the quickest of us walk about well wadded with stupidity. George Eliot, Middlemarch, Chapter 20 (Dorothea after her marriage and honeymoon with the dreadful Dr Casaubon)

O próximo, por favor...

Médico de família [para o Sr. M e sua esposa]: Quando esses episódios são tão doloridos que fica difícil manter a dor no plano secundário e ela permanece no primeiro plano, como vocês dois veem essas circunstâncias?

Sr. M (na casa dos 40 anos e sofrendo com dor crônica): "Bem, às vezes apenas digo a mim mesmo que estou muito cansado para fazer qualquer esforço. Eu nunca me entregava à dor, mas depois comecei a ver de forma diferente. O que vejo, agora, é que existe um entregar-se de forma negativa e um entregar-se de forma positiva. Sei que tento lutar contra a dor, não deixá-la me dominar. Então, se eu me entregar à dor algumas vezes, sei que não vai acontecer muitas vezes. Isso é se entregar de forma positiva. Mas se eu sempre me entregasse de forma que isso me dominasse, isso seria entregar-se negativamente."

Sra. M: "Ele está certo. Ele não costuma se entregar à dor, então, quando se entrega, sei que deve estar muito ruim. Mas se eu achasse que ele estivesse se entregando demais, eu teria uma conversa com ele, porque isso não seria bom para ele nem para mim. Nós acabaríamos brigando."

A dor crônica com frequência é estrutural, está sempre presente, e precisa ser administrada como parte de cada dia da vida. Tem significado para a pessoa e para cada membro da família. Se há uma relação primária com a dor, pode-se desenvolver uma dança da família em torno da dor, que pode fazer a dor parecer irreal porque ela tem uma função aparente para a família. A unidade de saúde e a família podem ficar presas em uma forma de relacionamento que não ajuda e é cansativa, os arquivos ficam mais volumosos e ninguém fica aliviado.

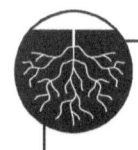

Relacionamentos dolorosos (após Mason, 2003)

1. A falta de equilíbrio entre as crenças da pessoa e de seus próximos sobre a administração da dor pode diminuir ou acentuar as dificuldades de administrar a dor.
2. Roteiros antigos (família de origem) e mais novos sobre enfrentamento de diversidade, tanto para as pessoas com dor como para as pessoas próximas a ela, tendem a auxiliar ou limitar a administração efetiva da dor.
3. A dor é uma questão tanto de relacionamento como individual. Pode ser mais bem administrada com bom trabalho em equipe e sendo proativo engajando sistemas de apoio social.
4. Existem incertezas e preocupações sobre o futuro e a condição de saúde tanto para a pessoa com dor quanto para seus próximos. Elas precisam ser ouvidas.

O próximo, por favor...

Jo, de 28 anos, tem dores na pele da parte superior do corpo o tempo todo, sendo pior na cabeça. Ele mora em casa com os pais e tem essa dor há oito anos. Recentemente, a dor ficou tão aguda que ele tentou se matar e foi internado em uma unidade psiquiátrica por uma semana, o que ele odiou, especialmente porque não conseguiram achar uma medicação que parasse a dor. Ele era um consultador frequente. Tinha consultado a enfermeira e foi encaminhado para psicoterapia breve, mas sem sucesso. Um dos médicos de família pediu à enfermeira que se reunisse com ele em conjunto com a família. Eles disseram que fariam qualquer coisa para que a dor melhorasse e para se sentirem melhor como família. A enfermeira disse que não tinha certeza se poderia ajudar com a dor, mas que ela talvez pudesse ajudá-los, como família, a viverem melhor. Ela perguntou se eles gostariam de tentar fazer um trabalho em família e ver se isso seria útil para eles. Os pais e o filho concordaram. O pai era paciente assíduo, com ansiedades relacionadas ao trabalho e dores no peito. A mãe tomava antidepressivos. A enfermeira decidiu tratar essas informações como confidenciais e esperar que as histórias surgissem, pois ela não conhecia ninguém desta família. Ela se perguntava por que Jo ainda não havia saído de casa.

Para ajudar a enfermeira a conhecer melhor a família, eles concordaram em fazer um genograma. O pai era filho único, e a mãe dele teve um natimorto antes de engravidar do pai de Jo. Ela era uma mulher muito autoritária, que controlava tudo o que o filho fazia até o dia em que morreu, 10 anos atrás, um ano depois da morte do marido dela. O pai de Jo ficou visivelmente com lágrimas nos olhos neste momento. Ele se ateve pensando sobre como o natimorto poderia ter afetado o seu relacionamento com a mãe e tornado difícil para ela desprender-se quando chegou a hora dele sair de casa. A mãe de Jo descreveu sua própria família como não sendo muito próxima e falou sobre um sentimento de não saber o que seria da vida dela quando o filho saísse de casa. Ela parecia muito triste. Jo disse que, na verdade, ele sempre tinha sentido que seus avós eram seus pais reais, e que ele tinha se sentido tão triste quando eles morreram, mas que ninguém tinha notado, nem mesmo quando seu cachorro de estimação morreu. Ele achava que seu pai tinha começado a beber naquele momento. A enfermeira respondeu que eles haviam tido alguns eventos de vida tristes, que tinham formado suas ideias de como as pessoas podiam ou não sair de casa. De alguma forma, esses eventos tristes tinham feito as pessoas pararem de pensar que elas podiam ter um futuro, ou mesmo desfrutar da vida no presente.

A segunda consulta envolveu mãe e filho. Eles relataram que o pai era um homem diferente, tinha dado um sentido à vida, e estava mais sensível com relação ao filho. Surgiram mais detalhes sobre a bebida e o medo de violência. Ele tinha parado de beber como resultado da internação hospitalar de Jo – o pai sentiu-se culpado por tudo. A mãe admitiu ter depressão recorrente, o que surpreendeu o filho, até que ele ligou isso ao fato de ter mantido a dor em segredo por quatro anos. Ele lhe disse que ela precisa "ter uma vida própria" e lembrou-a de coisas que costumava fazer. Ele decidiu não comparecer à próxima sessão pois "a mãe é quem precisa de ajuda agora". No decorrer das próximas consultas, a mãe de Jo foi ajudada a tomar a frente da própria vida novamente e a procurar maneiras para que as mudanças que a família tinha feito pudessem ser consolidadas de forma que fosse impossível recair. Jo relatou que a vida em família estava completamente diferente mas que a enfermeira estava certa e que a dor não havia melhorado nada. Porém, o fato de a vida familiar ter melhorado ajudou-o a conviver com a dor.

Ao refletir sobre este caso em uma supervisão, a enfermeira disse ter se sentido muito frustrada porque a dor não havia melhorado, pois ela tinha tanta certeza que havia identificado os antecedentes psicológicos da dor com a perda dos avós e do cachorro. Isso era duplamente desafiante para ela, porque, como enfermeira, ela queria fazer a dor dele melhorar e tinha uma profunda convicção de que tudo era psicológico. Ela passou um tempo se questionando sobre a experiência de uma pessoa que encontra profissionais que possuem crenças profundamente enraizadas sobre seus poderes mágicos e ideias fixas sobre as causas dos sintomas. No curso de cinco consultas, cada uma de 30 minutos, eles mudaram, como família, de um relacionamento primário para um relacionamento secundário com a dor.

EU NÃO CONSIGO ENGOLIR ISSO, NÃO PASSA PELA MINHA GARGANTA – TRANSTORNOS DA ALIMENTAÇÃO E ENFRENTAMENTO

O próximo, por favor...

Sarah ficou anoréxica com 15 anos. Ela se lembrava do momento em que parou de comer bem. Ela estava sentada em um ônibus indo para a escola e sentindo-se ansiosa porque precisava fazer uma apresentação para a turma naquele dia. Ela sentiu um aperto no peito e pensou que não conseguiria engolir nada. Ela parou de comer e rapidamente sentiu-se confiante em administrar isso. O médico de família perguntou: "Suponha que alguém tivesse explicado a você naquele dia sobre como a adrenalina e a ansiedade causam espasmos no esôfago das pessoas. O que poderia ter acontecido de diferente?" Ela parecia melancólica e disse que tudo teria sido muito menos complicado se ela tivesse entendido melhor como o corpo dela funcionava.

Estratégias de enfrentamento

Este é um exercício que se mostra útil se executado em cenário de oficina. Escolha uma estratégia de enfrentamento – conforme descrito neste capítulo. Em grupos de quatro ou cinco pessoas, crie uma família com um profissional de equipe de atenção primária. Escolha um tipo de estresse – luto, princípio de diabetes, problemas com drogas ou álcool. Tenha uma conversa de cinco minutos sobre esse estresse, usando apenas uma estratégia de enfrentamento para discutir qual será o próximo passo da família. Pare e reflita sobre os aspectos positivos e negativos de conversar sobre isso. Repita isso, dessa vez usando uma estratégia de enfrentamento diferente. Repita com membros da família usando estratégias de enfrentamento diferentes. Tente criar um cenário de "lavação da sujeira", com uma mãe que cuida das necessidades emocionais de todos.

Transtornos da alimentação poderiam ser descritos – ou construídos – como outra variação dos transtornos de somatização. No começo, eles podem surgir a partir de uma situação de sofrimento na família, e talvez da má compreensão sobre o funcionamento do corpo.

Em ambos os casos, uma preocupação entrou no corpo. As pessoas e as famílias gostam de saber como o corpo funciona, como no caso de Sarah. Elas gostam de saber sobre os efeitos da adrenalina e da hiperventilação nos músculos lisos. Elas querem aprender sobre a adrenalina e como ela produz reações de fuga, luta ou medo. Elas sabem o que estão administrando quando sabem os detalhes, e têm uma grande sensação de conquista ao controlar seus corpos e vidas. Muitas das dificuldades não seriam tão grandes talvez, se fossem explicadas em detalhes mais cedo, e crises poderiam ser evitadas, como foi, sem dúvida, o caso de Jane, que será apresentado a seguir.

Os profissionais de APS podem fazer uma enorme diferença nesta área. Como em qualquer outra área de dificuldade, problemas de alimentação não começam com anorexia ou bulimia já maduras. Eles têm que começar pelo início, com alguma alteração no modo como a pessoa se relaciona com a alimentação, ou com o peso, ou com a imagem do corpo. As mudanças fisiopatológicas e os padrões comportamentais familiares e pessoais enraizados, de que tanto se fala como característicos da anorexia ou da bulimia, muitas vezes não são observados cedo, quando novos passos podiam ser tentados, mas não "fixos" ou previsíveis. Nesta fase inicial, uma intervenção no tempo certo, com uma lente sistêmica, pode ser extremamente útil.

O próximo, por favor...

Jane, de 16 anos, foi levada à sua médica de família pela mãe porque seu período menstrual tinha parado havia três meses e ela tinha perdido muito peso. A unidade de saúde conhecia bem a família, pois as três filhas e a mãe eram consultadores frequentes. O pai era cadastrado em uma unidade diferente. A possibilidade de gravidez foi veementemente negada e não parecia haver nenhuma evidência de problemas hormonais. A médica de família decidiu tomar coragem e convidou toda a família a comparecer por uma hora. Ela explicou ao casal cético como isso representava em torno de 10 minutos para cada membro da família, que não era nada fora do comum para aquela família em uma semana.

A sessão em família não precisou de muita contribuição da médica de família, já que o pai finalmente disse que sabia por que eles todos estavam ali. Era porque Jane estava se sentindo estressada porque dormia ao lado do quarto onde a sua irmã dormia com o namorado, e ela não conseguia deixar de escutá-los a noite inteira. Jane sabia que seus pais não aprovavam isso. Depois desta sessão, a irmã da Jane saiu de casa e mudou-se para o seu próprio apartamento. Jane começou a comer de novo, a sua menstruação voltou, e 18 meses mais tarde ela retornou, pedindo para tomar pílula anticoncepcional. As médias de consultas para as quatro mulheres caíram durante este período.

A QUESTÃO DA PERMISSÃO

Ao longo deste livro, estamos estimulando você a investigar além do sintoma e do indivíduo, a colocar a história em contexto e a ser curioso e questionador sobre o contexto. É importante buscar permissão para isso, ter explicações para o porquê de você querer perguntar sobre outros aspectos da história. "Saber quem está à sua volta para apoiá-lo me ajudaria muito a entender o que você está passando." "Você se importaria se eu perguntasse um pouco mais sobre o que outras pessoas na sua família pensam sobre o seu problema?" Ou, usando o sintoma como um caminho para o contexto: "Na primeira vez que você teve angina, o que o seu parceiro fez? E agora que você tem sentido dor há três anos?"

Esta questão da permissão é delicada. Se as pessoas não fizeram as conexões por si, elas podem ficar perplexas pelo seu interesse em investigar o contexto. Porém, normalmente é bem fácil explicar aonde você quer chegar e você, muitas vezes, vai descobrir que as pessoas estão muito mais "em sintonia" com as conexões do que você. No entanto, tenha cuidado para que você tenha a permissão, e observe quaisquer pistas de que você possa estar se aproximando do limite do território do permissível (Zigmond, 1978).

Muitas pessoas estão satisfeitas e são capazes de administrar as próprias crises sozinhas. Mas existem circunstâncias em que vale a pena pelo menos pensar em ser mais ativamente envolvido:

- Grandes crises agudas
- Ataques do coração
- Doenças graves ou ameaçadoras à vida

Circunstâncias nas quais parece que a adaptação e o enfrentamento estão um pouco inadequados podem incluir:

- Duração inesperada da doença ou falta de recuperação esperada
- Níveis de engajamento ou desengajamento atípicos de outros membros da família
- Sintomas psicossomáticos no cônjuge ou nos filhos
- Não observância das recomendações médicas
- Sentimentos intensos de culpa, irritabilidade, desespero e preocupação
- Evitar falar da doença/negação/segredo

AS ESTRATÉGIAS DE ENFRENTAMENTO E OS PROFISSIONAIS – ESGOTAMENTO OU EXCITAÇÃO?

Não são apenas as famílias que usam estratégias de enfrentamento: os profissionais também o fazem. Algumas delas são nossas próprias estratégias, e outras são induzidas pelas exigências da pessoa e da família. As pessoas de que cuidamos esperam uma variedade de respostas de nós.

Esta médica de família lembrou do surgimento da base de evidência para diferentes estruturas de personalidade e a sobrevivência ao câncer, mas ela não conseguia pensar em uma forma hábil de introduzir estas ideias. Talvez as seguintes perguntas pudessem ter ajudado:

- "Vamos supor que vocês dois se tornassem muito positivos com relação a este câncer e às suas chances, e se esquecessem de pensar tanto sobre o assunto. Isso traria benefícios para vocês?"
- "Às vezes, parece que temos conversas bastante deprimentes sobre o seu câncer. Vamos supor que um dia eu tivesse recebido um relatório otimista de um oncologista e estivesse muito positiva com você. Como seria isso?"
- "Vamos supor que um de vocês decidisse, antes do outro, assumir uma postura positiva sobre tudo isso. Como seria ter duas visões diferentes na casa? O que outros membros da família diriam?"

O próximo, por favor...

Duas mulheres com cirurgia de mama marcada em função de tumores malignos tinham exigências bem diferentes dos profissionais que elas encontraram. Uma queria uma abordagem otimista, apenas com a quantidade de detalhes que ela quisesse perguntar ao médico. Ela disse que ela e o marido não podiam enfrentar isso de outra maneira, porque eles haviam acabado de se mudar para aquele local, e tinham várias outras coisas para enfrentar, como, por exemplo, a adaptação dos filhos em novas escolas. Esta solicitação era um tanto difícil para a médica de família, que sentiu muita pena, tendo aquela pessoa de enfrentar tantas demandas simultâneas. Ela também se sentiu desconfortavelmente nervosa, tendo que falar com excesso de otimismo com aquela pessoa. Ela se perguntava como era isso para os filhos nesta família, e em consultas subsequentes fez algumas perguntas:

- "Como você vai saber quando chegou o momento de enfrentar isso tudo de uma maneira diferente?"
- "Como você saberia que seus filhos não foram afetados de maneira diferente de você? Quem pode ser a melhor pessoa para eles conversarem? Você, seu marido, professores, amigos, outros familiares?"

A outra pessoa era quieta e meticulosa. Ela queria estar envolvida em todos os pensamentos e decisões com seu marido, igualmente melancólico. A médica de família sentia-se bastante deprimida ao falar com essa pessoa e começou a se preocupar com esta abordagem ponderada, permitindo que as células cancerígenas invadissem o corpo da mulher. (Como você pode observar, os médicos são tão influenciados por suas próprias ideias como pelas ideias da pessoa!) Ela se viu pensando sobre como os sistemas imunológicos de diferentes pessoas são afetados pelas atitudes delas.

As equipes, atualmente, dividem o trabalho quando tratam de doenças emocionais: enfermeiras, médicos de família e psicólogos nos dias de hoje atuam, todos, em APS e possuem sessões especializadas que ajudam a distribuir a carga de trabalho. Essa forma de trabalhar pode ter a vantagem de diminuir o estresse de ouvir o sofrimento, mas pode ter a desvantagem de dissociar o profissional da jornada emocional da pessoa que consulta. A menos que seja administrado de forma construtiva e responsável, permitindo ao profissional continuar trabalhando e encaminhar ou colaborar com outros profissionais com conhecimentos especializados, esse processo de dissociação pode reduzir o sistema imunológico da equipe de APS, permitindo que o estresse afete o espírito da equipe. No pior dos cenários, pode levar à atenção precária à pessoa e também ao esgotamento dos profissionais.

Dividir a carga

Pense sobre sua unidade de saúde.

- Quais as três declarações que a unidade de saúde pode fazer sobre sua própria atitude em relação ao trabalho?
- Que estratégias de enfrentamento são usadas, enquanto equipe, para administrar o estresse do trabalho? Quem está mais propenso a ficar deprimido?
- Quem administra o trabalho com animação?
- Que profissionais faltam o trabalho por estarem doentes com dores físicas?
- Quem, na unidade de saúde, recorre ao álcool?
- Quem finge que as coisas estão bem quando os outros dizem que não estão?
- Quem, na unidade de saúde, lava a sujeira dos outros?
- O quão flexíveis são todas essas estratégias de enfrentamento, tanto individuais e de grupo?
- Com que frequência existem vítimas, perseguidores e salvadores por perto?

12

Raízes, tronco, folhas, frutos e sementes: colocando tudo junto

> **Este capítulo abrange:**
> - Uma caixa de ferramentas de ideias para mudar sua própria prática clínica
> - Como cultivar as sementes em toda a equipe de Atenção Primária à Saúde (APS)
> - A importância de desenvolver a organização e você mesmo
> - Trabalhar com organizações
> - Os 101 usos de um profissional sistêmico em APS!
> - (Não muito mais!)

FAZER ACONTECER NA PRÁTICA – UMA CAIXA DE FERRAMENTAS DE IDEIAS

Esperamos que você chegue neste capítulo cheio de entusiasmo pela maneira de pensar e consultar que estamos propondo. O seu entusiasmo irá levá-lo longe para atingir mudança na forma como você e sua unidade de saúde trabalham. Impressiona-nos como simplesmente ainda estar "vivo" para a riqueza de uma consulta é, muitas vezes, o fator crucial. De certa forma, não importa que teoria ou técnica atualmente lhe interessa – programa de neurolinguística, terapia cognitivo-comportamental, terapia focada em solução, consulta centrada na pessoa ou prática sistêmica – é o fato de você ainda estar interessado que conta! Sabemos, com base em extensa pesquisa e diferentes perspectivas, que o que mais conta são consultas atenciosas, ouvintes e respeitosas com as pessoas que você vê (Silverman et al., 1998). Se este livro simplesmente o ajudou a "ficar vivo", "curioso" e "atencioso" em seus encontros com pacientes, nós alcançamos alguma coisa.

A PRÁTICA SISTÊMICA FAZ A DIFERENÇA

Todavia, também achamos que as ideias específicas e formas de trabalhar das quais falamos têm importância tanto para você como para as pessoas de que cuida. Estamos entusiasmados para que você não apenas as ache interessantes, mas também encontre meios para que elas façam parte da sua prática profissional diária. E mudar o seu estilo de fazer consultas é muito mais difícil.

Vocês são todos extremamente ocupados. Quem trabalha no século XXI, sobretudo na Europa e nos Estados Unidos, mas talvez em outros lugares também, trabalha mais intensamente e por mais horas do que já se trabalhou no passado. E isso, com certeza, é verdade em atenção à saúde e em APS. A APS não somente está corretamente concebida, no Reino Unido pelo menos, para oferecer acesso universal e aberto, e portanto é um trabalho essencialmente dentro do cenário de reação, mas também estamos sendo estimulados a planejar a atenção pró-ativa, baseada na população, bem como estar no centro do trabalho de elaborar e contratar serviços, embora com outras agências parceiras. As tarefas que recaem para a equipe de APS e para os seus membros são apenas ligeiramente semelhantes àquelas vivenciadas pelo autor mais velho deste livro quando ele entrou na prática clínica nos anos 50!

Porém, as tarefas centrais de ver, ouvir, estar com e fazer pelas pessoas e suas famílias são as mesmas. Então como, quando há tanto para fazer, podemos aprender a fazer alguma coisa de maneira diferente? É certamente um desafio e não há dúvida de que isso vai levar tempo. Tempo suficiente para ler este livro, tempo suficiente para pensar, e tempo suficiente para praticar algo diferente e para refletir sobre os resultados. Isso parece muito tempo, mas a boa notícia é que já praticamos ver pessoas, talvez de 20 a 40 vezes por dia. Então, é possível praticar pequenos passos repetidamente, até mudar o modo-padrão de prática clínica e incorporar o novo comportamento.

MUDAR A FORMA COMO VOCÊ TRABALHA

Talvez o primeiro passo seja estar consciente sobre o que você faz atualmente; na verdade, separar tempo para pensar sobre como você se comporta ao atender pessoas no momento presente. Em especial, observe como você se comporta quando está sob pressão, atrasado, em uma tarde de sexta-feira quando você sabe que tem uma reunião para ir – o modo-padrão de prática clínica. É nesse momento que você reconhece os comportamentos profundamente enraizados que aprendeu antes – na sua família de origem, na sua cultura, na sua escola e talvez, mais significativamente, na forma como foi treinado profissionalmente. Muito deste treinamento foi estabelecido em cenário especializado, com pacientes individuais "extraídos" das tramas de suas vidas, vistos em crises ou sob pressão.

O modo-padrão, ou o que os norte-americanos chamam "trabalhar no nível do músculo da memória" – no qual há pouca interferência consciente entre percepção e comportamento consequente – normalmente é um pensamento que possui suficiente causalidade linear, muitas vezes ignorando os detalhes que não encaixam, jogando as histórias das pessoas em modelos de explicação preestabelecidos e em categorias de diagnóstico. O modo-padrão é seletivo na sua curiosidade e no questionamento, com um conjunto de hipóteses já prontas. O modo-padrão pula do problema para a solução com facilidade. Ele é crucialmente importante, pois muito do nosso trabalho tem de ser feito neste nível. Ele provavelmente salva nossas vidas como profissionais e, às vezes, com certeza, salva vidas de pessoas. Mas também pode nos limitar e certamente dificulta novas aprendizagens.

Os profissionais mais experientes já trabalharam muito para ajustar e monitorar as configurações dos seus modos-padrão. Por exemplo, você pode ter aprendido a esperar mais tempo antes de interromper uma pessoa no início de uma consulta. O tempo médio em um estudo norte-americano foi de 18 segundos desde o início da história de uma pessoa até a primeira interrupção do médico. A maioria das pessoas leva menos de dois minutos para terminar, se isso lhes for permitido (normalmente revelam tanto as razões para comparecerem, como, muitas vezes, a solução para as suas dificuldades dentro deste tempo). Muitos profissionais britânicos seguem o *IPE*, o mantra do Royal College of General Practitioners – obter as **I**deias, **P**reocupações e **E**xpectativas dos pacientes[*] – como uma configuração do modo-padrão.

Diferentes grupos profissionais possuem diferentes modos-padrão, e com frequência não percebem que estes lhes são únicos. Muitas das dificuldades de relacionamento entre profissionais encontram-se no fato de não se falar abertamente sobre esses modos específicos de trabalhar e funcionar.

Como podemos incorporar uma nova forma de fazer e pensar ao modo-padrão, e como podemos tirar do chapéu diferentes formas de trabalhar que servem a situações específicas? Esperamos que as diferentes ideias e habilidades propostas neste livro ajudem a desenvolvê-lo como clínico sistêmico. Você já mostrou um interesse em desenvolver suas habilidades de comunicação ao escolher este livro. O que você acha de comprometer-se um pouco com as ideias? Talvez você possa garantir que isso seja discutido na sua avaliação de desempenho ou no seu plano de desenvolvimento pessoal ou plano PREP,[**] para que isso não se torne um segredo e, subsequentemente, um segredo destruído! Assim, existe um fórum

---

Configurações do modo-padrão

Divirta-se, seja sozinho, ou na próxima reunião da unidade de saúde, ou evento de aprendizagem: identifique características do seu próprio modo-padrão e tente adivinhar as características dos outros membros da equipe.

Uma forma de ajudá-lo a identificar as configurações do seu modo-padrão é tentar manter um pouco do seu cérebro/consciência/bom-senso fora ou "fora de posição" em relação à consulta. Isso é uma arte ou habilidade que precisa ser aprendida. É semelhante a pensar no processo em vez de no conteúdo (Neighbour, 1987).

---

[*] N. de T.: Em inglês, ICE – Ideas, Concerns and Expectations.
[**] N. de T.: No Reino Unido, são os padrões de educação e prática profissional a serem mantidos por profissionais como enfermeiros e parteiras após o seu registro profissional – estabelecidos pelo órgão regulador.

para decidir o que você quer alcançar ao longo do próximo ano e um fórum para apresentar os resultados.

Os profissionais treinados em enfoque na solução podem escrever uma carta para eles mesmos começando: "Daqui a um ano, quando eu me der um A por aprimorar minhas habilidades sistêmicas, terei alcançado..." (coloque pelo menos três coisas que você vai fazer). Lembre que a sua nota A é por melhorar a sua prática, não para medir um inatingível padrão-ouro praticado pelos terapeutas familiares mais experientes do país (Zander e Zander, 2000)!

TRABALHAR NA FAMÍLIA DE ORIGEM

Fazer seu próprio genograma irá mostrar padrões que você talvez possa reconhecer em famílias de que gosta ou acha desafiantes. Você terá mais clareza sobre "famílias desencadeadoras" ou pessoas que "acionam seus botões", que podem chateá-lo ou fazê-lo se comportar de maneiras que não são características (Hardy e Laszloffy, 1995). Trabalhar com questões da sua própria família de origem, seja sozinho, com um colega de confiança, ou em supervisão formal, pode ser uma forma muito útil de examinar algumas das ideias de crenças e comportamentos não falados que você traz consigo para o consultório. Profissionais de APS são, talvez, únicos em fazer enormes quantidades de "trabalho" de saúde mental em suas vidas profissionais quase sem supervisão ou apoio externo. Trabalhar nas famílias de origem pode ser um começo.

Estabelecer os problemas dos ciclos de vida pelos quais você e sua família estão passando pode ajudar a explicar por que adolescentes aparecem com frequência na sua porta, ou mulheres mais velhas perguntam se você vai ser uma daquelas médicas que ficam na profissão ou se encontra investigando as pessoas que atende sobre a melhor forma de enfrentar o processo de envelhecimento! "Médico, cura-te a ti mesmo" vem em mente!

Depois de praticar consigo, você poderá se ver tendo conversas sobre o ciclo de vida com a enfermeira, sobre seus filhos adolescentes, ou noites maldormidas com pais doentes, e, na sua mente, você constrói genogramas sempre que "fala sobre família". Isso tudo, então, leva-o a fazer um genograma com uma pessoa, tropeçando no início, mas obtendo confiança ao fazer mais. Algum tempo depois, fazer genogramas pode começar a ficar incorporado na sua "memória muscular", e então você começou o processo de "nunca mais ser o mesmo". Ideias sistêmicas são transformadoras.

Você talvez note que, ao começar a fazer mais perguntas sobre tarefas transitórias de ciclo de vida, as pessoas comecem a lhe dar respostas como: "Você realmente chegou rápido ao ponto, doutor", ou "Você sabe do que está falando, não é, enfermeira?" Esse tipo de resposta estimula mais aventuras à segunda fase de fazer mais perguntas interessantes. Fazer isso com sucesso é mais desafiante e exige um pouco de disciplina, pois o modo-padrão cansado prontamente volta às perguntas médicas. Suspeitamos que o número de perguntas potenciais que apresentamos a você neste livro é, às vezes, impressionante. Então, a tarefa precisa ser fragmentada em pedaços administráveis. Pegue uma lista de três perguntas que você poderia facilmente fazer à maioria das pessoas e coloque-a na sua mesa. Ao longo de dois dias, pergunte à maior parte das pessoas, por exemplo, sobre o que outros membros da família têm a dizer sobre a doença delas, seja uma tosse ou um câncer. Uma enfermeira foi muito aberta sobre o fato de que mantinha o livro de perguntas circulares na gaveta. Ela dizia às pessoas: "Eu tenho um livro de perguntas maravilhosas na minha gaveta. Só vou dar uma olhada e ver se há simplesmente a pergunta certa para lhe fazer para nos ajudar a mover as coisas um pouco adiante." Sabemos que isso soa estranho, mas as pessoas são extraordinariamente tolerantes com os profissionais – elas realmente querem que você continue pensando e aprendendo, e elas conseguem reconhecer um resultado melhor quando veem um!

Ao ficar mais confiante em fazer mais perguntas interessantes, você, então, irá notar que frequentemente há mais de uma pessoa no consultório. Escolha apenas uma pergunta que você pode fazer sempre que isso acontecer. E, depois, veja o que acontece. Se ajudar, mude a pergunta, depois é mais provável que você utilize-a novamente.

A IMPORTÂNCIA DO CÍRCULO DE RETROALIMENTAÇÃO

É o círculo de retroalimentação que parece ser o mais importante de tudo. Se, como médico de família, você encaminha alguém para uma segunda opinião mas não recebe resposta (retroalimentação) sobre isso em seis meses, a chance de você aprender muito com esse exercício é limitada. Se, por outro lado, você conversa com um especialista no dia seguinte, pode nunca mais precisar encaminhar ninguém com a mesma pergunta – você aprendeu! Não é diferente com as ideias deste livro. Fique com elas na sua cabeça e elas nunca mudarão o que você faz; pratique-as, e há uma chance! Escute as respostas e responda às perguntas, e existem mais chances ainda.

É por isso que, ao longo do livro, nós oferecemos "Frutos" – listas e habilidades para levar para casa – para agir como recursos de memória na sua mesa, e "Sementes" – sugestões de exercícios e tarefas para você experimentar na prática real. Não há chance de que a média de germinação seja de 100%, você pode tentar apenas uma de cada duas sementes e achar apenas a metade delas útil, mas se você não tentar cultivar nenhuma delas, é improvável que você mude muito a configuração do seu modo-padrão!

ATÉ AQUI, MAS NADA ALÉM?

Neste ponto talvez você ache que estacionou. Parece que você entendeu a essência, tentou uma ou duas coisas, obteve alguns sucessos, mas nota que muitas vezes volta para o "modo antigo". Funciona bem, mas você gostaria de ter mais algumas daquelas perguntas no seu repertório, gerar mais hipóteses imaginárias, ter mais uma ou duas pessoas na sala.

Agora é o momento em que seria útil ter um "amigo" com quem falar sobre os seus experimentos. O seu amigo não precisa ser alguém que fez um curso formal de treinamento em terapia de família, ele pode simplesmente ser alguém que tem interesse em famílias e em melhorar a sua própria prática profissional. Com frequência, um profissional de saúde mental baseado na unidade de saúde preenche bem este papel. Seu amigo pode estar interessado em trabalhar lado a lado com você e envolver-se com a curiosidade que move todo o pensamento sistêmico. Isso é o começo da formação de um relacionamento de colaboração. Esses relacionamentos de colaboração, entre e dentro das organizações, são a base do sucesso do trabalho sistêmico. Por meio do relacionamento com seu amigo, você aprende sobre as coisas mais importantes de comunicar e questionar.

MUDAR SEU RELACIONAMENTO COM SUA EQUIPE

Com um relacionamento de colaboração, você sai com sua caixa de ferramentas em crescimento e entra para a equipe. Como o resto da equipe entenderá isso? Eles verão você e seu amigo como tendo uma boa aliança ou se sentirão ameaçados? Eles verão você como uma nova base para despejar os problemas que eles não conseguem ver? O que quer que aconteça, uma dança em equipe começa e pode ser capitalizada.

Antes de se tornar um pregador das suas próprias ideias e habilidades recém-formadas, mas ainda vulneráveis, é uma boa ideia fazer um balanço. O que você sabe sobre sua equipe? O que você sabe sobre a história e o desenvolvimento dela? O que todos eles sabem de cada um? É melhor não fazer suposições.

Compreender com quem você trabalha

Quantos de nós começamos um novo trabalho que consome a metade (se não mais) das nossas horas do dia e que nos dá o dinheiro de que precisamos para nos manter vivos, sem saber sobre a história de onde estamos entrando? Se o trabalho fosse considerado um casamento, como você entraria nele?

O império da atenção primária está crescendo, apesar dos medos iniciais de funcionários vinculados erodirem o território dos médicos de família. Uma unidade de saúde pode ser visitada por consultores, psicólogos, quiropodistas, fonoaudiólogos, para citar alguns. O desenvolvimento do papel do gerente da unidade de saúde coincidiu com uma profunda mudança no sentido de que o médico de família é o rei do castelo da APS. Isso também ocorre em um momento em que a enfermagem está adotando exigências de rigorosos protocolos de provisão de serviços, como, por exemplo, diabetes, asma e, em algumas áreas, sessões de atendimento para depressão. Os gerentes de unidades de saúde cada vez mais se com-

> **Colaboração em atenção primária**
>
> Muito já foi escrito sobre colaboração em atenção primária, especialmente entre generalistas e especialistas em saúde mental (Seaburn et al., 1996; Cummings et al., 1997; Blount, 1998). A maior parte desta literatura vem da América do Norte, onde os sistemas de educação separam o físico do mental mais claramente do que em qualquer outro lugar do mundo. Portanto, os pioneiros em tentar curar essa separação têm feito um trabalho muito animador e criativo, com toda uma organização dedicada a melhorar a colaboração – a Collaborative Family Health Care Coalition (http://www.CFHA.net).
>
> Adoraríamos lhes contar mais sobre esta área de prática, mas basta dizer que existe uma grande diferença entre um profissional de saúde mental usando uma sala no seu prédio – o que pode ser chamado "co-locação" ou "pacientes ambulatoriais em trânsito", e um profissional de saúde mental e você trabalhando juntos, usando consultas de corredor, trabalho conjunto, discussão de caso, e a mesma xícara de café.

portam como diretores-gerentes; os médicos de família, como diretores de empresas e alguns gerentes de unidades de saúde são sócios que partilham os lucros.

Essas mudanças são fundamentais para apoiar o papel dos médicos de família como médicos gerais, psiquiatras gerais e cirurgiões para pequenas operações, com as enfermeiras entrando para preencher a brecha da avaliação para doenças menores e autolimitadas, e fazendo boa parte do trabalho das sessões clínicas de atendimento à saúde da criança e de contracepção. Tais mudanças também criam dinâmicas potentes que podem silenciar a pequena voz sistêmica se ignoradas, mas podem ampliar satisfatoriamente a voz sistêmica se adotadas. Como conduzir isso?

Suponha que você tenha decidido assumir o papel do antropólogo da equipe e fazer perguntas sobre a história profissional e as mudanças que ela vivenciou. Ao obter todas essas informações, imagine uma escultura da equipe de atenção primária. Uma escultura é uma imagem congelada de uma equipe em um ponto do tempo. Para uma escultura combinar com ideias do ciclo de vida, você pode ter uma ponta da sala representando o passado e o outro extremo representando o futuro, com as posições dos profissionais determinadas pela quantidade de tempo que eles estão trabalhando na unidade e com cada profissional olhando em direção ao passado, presente e futuro. Essa escultura poderia ser feita com um facilitador sistêmico em um dia de atividades fora da unidade de saúde. É uma forma potente para que as pessoas dentro de uma equipe entendam qual é a posição delas naquela equipe. Se você fosse desenhar mapas dos relacionamentos da equipe dentro da APS e dos relacionamentos da equipe com outras organizações e agências, como eles teriam mudado no período de 1950 a 2010? E como podem mudar no futuro? Você também pode fazer um genograma da sua equipe de APS, ou os círculos de família – ou mesmo tentar desenhos de amebas. Todas estas técnicas podem ser utilizadas para investigar hierarquias e relacionamentos de equipe.

> ### O sistema de saúde britânico na "meia-idade"
>
> Vamos aplicar um pouco de teoria de ciclo de vida na APS. Pense sobre o que você sabe e sobre o que não sabe acerca de seu sistema de atenção à saúde, local e nacionalmente, sua história, hierarquia e disputas de poder.
>
> **Nascimento**
> O Serviço de Saúde Nacional "nasceu" em 1948 e, um ano depois, 80% dos médicos de família estavam trabalhando sozinhos, principalmente com a ajuda de suas esposas, que com frequência eram enfermeiras.
>
> **A família começa a se formar**
> Nos anos 60, o novo contrato revolucionou as unidades de saúde e a ênfase estava em vincular enfermeiras visitadoras e enfermeiras distritais contratadas pelas Autoridades de Saúde (Health Authorities, HAs). Em 1970, 75% das enfermeiras visitadoras e 68% das enfermeiras distritais tinham vínculo de trabalho. Nos anos 70 e 80, o papel da enfermeira foi desenvolvido, de 1.500 em 1977 para 18.000 em 1991.
>
> **Novos membros continuam sendo adicionados à família da prática geral**
> Em 1972, foram formados os grupos de Participação do Paciente. Em 1980, somente seis distritos não tinham serviço de enfermagem psiquiátrica comunitária. Até 1989, 80% dos médicos de família trabalhavam em grupo em unidades de saúde, com uma tendência a grupos cada vez maiores.
>
> **O poder de alguns membros pode estar levemente diminuindo**
> Os anos 90 foram a década do gerente de unidade de saúde, e também testemunharam uma explosão de aconselhamento à atenção primária.
>
> **O lema/crença orientadora da família da atenção primária pode estar mudando também**
> O século XXI viu o desenvolvimento da atenção pró-ativa para as pessoas com problemas físicos e mentais a longo prazo. O aumento da força potencial das organizações de atenção primária, o registro eletrônico e muitos outros desenvolvimentos, inclusive um número crescente de metas centrais.

O próximo, por favor...

Uma psicóloga foi solicitada a ajudar uma equipe de APS com três sócios, fazendo um trabalho de construção de equipe. A psicóloga conhecia a unidade havia dois anos, tinha auxiliado em alguns atendimentos e era vista como alguém que oferecia uma variedade de formas diferentes de trabalhar com a unidade de saúde. Ela decidiu fazer uma versão modificada do Método dos Círculos de Família com a equipe. A unidade de saúde havia passado por várias mudanças, com uma recepcionista sendo promovida a gerente no ano anterior e, como resultado disso, cada membro da equipe tinha dificuldade de definir onde estava na ordem hierárquica. Um dos sócios quis que alguém de fora da unidade, com experiência em negócios, tivesse sido indicado para o cargo de gerente em vez da recepcionista. Ele colocou a gerente abaixo dele hierarquicamente, enquanto os outros dois sócios a viam ao lado deles. As enfermeiras se viram mais abaixo na ordem das coisas, e ainda pareciam sentir que estavam lá para fazer o que o médico lhes pedisse. Parecia que este equilíbrio mudaria quando a equipe de atenção primária assumiu o gerenciamento das enfermeiras da unidade. Perguntas interessantes foram feitas:

- "Suponha que dentro de cinco anos a gerente estivesse no topo da hierarquia e tanto médicos quanto enfermeiras fossem seus empregados, quais seriam as vantagens e desvantagens disso?"

- "Se esse fosse o caso, seria mais ou menos fácil para médicos e enfermeiras se relacionarem como iguais?"

Estas e outras perguntas tornaram parte da dinâmica mais clara, estimulando uma discussão mais aberta.

Outra prática interessante para um dia de atividades fora da unidade de saúde ou mesmo uma reunião-almoço é chamada "Descrições de Trabalho". Isso parece ser muito básico, mas após termos escutado uma médica de família experiente dizendo em uma conferência que ela não poderia representar o papel de uma enfermeira visitadora porque não sabia o que uma enfermeira visitadora fazia, sentimos que com certeza essa atividade tem seu valor! Com os papéis em rápida mudança, os profissionais talvez precisem ser reapresentados uns aos outros de tempos em tempos. Com a velocidade do dia a dia na atenção primária, às vezes mesmo as apresentações nunca acontecem! Use um *flipchart* com títulos de um cargo em cada folha de papel (médico de família, gerente da unidade, enfermeira da unidade, assistente social, psicólogo, enfermeira distrital, recepcionista, secretária, ...) e peça aos participantes que escrevam uma descrição do trabalho e uma do tipo de formação que eles acham que as pessoas têm. Cada pessoa escreve uma frase em cada folha do *flipchart*, com exceção daquilo que se refere ao seu próprio trabalho. (Comentários irreverentes são permitidos!). O titular do cargo, então, tem de ler a descrição do seu trabalho e comentar sobre o que está errado e o que está faltando. Eles também podem ser convidados a falar sobre suas expectativas para o futuro. Em uma unidade de saúde, a pessoa mais afetada por este jogo foi a assistente social, que tendo participado da unidade por vários anos não tinha se sentido parte da equipe até aquele dia. Os funcionários estavam interessados na variedade de cursos de treinamento para aconselhamento que ela havia feito e ficaram curiosos em saber que tipos de encaminhamentos ela mais gostava de atender. Em outra unidade, toda a equipe tinha a percepção errada de que todas as enfermeiras tinham concluído especialização em APS. O jogo também abre o caminho para discussões sobre enfermeiras se sentindo sobrecarregadas pelos médicos de família que querem ECGs e exames de sangue urgentes. Os funcionários, muitas vezes, não sabem sobre interesses e habilidades uns dos outros.

MUDANÇA EM VOCÊ, MUDANÇA NA ORGANIZAÇÃO

O seu comportamento e a sua capacidade de desenvolver novas formas de prática profissional não estão apenas relacionados ao esforço que você faz para aprender novas habilidades. Também não estão somente relacionados à melhor compreensão da equipe com a qual você trabalha. Eles estão intimamente ligados à estrutura organizacional e ao funcionamento do local em que você trabalha. Mudar a forma como você trabalha muitas vezes requer mudanças na forma como a organização se comporta ou é projetada.

O próximo, por favor...

Um dos autores falava há anos sobre a importância de oferecer folhetos informativos às pessoas durantes as consultas. Ele conhecia a base de evidência mostrando que as pessoas muitas vezes reclamam sobre falta de informações, que elas absorvem apenas 30% do que o médico diz, que informação muitas vezes ajuda a aumentar a sensação de agente que está diretamente relacionada com melhora da saúde mental. E, apesar disso, ele notou que ainda não repassava a informação com a frequência que poderia. Ele parou um momento para refletir e percebeu que um dos limitadores era o tempo que levava para a impressora dele imprimir o folheto. Quando a pessoa e ele chegavam ao ponto na consulta em que se concluía que um folheto era uma boa ideia, normalmente faltava um minuto para o término da consulta. A impressora levava dois minutos para imprimir duas páginas. Solução – mudar para uma impressora mais rápida, *laser*! A distribuição de folhetos aumentou em 10 vezes!

De maneira semelhante, quando a unidade de saúde decidiu, como um todo, adotar um conjunto de folhetos sobre saúde mental e começar a usá-los com pessoas como uma forma de ajudá-las a se ajudarem, a dificuldade não foi em propiciar que todos aderissem à ideia, mas sim fazer a distribuição dos folhetos acontecer. Existem muitos passos entre ter o folheto em algum lugar dentro da unidade de saúde e ter o folheto certo nas mãos da pessoa certa, com o aconselhamento e o acompanhamento corretos. Isso exige várias mudanças organizacionais – folhetos em todas as salas, alguém encarregado de recolocá-los, uma sessão para ensinar sobre o conteúdo dos folhetos, e uma função programada no computador com a finalidade de melhorar o registro da atividade nova de forma que se possa verificar se realmente está sendo feito.

Vale a pena pensar sobre que mudanças na organização podem ajudá-lo a mudar e sustentar a mudança no seu próprio comportamento.

ENVOLVER OUTROS PROFISSIONAIS SISTÊMICOS

Neste ponto, a sua unidade de saúde sistêmica está ficando complexa! Talvez você esteja pensando em fazer uma sessão de atendimento a famílias, talvez você identifique problemas mais complexos e queira você mesmo trabalhar com eles. Encontrar um supervisor sistêmico pode ser útil. Existem muitos meios pelos quais isso pode funcionar:

- Discussão de caso com toda a equipe
- Supervisão individual
- Supervisão dos profissionais mais interessados
- Supervisão de médicos e enfermeiras nos seus próprios grupos profissionais
- Supervisão/colaboração ao vivo durante o horário de expediente do posto
- Colaboração na unidade de saúde com profissionais especialmente selecionados

> **Sementes milagrosas funcionando no sistema organizacional**
>
> Supondo que você transformasse um dia inteiro de trabalho da sua unidade de saúde para ser completamente "sensível à família", o que seria diferente?
>
> - Genogramas seriam o padrão e haveria um programa de computador adequado para desenhá-los ou digitalizar os genogramas confusos, porém úteis, que todas as pessoas desenham!
> - Você teria, na sala de espera, convites para os membros da família da pessoa comparecerem à consulta e os funcionários da recepção estariam bem informados sobre os benefícios disso.
> - Você teria cartões com registros das famílias.
> - Questões de confidencialidade estariam claras entre a equipe.
> - Uma enfermeira e um médico de família teriam um treinamento sistêmico introdutório – talvez consistindo de 10 sessões de duas horas em intervalos quinzenais. Estes dois estimulariam os outros a se unirem a eles em trabalho de colaboração. Outros membros da equipe teriam participado de treinamento sobre "sensibilidade com a família" para promover a conscientização. Todos os membros da equipe deveriam conseguir identificar estágios do ciclo de vida e ter um conhecimento básico do PPRACTICE.
> - Você pode estar pensando em fazer uma sessão especializada de atendimento à família (embora, neste ponto, cada dia na unidade de saúde se pareça com uma sessão de atendimento à família!).

- Consulta a reuniões de grupos de trabalho/grupos de proteção à criança
- Consulta sobre treinamento, especialmente sobre temas de saúde mental ou adaptação a doenças crônicas

A supervisão sistêmica em APS não precisa ser de uma hora para uma família! Pode-se fazer trabalho proveitoso em 10 minutos para cada família, cobrindo seis famílias em uma hora (talvez com uma consulta com o dobro da duração para um caso um pouco mais delicado).

> **O próximo, por favor...**
>
> Uma enfermeira com treinamento sistêmico estava ciente de que membros de uma família que estava sob seus cuidados estavam "colecionando profissionais". O pai tinha um problema com drogas relacionado a um transtorno de estresse pós-traumático subsequente ao período em que passou no exército na Bósnia-Herzegovina. Ele estava sendo acompanhado por um profissional da área de drogas e álcool e esperava encaminhamento para EMDR (Dessensibilização e Reprocessamento por meio dos Movimentos Oculares). A mãe estava deprimida e grávida, e por isso era atendida pelo médico de família, pela enfermeira visitadora, pela enfermeira obstétrica e pela enfermeira psiquiátrica da comunidade[*] (que achava que o encaminhamento para um psicólogo seria

---

[*] N. de R.T.: O sistema nacional de saúde na Inglaterra possui uma configuração que inclui enfermeiros com diversas especificidades de atuação.

uma boa ideia). A filha estava "ouvindo vozes" e era acompanhada por uma enfermeira psiquiátrica de comunidade da equipe do Serviço de Saúde Mental para Crianças e Adolescentes (Children and Adolescent Mental Health Service, CAMHS) que estava murmurando sobre questões de proteção à criança. Todos na família eram consultadores frequentes na unidade de saúde, muitas vezes marcando consultas para conversar com a enfermeira sobre o que estava acontecendo na vida deles, além de consultas com os três médicos associados da unidade de saúde. Na supervisão, pareceu que uma reunião da rede de profissionais seria uma boa ideia. A reunião criou uma estrutura mais clara para trabalhar com uma rede de profissionais minimamente suficiente, com a psicóloga fazendo trabalho de casal para investigar o impacto das heranças das famílias de origem na maneira atual de relacionamento deles como casal e com a rede de profissionais. Ela estaria em comunicação com a enfermeira da unidade, cuja tarefa era organizar a equipe de atenção primária de forma que apenas ela e um dos médicos desse consultas à família. A enfermeira visitadora e a enfermeira psiquiátrica comunitária do CAMHS deveriam trabalhar em parceria. O profissional da área de drogas e álcool não era necessário. O papel da enfermeira obstétrica foi definido como estritamente de atenção pré-natal, com quaisquer preocupações psicológicas sendo relatadas à enfermeira visitadora.

O próximo, por favor...
Uma unidade de saúde com cinco sócios requisitou facilitação sistêmica para discutir sobre um caso difícil com toda a equipe. A mulher era uma consultadora frequente e grande usuária dos serviços fora do horário do expediente. Ela estava grávida, seus filhos estavam no registro das crianças em situação de risco e seu marido teria que comparecer a uma audiência na justiça por agressão. Foram levantadas muitas questões relevantes e potentes sobre a segurança dos funcionários, confidencialidade e estrutura da rede profissional.

A equipe de atenção primária ainda não tinha adotado uma política sobre o gerenciamento de pacientes agressivos, e como se tratava de uma área rural, a questão não tinha sido significativamente levantada entre o grupo dos agentes de saúde, que apenas recentemente havia criado o cargo de líder da equipe. A agente de saúde tinha pensado que ela era uma "fraca" por ter medo de visitar a casa sozinha. O assistente social explicou a política da sua organização, com claras distinções sobre a segurança dos funcionários. Tanto a enfermeira psiquiátrica comunitária como a enfermeira obstétrica se ofereceram para acompanhar a agente de saúde em visitas futuras. Pensou-se que, se havia este nível de preocupação manifestado por uma profissional experiente, talvez os filhos não estivessem seguros dentro de casa.

A natureza de mudança da equipe, resumida aqui, significa que sistemas de crenças sobre questões como confidencialidade precisam ser revistos, estabelecidos e documentados. O "fingir não saber" de recepcionistas, disfarçado de prática de confidencialidade, pode ser visto como algo muito perigoso quando há risco envolvido, e uma unidade de saúde pode ter dificuldades em conter pessoas difíceis criando regras para recepcionistas, como permitir que as pessoas vejam apenas um médico, ligações telefônicas cronometradas, etc. O gerente da unidade estava preocupado com o estresse criado por este caso entre as recepcionistas.

O grupo central reestruturou a sua autoridade, com o enfermeiro psiquiátrico comunitário sendo visto como o profissional-chave, por enquanto. Quaisquer mudanças de medicação psicotrópica pelo médico de família ou pelo psiquiatra deveriam ser discutidas com ele, já que ele tinha o conhecimento sobre os altos e baixos de trabalhar com uma pessoa com transtorno de personalidade indefinido. Isso foi visto como uma importante dinâmica, pois, assim, o paciente teria a percepção de uma equipe trabalhando em conjunto. A enfermeira obstétrica iria se unir ao grupo, já que ela havia acompanhado aquela mãe nas suas três gestações anteriores. Isso desafiou a visão de que ela era uma pessoa encarregada apenas de medir e pesar, com disponibilidade limitada. Ela também conhecia a história das gestações de outros membros da família e, com isso, era uma fonte valiosa de fofocas profissionais úteis.

A equipe cobriu todas estas questões em 40 minutos!

EPÍLOGO

Prezado leitor – você conseguiu! Você se permitiu mergulhar em ideias sistêmicas e, de alguma maneira, chegou ao fim. Talvez você tenha pulado bastante o texto, ou, como um assustador romance policial, você começou pelo final. Não nos importamos. Em nosso mundo circular, qualquer final não é, de fato, o final. É apenas outro começo. Talvez este seja o começo para você ter a coragem de colocar em prática um pouco daquilo que aprendeu. Dez minutos para a família pode ter parecido extremamente ambicioso – mas não é! Esperamos que você tenha descoberto que "pensar famílias", pensar sistemicamente é quase sempre uma perspectiva proveitosa ao lidar com pessoas, não importa se for apenas uma ou se forem cinco pessoas no consultório com você. E você pode nem mesmo precisar de dez minutos para isso – como esperamos ter demonstrado. Você também descobriu que o ato de perguntar é muitas vezes mais útil do que o de responder. Mas o que você vai fazer disso tudo? Vai usar alguma coisa, ou o texto deste livro irá apenas ficar como uma coleção de palavras, com sua capa juntando pó? Quais são as chances de você traduzir algumas destas palavras em ação? Por favor, nos mantenha informados. Estamos sempre muito curiosos.

E se este não fosse mesmo o final do nosso livro, lhe ofereceríamos, é claro, mais sementes para plantar. Mas não faremos isso, porque acreditamos que a partir de agora você mesmo pode plantar muitas sementes. Então tudo o que nós, autores, podemos fazer é especular sobre as histórias que você poderá nos contar daqui a um ano. Que ideias e técnicas você conseguiu usar, e quais você achou profundamente inúteis. E deixamos inteiramente com você a especulação sobre como nós, autores, podemos ser afetados por aquilo que escutarmos de você. Então, talvez a partir disso, uma nova história possa surgir, contada por você e por nós.

Referências

Ackerman, N.W. (1966) *Treating the Troubled Family*. New York: Basic Books.

Altschuler, J. (1997) *Working with Chronic Illness.* Basingstoke and London: Macmillan Press.

Andersen, T. (1987) The reflecting team: dialogue and meta-dialogue in clinical work. *Family Process* **26**: 415–428.

Anderson, C.M. (1983) A psychoeducational program for families of patients with schizophrenia. In: W.-R. McFarlane (ed.) *Family Therapy in Schizophrenia.* New York: Guilford Press.

Anderson, H., Goolishian, H.A. and Windermand, P. (1986) Problem determined systems: toward transformation in family therapy. *Journal of Strategic and Family Therapy* **4**: 1–13.

Asen, E. (1998) On the brink – managing suicidal teenagers. In: P. Sutcliffe, G. Tufnell and U. Cornish (eds) *Working with the Dying and Bereaved.* Basingstoke and London: Macmillan Press.

Asen, E. (2001) Family therapy with ageing families. In: R. Jacoby and C. Oppenheim (eds) *Psychiatry in the Elderly*, 3rd edn. Oxford and New York: Oxford University Press.

Asen, E. and Tomson, P. (1992) *Family Solutions in Family Practice*. Lancaster: Quay Publishing.

Balint, E., Courtenay, M., Elder, A., Hull, S. and Julian, P. (1993) *The Doctor, the Patient and the Group. Balint Revisited*. London: Routledge.

Balint, M. (1957) *The Doctor, His Patient and The Illness*, millennium edition (2000). Edinburgh: Churchill Livingstone.

Bateson, G. (1972) *Steps to an Ecology of Mind: Collected Essays in Anthropology, Psychiatry, Evolution and Epistemology.* London: Chandler.

Bateson, G., Jackson, D., Haley, J. and Weakland, J. (1956) Toward a theory of schizophrenia. *Behavioural Science* **1**: 251–264.

Berg, I.M. (1991) *Family Preservation: A Brief Therapy Workbook*. London: BT Press.

Bing, E. (1970) The conjoint family drawing. *Family Process* **9**: 173–194.

Bloch, D.A. (1987) Family, disease, therapeutic system: the field and the journal. *Family Systems Medicine* **1**: 3.

Bloch, D.A. and Doherty, W.J. (1998) The collaborative family health care coalition. *Families, Systems and Health* **16**: 3–5.

Blount, A. (1998) *Integrated Primary Care: The Future of Medical & Mental Health Collaboration*. New York: W.W. Norton & Company.

Boscolo, L. and Betrando, P. (1996) *Systemic Therapy with Individuals*. London: Karnac Books.

Boscolo, L., Cecchin, G., Hoffman, L. and Penn, P. (1987) *Milan Systemic Family Therapy: Theoretical and Practical Aspects.* New York: Harper & Row.

Bowen, M. (1978) *Family Therapy in Clinical Practice*. New York: Jason Aronson.

Boyd-Franklin, N. (1989) *Black Families in Therapy: A Multisystems Approach*. New York: Guilford Press.

Boyd-Franklin, N. and Franklin, A.J. (1998) African American couples in therapy. In: M. McGoldrick (ed.) *Re-Visioning Family Therapy*. New York and London: Guilford Press.

Burck, C. and Daniel, G. (1995) *Gender and Family Therapy*. London: Karnac Books.

Burns, R.C. and Harvard Kaufman, S. (1970) *Kinetic Family Drawing: An Introduction to Understanding Children through Kinetic Drawings*. New York: Bruner/Mazel.

Byng-Hall, J. (1995) *Rewriting Family Scripts*. New York: Guilford Press.

Carter, E. and McGoldrick, M. (eds) (1989) *The Changing Family Life Cycle*, 2nd edn. Boston, MA: Allyn & Bacon.

Cecchin, G. (1987) Hypothesising, circularity and neutrality revisited: an invitation to curiosity. *Family Process* **26**: 405–413.

Christie-Seely, J. (1984) *Working with Families in Primary Care*. New York: Praeger.

Cole-Kelly, K. (1992) Illness stories and patient care in the family practice context. *Metro Health Medical Center* **24**(1): 45–48.

Cooper, D. (1971) *The Death of the Family*. Harmondsworth: Penguin Books.

Cooperrider, D. (1990) *Appreciative Management and Leadership: The Power of Positive Thought and Action in Organizations*. San Francisco: Jossey-Bass.

Cummings, N.A., Cummings, J.L. et al. (1997) *Behavioral Health in Primary Care: A Guide for Clinical Integration*. Madison, CT: Psychosocial Press.

Dallos, R. and Draper, R. (2000) *An Introduction to Family Therapy*. Buckingham and Philadelphia: Open University Press.

de Shazer, S. (1982) *Patterns of Brief Therapy: An Ecosystemic Approach*. New York: Guilford Press.

Doherty, W.J. and Campbell, T.L. (1988) *Families and Health*. Beverly Hills: Sage.

Dowrick, C. (1992) Why do the O'Sheas consult so often? An exploration of complex family illness behaviour. *Social Science Medicine* **34**: 491–497.

D'Zurilla, T.J. (1986) *Problem-solving Therapy: A Social Competence Approach to Clinical Interventions*. New York: Springer.

Elder, A. (1996) Primary care and psychotherapy. *Psychoanalytic Psychotherapy* Suppl. 10.

Elder, A. and Holmes, J. (2002) *Mental Health in Primary Care – A New Approach*. Oxford: Oxford University Press.

Engel, G. (1977) The need for a new medical model: a challenge for biomedicine. *Science* **196**: 129–136.

Engel, G.L. (1980) The clinical application of the biophysical model. *American Journal of Psychiatry* **137**: 535–544.

Fadiman, A. (1997) *The Spirit Catches You and You Fall Down: A Hmong Child, her American Doctors, and the Collision of two Cultures*. New York: The Noonday Press.

Falicov, C. (1998) The cultural meaning of family triangles. In: M. McGoldrick (ed.) *Re-Visioning Family Therapy*. New York and London: Guilford Press.

Falloon, I.R.H. (1988) *Handbook of Behavioural Family Therapy*. New York and London: Guilford Press.

Ferreira, A.J. (1963) Family myths and homeostasis. *Archives of General Psychiatry* **9**: 457–463.

Foucault, M. (1975) *The Archaeology of Knowledge*. London: Tavistock.

Frank, A.W. (1995) *The Wounded Storyteller: Body, Illness and Ethics*. Chicago and London: The University of Chicago Press.

Fredman, G. (1997) *Death Talk: Conversations with Children and Families*. London: Karnac Books.

Geddes, M. and Medway, J. (1977) The symbolic drawing of the family life space. *Family Process* **16**: 219–228.

Goldner, V. (1988) Generation and gender: normative and covert hierarchies. *Family Process* **27**: 17–31.

Goldner, V. (1992) Making room for both/and. *Family Therapy Networker* **16**: 55–61.

Goldner, V., Penn, P., Sheinberg, M. and Walker, G. (1990) Love and violence: gender paradoxes in volatile attachments. *Family Process* **29**: 343–364.

Goolishian, H. and Anderson, H. (1987) Language systems and therapy: an evolving idea. *Psychotherapy* **24**: 529–38.

Greenhalgh, T. and Hurwitz, B. (1998) *Narrative Based Medicine*. London: BMJ Books.

Griffith, J.L. and Griffith, M.E. (1992) Speaking the unspeakable: use of the reflecting position in therapies for somatic symptoms. *Family Systems Medicine* **10**: 41–58.

Haley, J. (1963) *Strategies of Psychotherapy*. New York: Gruner and Stratton.

Haley, J. (1979) *Leaving Home: Therapy for Disturbed Young People*. San Francisco: Jossey-Bass.

Hammond, S.A. (1996) *The Thin Book of Appreciative Inquiry*. Lima, OH: CSS Publishing.

Hardwick, P.J. (1989) Families' medical myths. *Journal of Family Therapy* **11**: 3–27.

Hardy, K.V. and Laszloffy, T.A. (1995) The cultural genogram: key to training culturally competent family therapists. *Journal of Marital and Family Therapy* **21**: 227–237.

Hare-Mustin, R.T. (1991) Sex, lies and headaches: the problem is power. *Journal of Feminist Family Therapy* **3**: 39–61.

Hoffman, L. (2002) *Family Therapy: an Intimate Journey*. New York: W.W.Norton & Co.

Howe, A. (1996) Detecting psychological distress: can general practitioners improve their own performance? *British Journal of General Practice*. **46:** 407–410.

Hurwitz, B. (2000) Narrative and the practice of medicine. *Lancet* **356**: 2086–2089.

Huygen, F.J.A. (1978) *Family Medicine: The Medical Family History of Families*. London: The Royal College of Practitioners.

Jenkins, H. and Asen, K.E. (1992) Family therapy without the family: a framework for systemic practice. *Journal of Family Therapy* **14**: 1–14.

Jones, E. (1993) *Family Systems Therapy: Developments in the Milan-Systemic Therapies*. Chichester: John Wiley & Sons.

Jones, E. and Asen, E. (2000*) Systemic Couple Therapy and Depression*. London and New York: Karnac Books.

Karpman, S., Stewart, I. and Joines, V. (1987) *Transactional Analysis Today*. Lifespace Publications.

Katon, W., Von Korff, M., Lin, E. *et al*. (1990) Distressed high utilisers of medical care, DSM-111--R diagnoses and treatment needs. *General Hospital Psychiatry* **12**: 355–362.

Kleinman, A. (1988) *The Illness Narratives: Suffering, Healing and the Human Condition*. New York: Basic Books.

Kleinman, A. (1995) *Writing at the Margin. Discourse between Anthropology and Medicine*. Berkeley and London: University of California Press.

Kuipers, L., Leff, J. and Lam, D. (1992) *Family Work for Schizophrenia: A Practical Guide*. London: Gaskell.

Laing, R.D. and Esterson, A. (1964) *Sanity, Madness and the Family*. London: Tavistock.

Launer, J. (1996) Toward systemic general practice. *Context* **26**: 42–45.

Launer, J. (2002) *Narrative-based Primary Care – A Practical Guide*. Abingdon: Radcliffe Medical Press.

Leff, J., Kuipers, E., Berkowitz, R., Eberleinfries, R. and Sturgeon, D. (1982) A controlled trial of social intervention in schizophrenic families. *British Journal of Psychiatry* **141**: 121–134.

Majors, R. and Billson, J.M. (1992) *Cool Pose: The Dilemmas of Black Manhood in America*. New York: Lexington Books.

Mason, B. (1993) Towards positions of safe uncertainty. *Human Systems* **4**: 189–200.

Mason, B. (2003) A relational approach to the understanding, treatment and management of chronic pain. Tese de doutorado não publicada. Institute of Family Therapy, London.

Maturana, H. and Varela, F.J. (1980) *Autopoesis and Cognition: The Realization of the Living*. Dordrecht: D. Reidel.

McDaniel, S., Campbell, T. and Seaburn, D. (1990) *Family-oriented Primary Care*. New York: Springer-Verlag.

McGoldrick, M. (1998) A framework for re-visioning family therapy. In: M. McGoldrick (ed.) *Re-Visioning Family Therapy*. New York and London: Guilford Press.

McWhinney, I.R. (1995) Why we need a new clinical method. In: S. Stewart, J. Belle Brown, W.W. Weston, I.R. McWhinney, C.L. McWilliam and T.R. Freeman (eds) *Patient-Centered Medicine: Transforming the Clinical Method*. London: Sage.

Minuchin, S. (1974) *Families and Family Therapy*. London: Tavistock.

Minuchin, S. and Fishman, H.C. (1981) *Family Therapy Techniques*. Cambridge, MA: Harvard University Press.

Morgan, A. (2000) *What is Narrative Therapy?* Adelaide: Dulwich Centre Publications.

Mumford, E., Schlesinger, H.J. et al. (1982) The effects of psychological intervention on recovery from surgery and heart attacks: an analysis of the literature. *American Journal of Public Health* **72**: 141–151.

Mynors-Wallis, L.M., Gath, D.H. et al. (1995) Randomized controlled trial comparing problem solving treatment with amitriptyline and placebo for major depression in primary care. *British Medical Journal* **310**: 441–445.

Neighbour, R.H. (1987) *The Inner Consultation*. Lancaster: MTP Press.

O'Dowd, T.C. (1988) Five years of heartsink patients in general practice. *British Medical Journal* **297**: 528–530.

Pearce, W.B. and Cronen, V.E. (1980) *Communication, Action and Meaning*. New York: Praeger.

Perelberg, R. and Miller, A. (1990) *Gender and Power in Families*. London: Routledge.

Plsek, P.E. and Greenhalgh, T. (2001) Complexity science: the challenge of complexity in health care. *British Medical Journal* **323**: 625–628.

Plsek, P.E. and Wilson, T. (2001) Complexity science: complexity, leadership, and management in healthcare organisations. *British Medical Journal* **323**: 746–749.

Rolland, J.S. (1987) Towards a psychosocial typology of chronic and life-threatening illness. *Family Process* **26**: 203–221.

Sackett, D.L., Rosenberg, W.M.C., Gray, J.A.M., Haynes, R.B. and Richardson, W.S. (1996) Evidence based medicine: what it is and what it isn't. *British Medical Journal* **312**: 71–72.

Salinsky, J. and Sackin, P. (2000) *What are you Feeling, Doctor? Identifying and Avoiding Defensive Patterns in the Consultation*. Oxford: Radcliffe Medical Press.

Satir, V. (1972) *Peoplemaking*. Palo Alto: Science and Behaviour Books.

Schön, D. (1983) *The Reflective Practitioner*. London: Temple Smith.

Seaburn, D.B., Lorenz, A.D., Gunn, W.B., Gavinski, B.A. and Mauksch, L. (1996) *Models of Collaboration: A Guide for Mental Health Professionals Working with Health Care Practitioners*. New York: Basic Books.

Selvini Palazzoli, M., Boscolo, L., Cecchin, G. and Prata, G. (1978) *Paradox and Counterparadox: A New Model in the Therapy of the Family in Schizophrenic Transaction*. New York: Jason Aronson.

Selvini Palazzoli, M., Boscolo, L., Cecchin, G. and Prata, G. (1980) Hypothesizing-circularity-neutrality; three guidelines for the conductor of the session. *Family Process* **19**: 3–12.

Selvini Palazzoli, M., Cirillo, S., Selvini, M. & Sorrentino, A. (1989) *Family Games*. London: Karnac Books.

Silverman, J., Kurtz, S. and Draper, J. (1998) *Skills for Communicating with Patients*. Abingdon: Radcliffe Medical Press.

Skynner, R. (1976) *One Flesh: Separate Persons. Principles of Family and Marital Therapy*. London: Constable.

Stone, E. (1989) *Black Sheep and Kissing Cousins; How our Family Stories Shape Us*. New York: Penguin.

van Lawick, J. and Groen, M. (1998) *The Spiral of Violence*. Personal Communication.

Von Foerster, H. and Zopf, G.W. (eds) (1962) *Principles of Self-Organization*. New York: Pergamon.

Waldegrave, C. (1998) The challenges of culture to psychology and postmodern thinking. In: M. McGoldrick (ed.) *Re-Visioning Family Therapy*. New York and London: Guilford Press.

Walters, M., Carter, B. and Papp, P. (1988) *The Invisible Web: Gender Patterns in Family Relationships*. New York: Guilford Press.

Watzlawick, P., Jackson, D. and Beavin, J. (1967) *Pragmatics of Human Communication*. New York: W.W. Norton.

Watzlawick, P., Weakland, J. and Fisch, R. (1974) *Change: Principles of Problem Formation and Problem Resolution*. New York: W.W. Norton.

Westhead, J.N. (1985) Frequent attenders in general practice: medical and social characteristics. *Journal of the Royal College of General Practice* **35**: 337–340.

White, M. (1989) *Selected Papers*. Adelaide: Dulwich Centre Publications.

White, M. (1997) *Narratives of Therapists' Lives*. Adelaide: Dulwich Centre Publications.

White, M. and Epston, D. (1990) *Narrative Means to Therapeutic Ends*. New York: W.W. Norton.

Zander, R.S. and Zander, B. (2000) *The Art of Possibility: Transforming Personal and Professional Life*. Cambridge, MA: Harvard Business School Press.

Zigmond, D. (1978) When Balinting is mind-rape. *Psychotherapy*: 1123–1126.

Zimmerman, B., Lindberg, C. and Plsek, P. (2001) *Edgeware: Insights from Complexity Science for Heath Care Leaders*. Irving, TX: VHA.

Índice

A

abertura 198-200
abordagem de interação 14-15
abordagem estrutural 61-65
    passagens de caso 63-65
abordagem interventiva e sem culpados 46-49
    modelo biomédico 46-49
    modelo de sistemas de família 46-49
abordagem psicoeducacional 71-74
    projeto Meriden 73-74
abordagem sistêmica 36-59, 75-76, 247
    abordagem interventiva e sem culpados 46-49
    artigo sobre ideias sistêmicas 59
    biopsicossocial (BPS) 39-41
    complacência, adesão e concordância 37-38
    considerações culturais 53-55
    contadores de história 45-46
    dança da família 55-58
    diário 49-51
    dores de cabeça para pessoas e profissionais 36-38
    dores de cabeça sistêmicas 36-38
    estilos de famílias 52-54
    família 39-41
    família como sistema 49-53
    foco no sintoma 48-51
    função do sintoma 48-49
    histórias de pessoas 43-46
    homeostase 52-53
    identificar a dança 57-58
    identificar um sistema na unidade de saúde 59
    lentes de relacionamento 37-39
    lentes *zoom* ou lentes grande-angulares 43-44
    lentes *zoom* sistêmicas 42-44
    limites 52-53
    múltiplas perspectivas 45-46
    pessoa, família e outros 38-40
    questões de gênero 41
    recepcionista como profissional sistêmico 58-59
    retroalimentação 56
    sintomas 45-47
    sistema da unidade de saúde 57-58
    sistemas da unidade de saúde e sistemas das famílias 57-59
    uso do diário 49-50
    veja também evolução do trabalho sistêmico
abordagem sistêmica de Milão 65-67

pais dando uma saída 205-206
abordagem sócioconstrucionista 68-69
    Foucault, M. 68
    profissionais de Atenção Primária que se baseiam em narrativas 69
    sistema do problema determinado 68
adesão *veja* complacência, adesão e concordância
adolescência 139-141
    passagem de caso 140-141
afeto (PPRACTICE) 151-153
    passagem de caso 151-153
agenda *veja* questionando e refletindo sobre a agenda
alianças e coalizões 199-200
ampliando a formulação de hipóteses 158-164
    hipóteses e intervenções 160-164
    passagem de caso 158-159
antecipando e ensaiando 202-203
    pontos de crise 202-203
aplicabilidade da abordagem 18-22
    crianças com problemas, 20-21
    crise de família, 20-21
    equipes de Atenção Primária 21-22
    médicos de família 21-22
    múltiplos frequentadores 18-21
    pessoas com problemas emocionais 20-21
    pessoas fixadas em somatização 18-19
    problemas de concordância 20-22
    problemas relacionados ao vício 20-21
    trabalho de promoção de saúde 21-22
artigo sobre ideias sistêmicas 59
árvore de conhecimento 22-23
    folhas 22-23
    frutos 22-23
    raízes 22-23
    sementes 22-23
árvore de família 101-109
    fazendo conexões 107-109
    genograma 101-103
    retroalimentação não verbal 102-108
Atenção Primária: colaborativa 31-33
    população 34
autoridades de saúde (Health Authorities, HAs) 241-242
avaliação 182-183
avaliando, refletindo e conectando 144-167
    afeto 151-153

ampliando a formulação de hipóteses 158-164
avaliação sistêmica 144-145, 147
comunicação e metacomunicação 153-154
cultura e gênero 159-161
emoções 151
entrando no campo político 155-156
estruturas de família 149-150
fatores do ambiente 155-157
história da doença 152-153
intervalo 163-166
intervalo para os profissionais 166
momento no ciclo de vida 152-155
papéis, regras e responsabilidades 147-151
PPRACTICE 144-157, 167
problema que se apresenta 145, 147
recursos da comunidade 155-156
reflexão 157-158
solução do problema 145, 147-148
tempo disponível 157
trabalho em grupo sobre a família de origem (FDO) 162-163

B
Balint, Michael 73-74
    trabalho em grupo sobre a família de origem (FDO) 162-163
Bateson, G. 28-29
biopsicossocial (BPS) 39-41

C
caixa de ferramentas 235
Care Programme Approach (CPA) 191
carga, *veja* dividir a carga
categorias de crises 212
círculo de família 128-129
clínica geral 36-38
clínico de Atenção Primária: ingredientes-chave 21-23
    relacionamentos 17-18
CMM, *veja* gerenciamento coordenado do significado
colaboração em atenção primária 240-241
    Collaborative Family Health Care Coalition 240-241
complacência, adesão e concordância 37-38
complexidade
    gerenciamento 31-33
    teoria 32-33
comportamento clínico 110
compreender estratégias de enfrentamento 216-217
computador 32-33
    como integrante da consulta 34
    genogramas 109-110
comunicação (PPRACTICE) 152-153
comunicação e metacomunicação 153-154
    acusador 153-154
    apaziguador 153-154
    computador 153-154
    distrativo 153-154
concordância
    problemas, 20-22
    veja também complacência, adesão e concordância
conexões entre ideias sobre mudança 200-201
conferências de casos clínicos 191
confidencialidade 32-33, 171-172, 194-195, 244-245
conotação positiva 68
    passagem de caso 30-31
    veja também positivismo e causalidade linear 29-31
considerações culturais 53-55
consulta de 10 minutos 25, 247
    para o casal 183-184
consulta em família 191-198
    abertura 198-200
    alianças e coalizões 199-200
    antecipar e ensaiar 202-203
    conclusões 110
    conexões entre ideias sobre mudança 200-201
    contestação indireta 206-207
    identificar a dança 195-196
    intervenções paradoxais 207-209
    organizar reuniões de família 191-193
    os pais dão uma saída 203-207
    pensar em famílias com doença grave ou crônica 192-193
    preparação da sala 196-197
    questionamento triádico 199-201
    razão para reunião com a família 199-200
    representar problemas 200-202
    resumir mensagens 207-208
    reunião de família 192-195
    reunir a família 196-198
    tarefas de casa 202-204
    trabalhar com famílias 194-197
consulta para casais 174-176
    passagem de caso 175-176
    regras básicas
consultas com três pessoas 170-173
    confidencialidade 171-172
    guerra de casal 171-172
    passagem de caso 172-173
    tendencioso 171-172
contadores de histórias 45-46
contestação indireta 206-207
    foco 206-207
    neutralidade 206-207
conteúdo e processo 76
contexto
    definição 25
    e família, 13
    veja também contextos organizacionais
contexto da pessoa 25
contexto vivo 25

contextos organizacionais: definição de contexto 25
    consulta de 10 minutos 25
    contexto da pessoa 25
    contexto vivo 25
    para equipes e pessoas 25-27
    reemoldurar 26-27
continuando a investigação 116-118
corpos e mentes separados 28-30
    passagem de caso 29-30
    prática integrada 28-30
CPA *veja* Care Programme Approach
crenças, mitos e roteiros de família 97-100
    narrativas de família 98-100
    passagem de caso 99-100
    roteiros corretivos 98
    roteiros de repetição 98
crianças com problemas 20-21
crise 111-213
    pontos 202-203
Cronen, C.E. 26-27
culpa e responsabilidade 178-179
cultura do indivíduo 26-29
    comportamentos de consulta 27-28
    prática sistêmica 27-29
    sociedade 26-27
cultura: tornando-se um casal 136-137
    e gênero 159-161
    momentos de transição 131
curiosidade 79-80
    importância 78-81

D

dançando com a família *veja* consulta em família
DAPHNE 35
descrição do trabalho: relacionamento em equipe 242-244
desenhando círculos 115-117
diário 49-51, 202-204
    uso 49-50
dividir a carga 233-234
dores de cabeça para pessoas e profissionais 36-38
    clínica geral 36-38
    perspectiva psicológica 37-38
    pessoas com problemas emocionais 36-38
dores de cabeça sistêmicas 36-38
Dowrick, C. 248-252

E

efeito cascata 18-19
emoções 151
entrando no campo político 155-156
envelhecimento: percepções 142-143
envolvimento dos profissionais sistêmicos 243-247
    passagens de caso 244-247
    supervisão 244-247
equipe de atenção primária 17-18

equipe de avaliação 17-18
equipe de saúde 17-18
equipes assertivas de trabalho externo 31-33
equipes de intervenção no início de crises 31-33
equipes de reflexão 70-71
esgotamento 232-234
especialistas por experiência 31-33
estágios do ciclo da vida 133-134
estilos de família 52-54
    passagens de caso 52-54
estratégias de enfrentamento 217, 219-221, 230-231
    amor exigente 220-221
    diagrama da solução 219-221
    médicos de família 232-234
    passagem de caso 232-234
estratégias resilientes 224-226
    passagens de caso 224-226
estresse: família 131-133
eu familiar 161-162
evolução do trabalho sistêmico 60-74
    abordagem estrutural 61-65
    abordagem psicoeducacional 71-74
    abordagem sistêmica de Milão 65-67
    abordagem sócioconstrucionista 68-69
    além de Balint 73-74
    clínico como observador ou participante 66-67
    conotação positiva 68
    equipes de reflexão 70-71
    história 60-62
    histórias futuras 73-74
    observar, desafiar, representar 64-65
    perceber e usar transferência 62-63
    pergunta do milagre 72-73
    práticas de bode expiatório 61-62
    tarefas 65-66
    terapia de narrativa sistêmica 69-72
    terapia familiar estratégica 64-66
    terapia familiar psicanalítica 61-62
    terapia focada na solução 71-72
    transferência e você 62-63
exemplos de perguntas reflexivas e circulares:
    perguntas de mudança 87-88
    perguntas de ajuda 86-87
    perguntas hipotéticas 88-89
externalização dos problemas 69, 118-119
externalizar as perguntas (trabalho com a cadeira) 91-96
    passagem de caso 93-96
externalizar o relacionamento 179-181
    passagens de caso 180-181
    trabalho com a cadeira 179-181

F

Fadiman, A. 55
família como contexto 13-15
    passagem de caso 13-15

sentindo-se "trancado" 14-15
família como sistema 49-53
   distúrbios de limites 51-52
   famílias enredadas 51-52
   padrões de comunicação desmotivados 51-52
   privacidade 51-52
família de origem (FDO) 237-239
   Balint, Michael 162-163
   genograma 237-239
   supervisão 237-238
   trabalho em grupo 162-163
família em crise 111-234
   categorias de crises 212
   compreender estratégias de enfrentamento 216-217
   condutores 111
   crises 111-213
   depressão 221-225
   dividir a carga 233-234
   esgotamento 232-234
   estratégias de enfrentamento 217, 219-221, 230-231
   estratégias de enfrentamento da família 215
   estratégias resilientes 224-226
   histórias dolorosas 226-231
   jogo de culpa 217-220
   jogo do contente 220-222
   modelo para pensar sobre famílias em crise 213-215
   não pense apenas nas famílias – pense no contexto 213
   negação 221-222
   o barulho que se encontra do outro lado do silêncio 226-228
   passagens de caso 212-213
   permissão 231-234
   posição ambos/e 216
   relacionamentos dolorosos 227-229
   somatização 225-228
   suas crises 212
   transtornos da alimentação 230-233
família 17-18
   ciclo de vida 130
   configuração e estágio do ciclo de vida 160-162
   crise, 20-21
   dança 55-58, 228-230
   definição 39-41
   dentro de nós *veja* genogramas
   estratégias de enfrentamento 216
   estruturas 149-150
   membros 38-39
   modelos de sistema 46-49
   padrões e roteiros 97
família na vida futura 141-143
   passagem de caso 142-143
famílias enredadas 51-54
fases do ciclo de vida da família ocidental 135

fator casal 189-190
fatores do ambiente (PPRACTICE) 155-157
FDO, *veja* família de origem
filhos crescendo 136-139
   passagens de caso 136-139
foco em solução: perguntas 85-87
   terapia 71-72
folhas: 22-23
   veja também raízes, tronco, folhas, frutos, sementes
Foucault, M. 68
frequentadores múltiplos: 18-21
frutos: 22-23, 238-239, *veja também* raízes, tronco, folhas, frutos, sementes

G

genogramas 97-113, 177, 244-245
   árvore de família 101-109
   considerações práticas 108-110
   crenças, mitos e roteiros de família 97-100
   e família inteira 111-113
   manutenção de registros 109-110
   mitos 98
   mitos médicos 100-101
   narrativas de família 99-102
   padrões e roteiros de família 97
   passagens de caso 99-102, 109-113
   resumo 113
   sementes 100-101
   tempo adequado 109-110
gerenciamento coordenado do significado *(Coordinated Management of Meaning, CMM)* 26-27
gerenciamento de desempenho 31-33
gerenciamento de qualidade total 31-33
gestão clínica 31-33
grupos de participação das pessoas 241-242

H

hipóteses 236-237
hipóteses e intervenções 160-164
   configuração da família e estágio do ciclo de vida 160-162
   função do sintoma 163-164
   problemas que se apresentam e padrões culturais 161-164
   situação social e sintomas 163-164
   veja também ampliando a formulação de hipóteses
história da abordagem sistêmica 60-62
   Bateson, Gregory 60
   terapia de família 61-62
história da doença (PPRACTICE) 152-153
   passagens de caso 153-155
história dos pais 187-188
histórias de doenças 83
histórias de pacientes 187-188

histórias dolorosas 226-231
    dor crônica 226-231
    passagens de caso 227-231
histórias futuras 73-74
homeostase 52-53, 148-151
    passagem de caso 149-150
Huygen, F. J. A. 59

I

ICE, *veja* ideias, preocupações e expectativas (IPE)
ideia central 17-19
    múltiplos contextos 17-18
    passagem de caso 17-19
    situações sem solução 18-19
    trabalhar com a família 17-18
ideias, preocupações e expectativas (IPE) 236-237
identificando a dança 57-58, 195-196
imparcialidade 177-179
indicações para envolver o parceiro 169-170
indivíduo: 18-19
    seu eu 161-162
    veja também cultura do indivíduo
indo aos fatos concretos 180-182
    passagem de caso 180-182
    pontos de nós 180-181
intervalo 163-166
    para profissionais 166
    passagem de caso 165-166
    programas 188-189
intervenções paradoxais 207-209
    passagem de caso 208-209
investigação apreciativa 34
investigando a doença 118-119
    relacionamentos 117-119
investigando o tempo 118-128
    passagens de caso 121-128

J

jogo da culpa 217-220
    passagens de caso 217-219
    triângulo do drama 217-220
jogo do contente 220-222
    passagens de caso 220-222

L

Laing, R. D.: culpa e responsabilidade 178-179
lente *zoom* ou lente grande-angular 43-44
lente *zoom* sistêmica 42-44
    passagem de caso 42
    pensar famílias 42
lentes de relacionamento 37-39
    membros da família 38-39
    passagens de caso 37-39
limites 52-53
    distúrbios 51-52

limites do pensamento linear 30-31, *veja também* positivismo e causalidade linear
limites do trabalho com casais 182-184
    foco 182-183
    questões concretas 182-183

M

manutenção de registros 109-110
McWhinney, I. R. 30-31
médico de família: como observador ou participante 66-67
    chateado, entediado ou esgotado 21-22
Método dos Círculos de Família 114-129
    continuando a investigação 116-118
    desenhando círculos 115-117
    desenhos de círculos de família 126-128
    investigando a doença 118-119
    investigando o tempo 118-128
    investigando relacionamentos 117-119
    recursos da comunidade (PPRACTICE) 155-156
    ressalva 126-129
    seu círculo de família 128-129
    trabalhando com círculos 116-117
    trabalho com a família inteira 126-128
mitos 98
mitos médicos 100-101
modelo biomédico 46-49
modelo para pensar sobre a crise da família 213-215
    passagens de caso 214-215
    trama da vida familiar 213-214
modo de trabalho 236-238
    hipóteses 236-237
    ideias, preocupações e expectativas (IPE) 236-237
    memória no nível do músculo 236-237
    modo-padrão 236-238
    plano PREP 237-238
modo-padrão 236-241
    configurações 237-238
    depressão 221-225
    negação 221-222
    obesidade 223-225
    passagens de caso 223
    protetor de integridade 221-222
momento no ciclo de vida (PPRACTICE) 152-155
momentos de transição 131-133
    cultura 131, *veja também* raízes, tronco, folhas, frutos, sementes
    passagens de caso 132-133
mudanças na atenção primária 32-35
    computador 32-33
    confidencialidade 32-33
    DAPHNE 35
    população da atenção primária 34
    proteção de dados 32-33
    tecnologia da informação 32-33
    unidades de serviço 32-33

mudanças no estilo de vida e preocupações com saúde 186-188
mudar métodos de trabalho 243-244
    passagem de caso 243-244
múltiplas perspectivas 45-46
múltiplos contextos 17-18

N

não pense só nas famílias, pense no contexto 213
narrativas de família 98-102
    passagem de caso 101-102
    terapia narrativa 99-100
narrativas *veja* histórias de pacientes
ninho vazio 140-142
    passagem de caso 141-142
nível do músculo da memória 236-237

O

o barulho que se encontra do outro lado do silêncio 226-228
obesidade: depressão 223-225
observar, desafiar, representar 64-65
organizações de aprendizagem 31-33
organizar reuniões de família 191-193
orientação 110
orientar o trabalho com casal 175-177
    problema de relacionamento 177

P

padrões de comunicação desmotivados 51-52
pais dando uma saída 203-207
    escola de terapia de família de Milão 205-206
parceiros na elaboração do serviço 31-33
parcerias 31-33
partes interessadas 31-33
Pearce, W.B. 26-27
pensar famílias 20-21, 42, 247
    com doença grave ou crônica 192-193
pergunta do milagre 72-73, 89-92
    passagens de caso 89-92
perguntas de ajuda 86-87
perguntas de intervenção: representação 181-183
perguntas focadas na solução 85-87
perguntas hipotéticas 88-89
perguntas problema/sintoma 85-86
perguntas rebeldes 88-89
perguntas sobre mudança 87-88
perguntas sobre relacionamento 87-88
permissão 231-234
perspectiva psicológica 37-38
perspectivas sobre a dor 29-30
pessoa, família e outros 38-40
    passagens de caso 39-40
pessoas 36
    com problemas emocionais 20-21, 36-38

histórias 43-46
    veja também usuário do serviço
pessoas entristecidas: 18-19
pistas não verbais 177
plano PREP 237-238
poder das perguntas 83-84
posições ambos/e 216
positivismo e causalidade linear 29-31
    passagem de caso 30-31
pôster no centro de saúde 170-171
PPRACTICE 144-145, 147, 244-245
    afeto 151-153
    comunicação 152-153
    fatores do ambiente 155-157
    história da doença 152-155
    momento no ciclo de vida 152-153
    nove dimensões 146-147
    papéis, regras, responsabilidades 147-151
    problema que se apresenta 145, 147
    recursos da comunidade 155-156
    solução do problema 145, 147-148
prática integrada 28-30
prática sistêmica 25-35, 235-237
    computador como membro da consulta 34
    contextos organizacionais para equipes e pessoas 25-27
    corpos e mentes separados 28-30
    cultura do indivíduo 26-29
    gerenciamento coordenado do significado (CMM) 26-27
    investigação apreciativa 34
    limitações do pensamento linear 30-31
    mudanças em atenção primária 32-35
    passagens de caso 35
    perspectivas sobre a dor 29-30
    positivismo e causalidade linear 29-31
    sistema 28-29, *veja também* evolução do trabalho sistêmico
    sistemas de atenção à saúde e mecanismos de mudança 31-33
    teoria da complexidade 32-33
práticas de bode expiatório 61-62
preparação da sala: reunião com a família 196-197
privacidade 51-52
problema que se apresenta (PPRACTICE) 145, 147
    trabalho com a cadeira 145, 147
problemas que se apresentam e padrões culturais 161-164
    eu familiar 161-162
    eu individual 161-162
    famílias matriarcais 161-163
problemas relacionados ao vício 20-21
profissionais de atenção primária que se baseiam em narrativas 69
proteção de dados 32-33

Q

questionando e refletindo sobre a agenda 75-96
   abordagem sistêmica 75-76
   conteúdo e processo 76
   curiosidade 79-80
   externalizar as perguntas (trabalho com a cadeira) 91-96
   histórias de doença 83
   importância da curiosidade 78-81
   pergunta do milagre 89-92
   poder das perguntas 83-84
   questionar o sintoma 76-79
   questionar o sintoma: prática reflexiva 77
   retroalimentação de conteúdo 80-81
   sugestão de atividade prática 86-87
   tarefa prática 90-91, 95-96
   tipos de perguntas 83-89
   três perguntas para você 95-96
questionando o sintoma 76-79, 247
   passagem de caso 78-79
   prática reflexiva 77
questões de gênero 41
questões práticas: no trabalho com o casal 168-170

R

raízes, tronco, folhas, frutos, sementes 235-247
   caixa de ferramentas 235
   colaboração em atenção primária 240-241
   configurações do modo-padrão 237-238
   curvas de retroalimentação 238-239
   envolvimento dos profissionais sistêmicos 243-247
   modo de trabalho 236-238
   mudar os métodos de trabalho 243-244
   prática sistêmica 235-237
   relacionamento de colaboração 238-241
   relacionamento de equipe 240-244
   sementes do milagre funcionando no sistema organizacional 244-245
   sistema de saúde britânico na meia-idade 241-242
   trabalhar com a família de origem (FDO) 237-239
raízes: 22-23, *veja também* raízes, tronco, folhas, frutos, sementes
razão para reunião com a família 199-200
recepcionista como profissional sistêmico 58-59
recursos da comunidade (PPRACTICE) 155-156
   Método dos Círculos de Família 155-156
recursos humanos 31-33
reemoldurar 26-27, 110
   veja também conotação positiva
refletindo 177-180
reflexão 157-158
regras, papéis e responsabilidades (PPRACTICE) 147-151

Dr. Homeostato 148-151
   passagem de caso 148-149
relacionamento de colaboração 238-241
relacionamento de equipe 240-244
   compreender colegas 240-244
   descrições de trabalho 242-244
   passagem de caso 242-243
relacionamento de indivíduos, 14-15
   perguntas 87-88
relacionamentos dolorosos 227-229
representação 181-183
   perguntas de intervenção 181-183
representando problemas 200-202
   abordagens "mole" e "dura" 201-203
   passagem de caso 201-202
resultados 31-33
resumir mensagens 207-208
   elogio 207-208
retroalimentação 56, 80-81
   curvas de 238-239
retroalimentação de conteúdo 80-81
   passagem de caso 82-83
   retroalimentação de processo 80-83
   veja também retroalimentação
retroalimentação não verbal 102-108
reunião de família 192-195
   confidencialidade 194-195
   convites 194-195
   obstáculos 194-195
   passagem de caso 193-194
   poder 193-195
   psiquiatria para os idosos 193-194
   risco 194-195
   segredos 194-195
   viabilidade 192-194
reuniões de grupos 191
reuniões de redes de trabalho 191
reunir o casal 172-174
   dinâmica 172-173
   medos 173-174
   violência e risco 173-174
roteiros corretivos 220-221
roteiros de repetição 98
Royal College of General Practitioners: ICE (IPE) 236-237

S

segredos 183-187
   passagem de caso 185-186
   ritmo 185-186
sementes 22-23, 238-239
   veja também raízes, tronco, folhas, frutos, sementes
sementes do milagre funcionando no sistema organizacional 244-245

Serviço Nacional de Saúde 241-242
síndrome do prontuário gordo 18-19
sintoma: foco 48-51
    função 48-49, 163-164
sintomas 45-47
    dimensão da família 45-46
sistema 28-29
    estabilidade *veja* homeostase
sistema da unidade de saúde 57-58
    identificando 59
    passagem de caso 57-58
sistema de problema determinado 68
sistema de saúde britânico na meia-idade 241-242
sistemas das unidades: e sistemas de famílias 57-59
sistemas de atenção à saúde e mecanismos de mudança 31-33
    passagens de caso 31-33
    prática sistêmica 31-33
    sistemas de atenção à saúde ocidentais 31-33
    teoria de sistemas 31-33
    vocabulário 31-33
sistemas inteiros funcionando 31-33
situação social e sintomas 163-164
solução do problema (PPRACTICE) 145, 147-148
somatização 18-19, 225-228
    passagens de caso 225-228
suas crises 212
subgrupo de saúde mental 17-18
supervisão 244-247

T

tarefas 65-66
tarefas de casa 202-204
    casais 203-204
    diários 202-204
    passagem de caso 203-204
tecnologia da informação 32-33
tempo disponível 157
teoria dos sistemas 18-19, 31-33
terapia de família estratégica 64-66
terapia de família psicanalítica 61-62
    contratransferência 61-62
    posição de contenção 61-62
terapia narrativa 99-100
terapia narrativa sistêmica 69-72
    equipe de reflexão 69
    externalização dos problemas 69
    passagens de caso 70-72
terapia ou consulta 169-170
tipos de perguntas 83-89
    exemplos de perguntas reflexivas e circulares 85-89
tornando-se pais 134-137
tornando-se um casal 132-136
    cultura 136-137
    passagem de caso 134-136
trabalhando com famílias 194-197
    a consulta como uma dança 195-196
    razão para a reunião 196-197
trabalhando com os círculos 116-117
trabalho com a cadeira 91-96, 179-181
trabalho com casal 168-190
    atuação 181-183
    avaliação 182-183
    consulta para casais 174-176
    consultas com três pessoas 170-173
    culpa e responsabilidade 178-179
    dez minutos para o casal 183-184
    externalizar o relacionamento 179-181
    fator casal 189-190
    história dos pais 187-188
    indicações para envolver a pessoa 169-170
    indo aos fatos concretos 180-182
    limites do trabalho com casais 182-184
    mudanças no estilo de vida e preocupações com saúde 186-188
    orientando o trabalho com casal 175-177
    pôster no centro de saúde 170-171
    programas de intervalos 188-189
    questões práticas 168-170
    reunir o casal 172-174
    segredos 183-187
    terapia ou consulta 169-170
    transformando reclamação individual em assunto do casal 173-175
    unir 178-179
    unir-se com cada pessoa e esclarecer o problema 177-180
    vantagens 169-171
    violência doméstica 187-190
trabalho de promoção de saúde 21-22
trabalho sistêmico em atenção primária 14-18
    abordagem de interação 14-15
    contexto e família 14-15
    passagens de caso 15-17
    relacionamentos de indivíduos, 14-15, *veja também* evolução do trabalho sistêmico
    relacionamentos de profissionais de atenção primária 17-18
trama da vida da família 213-214
trancado: sentindo-se 14-15
    prisões 179-180
    situação 18-19
transferência: perceber e usar 62-63
    e você 62-63
transformando reclamação individual em assunto do casal 173-175
    passagem de caso 174-175
transições da família 130-143
    adolescência 139-141

ciclo de vida da família 130
   estágios do ciclo da vida 133-134
   exercícios 137-138
   família na vida futura 141-143
   fases e problemas do ciclo de vida da família ocidental 135
   filhos em crescimento 136-139
   momentos de transição 131-133
   ninho vazio 140-142
   percepções sobre o envelhecimento 142-143
   tornando-se pais 134-137
   tornando-se um casal 132-136
transtornos da alimentação 230-233
   anorexia 230-231
   bulimia 231-233
   passagem de caso 231-233, *veja também* somatização
três perguntas para você 95-96
triângulo do drama: jogo da culpa 217-220

U

unidades de serviço 32-33
unir 178-179, 110
unir a família 196-198
   apresentação 198
   engajamento 198
unir-se com cada um do casal e esclarecer o problema 177-180
   genograma 177
   imparcialidade 177-179
   pistas não verbais 177
   refletindo 177-180
   sentir-se trancado 179-180
usuário do serviço 36

V

vantagens do trabalho com casais 169-171
violência doméstica 187-190
   neutralidade 188-189